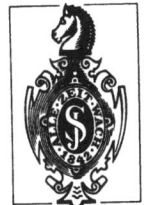

J. K. Wing

Sozialpsychiatrie

Übersetzt, bearbeitet und ergänzt von
P. Hartwich

Springer-Verlag
Berlin Heidelberg New York 1982

John K. Wing, M. D., Ph. D., Professor of Social Psychiatry
MRC Social Psychiatry Unit, Institute of Psychiatry,
De Crespigny Park, London SE5 8AF, Great Britain

Prof. Dr. Peter Hartwich
Abteilung Psychiatrie der Medizinischen Fakultät an der RWTH
Aachen, Goethestraße 27/29, 5100 Aachen

Titel der englischen Ausgabe: *Reasoning about Madness*
© 1978 by Oxford University Press, Oxford

ISBN-13:978-3-540-11022-4   e-ISBN-13:978-3-642-68250-6
DOI: 10.1007/978-3-642-68250-6

CIP-Kurztitelaufnahme der Deutschen Bibliothek
Wing, John K.
Sozialpsychiatrie / J. K. Wing. Übers., bearb. u. erg. von P. Hartwich. – Berlin; Heidelberg;
New York: Springer, 1982.
Einheitssachr.: Reasoning about Madness ⟨dt.⟩
ISBN-13:978-3-540-11022-4

NE: Hartwich, Peter [Bearb.]

Das Werk ist urheberrechtlich geschützt. Die dadurch begründeten Rechte, insbesondere die
der Übersetzung, des Nachdruckes, der Entnahme von Abbildungen, der Funksendung, der
Wiedergabe auf photomechanischem oder ähnlichem Wege und der Speicherung in
Datenverarbeitungsanlagen bleiben, auch bei nur auszugsweiser Verwertung, vorbehalten.
Die Vergütungsansprüche des § 54, Abs. 2 UrhG werden durch die ‚Verwertungsgesellschaft
Wort', München, wahrgenommen.

© Springer-Verlag Berlin Heidelberg 1982

Die Wiedergabe von Gebrauchsnamen, Handelsnamen, Warenbezeichnungen usw. in
diesem Werk berechtigt auch ohne besondere Kennzeichnung nicht zu der Annahme, daß
solche Namen im Sinne der Warenzeichen- und Markenschutz-Gesetzgebung als frei zu
betrachten wären und daher von jedermann benutzt werden dürften.

2126/3140-5 4 3 2 1 0

Geleitwort

Wer die Sozialpsychiatrie als ein eigenständiges und losgelöstes Fach ansieht, trägt dazu bei, daß der verbleibende Bereich der Psychiatrie als unsozial bezeichnet wird. Diese einseitige Polarisierung, die dem psychisch Kranken eher schadet als nützt, gehört hoffentlich zu den vergänglichen Modeerscheinungen unserer Zeit. Die Sozialpsychiatrie ist nach wie vor fester Bestandteil des Kernbereichs der Psychiatrie, lediglich die soziale Perspektive wird etwas stärker berücksichtigt als die übrigen psychiatrischen Teilgebiete. Würden wir die somato- und psychotherapeutischen Erklärungs- und Behandlungsmöglichkeiten bei der Begegnung mit psychisch Kranken vernachlässigen zugunsten einer einseitig begrenzten Sozialperspektive, so würden wir unseren wissenschaftlich gewachsenen Boden zum Schaden der uns anvertrauten psychisch kranken Menschen verlassen. Nicht einseitige Polarisierung sondern nur sinnvolle Integration der vielfältigen und interessanten Teilbereiche unseres Faches kann zur angemessenen Gewichtung der einzelnen Perspektiven führen, die dann im richtigen Mischungsverhältnis gebündelt dem individuellen psychiatrisch Kranken als Hilfe angeboten werden sollten.
Prof. Dr. J. K. Wing, der in der Fachwelt als einer der hervorragendsten Wissenschaftler auf dem Gebiet der Sozialpsychiatrie gilt, ist die Integration dieses Teilbereichs in das Gesamtgebäude der Psychiatrie in seinem Buch beispielhaft gelungen. Aus einer Fülle von Konzepten und Theorien stellt er diejenigen vor, die den stärksten Einfluß auf die Psychiatrie genommen haben. Unbeirrbar diskutiert er empirisch gewonnene, zufallskritisch überprüfte Grundlagen, die allein über das Schicksal einer Idee, einer Theorie oder einer Ideologie im psychiatrischen Feld entscheiden.
Der starke Einfluß philosophischer Systeme und wechselnder Gesellschaftsordnungen macht deutlich, wie die Psychiatrie von ideologisch angefärbten Wellenbewegungen mitgegriffen werden

kann. J. K. Wing gelingt es, einen klärenden und versachlichenden Beitrag zu leisten, indem er mit ideologiefreier Wissenschaftlichkeit das breite, über Jahrzehnte in der Psychiatrie gewachsene Faktenwissen zu Grundlage, Orientierung und Markstein ordnet. In seinem auf empirischer Basis verankerten Standort liegt die Chance, zukünftig Umwege und Irrwege zu vermeiden. Auf wohltuend undogmatische Weise werden die Problematik des Krankheitsbegriffs in der Psychopathologie und der komplexe Prozeß einer psychiatrischen Diagnosefindung kritisch abgewogen. Dabei kommen genetische, biochemische und psychophysiologische Erkenntnisse ebenso wie die Therapiegrundlagenforschung gemäß dem heutigen Wissensstand der Psychiatrie in ihrer Wechselwirkung und in ihrem Zusammenspiel mit sozialen Aspekten zur Diskussion. J. K. Wing bleibt dabei nicht einem nationalen Blickwinkel verhaftet. Entsprechend seinen persönlich gewonnenen wissenschaftlichen Erfahrungen in vielen europäischen und außereuropäischen Ländern legt er eine weltweit gespannte Übersicht vor, die neben dem britischen System insbesondere auch Einblick in die sowjetischen und nordamerikanischen psychiatrischen Verhältnisse vermittelt.

Zur deutschen Ausgabe: Gerade psychiatrische Texte lassen sich nicht gut von einer Sprache in die andere übersetzen. Eine deutsche Ausgabe des Buches ist nur sinnvoll, wenn Denk- und Sprachkonzepte sorgfältig unter Berücksichtigung der gewachsenen psychiatrischen Tradition unserer Kultur übertragen werden. Das geht nicht ohne eingehende Bearbeitung und Ergänzung des Urtextes. Ich bin Herrn Prof. Dr. J. K. Wing sehr dankbar, daß er meinen Bearbeitungen, einschließlich meiner zusätzlichen Kapitel, so vorbehaltlos zugestimmt hat. Diese beziehen sich auf Ausführungen über psychoanalytisches Gedankengut, hierbei kommt es für den Nichtfachmann auf psychoanalytischem Gebiet erfahrungsgemäß leicht zu Mißverständnissen, deswegen schienen mir einige Erklärungen notwendig. Ferner habe ich zum Zweck der Ergänzung und Aktualisierung die Entwicklung der psychiatrischen Versorgungsdienste in der Bundesrepublik Deutschland dargestellt, insbesondere schien mir eine zusammenfassende Besprechung wesentlicher Inhalte der *Psychiatrie-Enquête* wichtig. In einem weiteren Kapitel habe ich zum juristisch-psychiatrischen Grenzbereich aus der Sicht der deutschen Verhältnisse Stellung genommen. Für den Leser dürfte es aufschlußreich sein, diese Fragen, die J. K. Wing für mehrere Länder bespricht, mit den landeseigenen Verhältnissen zu vergleichen. Mein Dank gilt meinem Schwiegervater Paul Bethke für die unermüdliche, sprachkundige Hilfe bei den Übersetzungsarbeiten sowie dem Springer-Verlag Heidelberg für die fördernde Betreuung der deutschen Fassung des Buches.

September 1981   P. Hartwich

Vorwort zur deutschen Ausgabe

Der Titel der englischen Ausgabe dieses Buches lautet: *Reasoning about Madness* – Sinn über Unsinn. Ich habe mich darin mit den Theorien beschäftigt, die die Vielfalt solcher Erlebens- und Verhaltensweisen erklären sollen, die in den unterschiedlichen Gesellschaftsformen als unverständlich oder unerwünscht gelten. Auch wenn viele Ideen phantastisch und unwissenschaftlich sind, haben sie doch ihre Bedeutung, da sie oft unreflektiert von Sozialpolitikern und Behörden aufgegriffen werden.
Mein Hauptanliegen bezieht sich zunächst auf die Versorgungsprobleme psychisch kranker und behinderter Menschen. Meine Ausführungen gehen aber dann viel weiter, da man soziologische Theorien aufgestellt hat, um psychiatrische Krankheiten zu erklären, und auch umgekehrt, da man mit psychologischen Konzepten soziale Probleme lösen will. Manche Theorien wollen zuviel erklären und kollidieren deswegen miteinander, was insgesamt die Verwirrung nur noch vergrößert. Wie sollen die mit diesen Problemen befaßten Berufsgruppen – so auch ich – gegenüber den vielen ungeordneten und gegenläufigen Tendenzen zu festen Standpunkten kommen, um Sinn vom Unsinn zu trennen?
Dieses Buch ist eine Einführung in das Wissensgebiet dessen, was sich in den letzten 25 Jahren als *Sozialpsychiatrie* entwickelt hat. Der Begriff Sozialpsychiatrie hat zwar in Großbritannien, den USA und der Bundesrepublik Deutschland recht unterschiedliche Bedeutung, mittlerweile existieren aber gesicherte Grundlagen empirischer Fakten, die den Wissenschaftlern und Fachleuten aller Länder zugänglich sind. Der gesamte Wissensstand könnte nur in einem sehr umfangreichen Werk vollständig dargelegt werden. Ich habe statt dessen versucht, eine Übersicht der wissenschaftlichen Beweisführungen für oder gegen die wichtigsten Theorien zusammenzustellen und an einigen der umstrittenen medizinisch-sozialen Probleme die unterschiedlichen Zu-

gangsweisen zu verdeutlichen; weiterführende Literatur findet der Interessierte im Anhang.

Als ich mein Buch für diese neue Fassung noch einmal durchgesehen habe, wurden mir unerwähnte Themen und auch meine eigene kulturbedingte Befangenheit deutlich. Trotzdem habe ich den Text nicht hinsichtlich gerade erschienener Publikationen erweitert, auch nicht inbezug auf die Bundesrepublik Deutschland, wo das Interesse an den wissenschaftlichen Grundlagen der Sozialpsychiatrie rasch wächst. Ich glaube nämlich nicht, daß sich die wesentlichen Gesichtspunkte seit 1978 geändert haben und eine entscheidende Umgestaltung des Buches notwendig würde.

Der Leistung von Prof. Dr. Peter Hartwich möchte ich meine Anerkennung aussprechen, seine Textübertragung ist sorgfältig und gut verständlich. Das Problem des Übersetzens ist mir selbst aus der Übertragung deutscher Gedichte ins Englische gut bekannt. P. Hartwich hat in der Übersetzung eines Buches mit kompliziertem wissenschaftlichen und philosophischen Inhalt ein vergleichbar schwieriges Problem gelöst, und zwar mit Klarheit und Stil.

September 1981   J. K. Wing

Inhaltsverzeichnis

1	*Was versteht man unter Geisteskrankheiten?*	1
1.1	Geisteskrankheit als gesellschaftliches Phänomen	1
1.2	Wissenschaftliche Untersuchung sozialer Probleme	5
1.3	Historizismus und moderne Verhaltenswissenschaft	11
1.4	Entstehung einer wissenschaftlichen Medizin	15
2	*Modelle in der Medizin*	23
2.1	Das wissenschaftliche Krankheitskonzept	23
2.2	Definition und Benennung von Syndromen	24
2.3	Theorien normaler Funktionen: Dimensionen und Kategorien von Krankheiten	25
2.4	Das Konzept der Behinderung: Ein anderes medizinisches Modell	28
2.5	Gesundheitsbegriff	32
2.6	Leib-Seele-Problem	33
2.7	Psychische Gesundheit	36
2.8	Einschätzung der Therapie	38
2.9	Soziale Behandlungsverfahren	41
2.10	Psychologische Behandlungsverfahren	44
2.11	Vor- und Nachteile der Krankheitstheorien	49
3	*Die Hierarchie der psychiatrischen Krankheiten*	51
3.1	Psychose und Neurose	51
3.2	Prinzipien der Klassifikation	55
3.3	Affektive Psychosen	59
3.4	Suizid und Suizidversuch	67
3.5	Angst- und Zwangsneurosen	68
3.6	Persönlichkeitsstörungen	74
3.6.1	Ad-hoc-Zugang zu Persönlichkeitsstörungen	74
3.6.2	Persönlichkeitsstörungen als leichtere Varianten von Krankheitsfällen	78

3.6.3	Theoretische Systeme der Persönlichkeitsklassifikation	78
3.7	Hysterie	79
3.8	Häufigkeit von Geisteskrankheiten	93
3.9	Probleme der Stadtbevölkerung	97
3.10	Geisteskrankheit im 20. Jahrhundert	106
4	***Schizophrenie***	**108**
4.1	Wie man ein diagnostisches Etikett nicht verwenden sollte	108
4.2	Entwicklung des Schizophreniekonzepts	110
4.3	Syndrome der Schizophrenie	113
4.3.1	Akute Fälle	113
4.3.2	Chronische Fälle	121
4.4	Beweismaterial für eine Krankheitstheorie	123
4.4.1	Epidemiologie	124
4.4.2	Ursachenforschung	128
4.4.3	Pathologie und Biochemie	131
4.4.4	Psychophysiologie	133
4.4.5	Therapie	134
4.4.6	Schlußfolgerungen	136
4.5	Soziale Aktivierung Schizophrener und Wirksamkeit sozialtherapeutischer Maßnahmen	138
4.5.1	Primäre Beeinträchtigungen	138
4.5.2	Sekundäre Beeinträchtigungen	143
4.5.3	Tertiäre (äußere) Beeinträchtigungen	147
4.5.4	Anpassung und Änderung	148
4.6	Stellungnahme der Angehörigen	150
4.7	Schizophrenie und Verrücktheit	152
5	***Alternativen und Ergänzungen zu medizinischen Modellen***	**154**
5.1	Terminologie	154
5.2	Soziale Norm und Deviation	156
5.3	Die neue Kriminologie	161
5.4	Geisteskrankheit als soziale Abweichung	163
5.5	Das Modell der Familienkonstellation	171
5.6	Medizinischer und soziologischer Expansionismus	180

6	*Psychiatrie und politische Dissidenten*	183
6.1	Die Sichtweise der westlichen Welt	183
6.2	Verbrechen gegen den Staat	184
6.3	Das Konzept der Schizophrenie	187
6.4	Ezra Pound	192
6.5	Knut Hamsun	194
6.6	Schores Medwedew	195
6.7	Natalja Gorbanewskaja	196
6.8	Leonid Pljuschtsch	198
6.9	Fragen der Vorgehensweise	204
6.10	Psychiatrie und die sowjetische Bürokratie	206
7	*Versorgungsdienste für psychisch Kranke*	209
7.1	Gesundheitsdienste und Politik	209
7.2	Versorgungsdienste in Großbritannien	213
7.3	Versorgungsdienste in der UdSSR	219
7.4	Versorgungsdienste in den USA	224
7.5	Entwicklung psychiatrischer Versorgungsdienste in der Bundesrepublik Deutschland (P. Hartwich)	231
7.6	Vergleich der Systeme	236
7.7	Bedarf und Prioritäten	237
7.8	Vorsorge ist besser als Heilung	244
7.9	Berufliche Rollen der Fachleute	249
7.10	Die Zukunft psychiatrischer Versorgungsdienste	252
7.11	Die Frage der Verantwortlichkeit	257
7.12	Strafrechtliche Verantwortlichkeit in der Bundesrepublik Deutschland (P. Hartwich)	267
7.13	Zwangseinweisung in der Bundesrepublik Deutschland (P. Hartwich)	270
8	*Traditionen in der Medizin*	272
9	*Literatur*	276
10	*Sachverzeichnis*	288

1 Was versteht man unter Geisteskrankheiten?

1.1 Geisteskrankheit als gesellschaftliches Phänomen

Die ersten Einwanderer brachten Gedankengut nach Amerika mit, das heute noch in der Alten und Neuen Welt zu engagierten Diskussionen Anlaß gibt. Aus dem England des 17. Jahrhunderts stammte beispielsweise die Idee, daß Demokratie und Gleichberechtigung nur unter der Voraussetzung einer freien Meinungsäußerung möglich wären; denn in der Zeit vor der englischen Revolution wurden unzensierte und abweichende Ansichten als Ketzerei oder Verrücktheit verurteilt.

Wie Hill (1972) hervorhebt, kam es aber zwischen 1640 und 1660 zu einer bemerkenswerten Periode der geistigen Entfaltung, nachdem die staatliche Zensur aufgehoben worden war. Man konnte tatsächlich so gut wie alles publizieren. Damit wuchs die Menge der Schriften und Abhandlungen erheblich; inhaltlich kam es zu Ausuferungen, wenn man Dinge absichtlich schockierend und provozierend darstellte, nur damit sie gelesen wurden. Ähnliche Erscheinungen gibt es heutzutage, wenn wir an die Boulevardpresse und das Fernsehen denken. Die Medien konkurrieren miteinander und publizieren vom Unsinn bis zum Hochgeistigen alles, um nur möglichst viel Publikum zu gewinnen. Heute wie damals wurde jede neue Idee gern aufgegriffen, die sich mit der Veränderung gesellschaftlicher Verhältnisse befaßte. Dabei spielte es keine Rolle, wie umstritten oder an den Haaren herbeigezogen sie war, wenn nur irgendjemand meinte, sie sei zu verwirklichen. Wenn die Ideen auch unterschiedlich und teilweise widersprüchlich sind, so befassen sie sich doch alle mit der bestehenden bürgerlichen Gesellschaft, sei sie nun liberal oder konservativ. Der Fanatismus, mit dem die Ideen oft verfochten werden, kann gegen einen gemeinsamen Gegner gerichtet sein, kann aber auch selbstzerstörerisch werden, und damit bleibt die ideale Gesellschaftsform auch weiterhin unerreichbar.

Was versteht man unter Geisteskrankheiten?

Es mag vernünftig sein, solche irrationalen Ideen abzulehnen, um uns vor einem Rückfall in die Anarchie zu bewahren. Wir sollten uns aber wertvollen Einsichten, die solche Ideen in das Gefüge unserer eigenen Gesellschaftsordnung ermöglichen, nicht verschließen. „Im 17. Jahrhundert gab es Verrückte, die moderne Psychiatrie hilft uns aber zu verstehen, daß Verrücktsein eine Möglichkeit des Protests gegen soziale Normen sein könnte und der Verrückte in mancher Hinsicht gesünder als die ihn ablehnende Gesellschaft sein kann." (Hill 1972). Im 17. Jahrhundert gab es in England politisch radikal Denkende, die behaupteten, Verrücktheit sei etwas Göttliches und es sei notwendig, ein „Narr in Christo" zu werden, um zu Prophezeiungen befähigt zu sein und verborgene Wahrheiten enthüllen zu können. Gewisse Bibelstellen ließen sich so auslegen, daß man damit Abweichungen von sozialen Gepflogenheiten sowie traditionellen Ansichten begründen konnte. Wenn dieses alles Verrücktheit war, dann war sogar Methode darin.

Heutzutage gibt es ähnliche Vorgänge. Da die Bibel nicht mehr in Mode ist, verbinden die heutigen Propheten die Psychoanalyse in unheilvoller Weise mit Elementen des Marxismus. Man beschäftigt sich intensiv mit dem Wahnsinn. Der Krankheitszustand, den man als Schizophrenie bezeichnet, wird als eine Art verzerrender Spiegel angesehen, den man der Gesellschaft vorhalten und in welchem man die Wahrheit über uns selbst und über die Zukunft entdecken kann, wenn man die unscharfen Bilder nur richtig zu deuten versteht. Jeder Prophet bietet seine Weltanschauungsversion an – der Nihilist, der Anarchist, der extreme Linke, der extreme Rechte – aber alle sind sich darin einig, daß durchgreifende Veränderungen notwendig seien.

Bis jetzt wurde deutlich, daß der Begriff Verrücktheit in einem allgemeinen laienhaften Sinne gebraucht wurde. Er konnte für alles Unvernünftige eingesetzt werden, von der Narrheit bis zur Psychose, und für alle Ideen oder Handlungen, die unverständlich oder mit traditionellen Normen unvereinbar sind. Infolgedessen unterliegt der Begriff Verrücktheit einem ständigen Bedeutungswandel entsprechend der Epoche, der Gesellschaft und der sozialen Gruppen. So gebrauchte Shakespeare seine Narren und Charaktere wie Lear, um Wahrheiten zu enthüllen, indem sie durch originelle Formulierungen überraschten. Diese indirekte

Art, Wahrheiten deutlich zu machen, wurde häufig als Kunstmittel eingesetzt. Foucault (1967), der moderne Philosoph „der Verrücktheit", beschäftigte sich besonders mit ihrer wechselnden literarischen Bedeutung. Wenn wir die tragischen Lebensgeschichten anerkannt schöpferischer Künstler, wie etwa Nijinski und Hölderlin, betrachten, deren Kreativität durch eine schizophrene Erkrankung irreparabel geschädigt wurde, wird klar, daß Kreativität einerseits und Krankheit dieser Schwere andererseits oft Thesis und Antithesis darstellen; hieraus folgert Foucault: „Wahnsinn ist der absolute Bruch mit dem künstlerischen Schaffen". Er glaubt, eine Synthese herausfinden zu können, kann aber mit seiner simplen Dialektik die Vielfalt der Begriffsbedeutungen nicht auseinanderhalten, obwohl er den Anspruch erhebt, den Begriff im strengen Sinne zu gebrauchen. Es gelingt ihm nicht, einen Oberbegriff zu definieren. Er kritisiert Kraepelin, der Geisteskrankheiten zu definieren versuchte, indem er sie nicht nur einteilte, sondern auch von anderen Varianten gesellschaftlicher Abweichungen abgrenzte. Gleichzeitig schließt er sich Freud an, der überall Abnormitäten entdeckte, insbesondere bei gesellschaftlich nicht Angepaßten. Somit schränkte Kraepelin den Bereich sozialen Abweichens teilweise durch medizinische Definitionen ein, während Freud diese Betrachtungsweise stark ausweitete.

Diese weniger scharf abgegrenzte Art psychiatrischer Interpretationen wurde beispielsweise in den von Freud sowie Bullitt verfaßten Psychopathographien Woodrow Wilsons und in der neueren psychologischen Interpretation der Geschichte verwendet. Solche akademischen Ausarbeitungen schaden wahrscheinlich wenig. Demgegenüber sind laienhafte Versuche, psychiatrische Erklärungen zu geben, eher ernst zu nehmen. Beispielsweise gab es gerade zu der Zeit, als Richard Nixon sein Präsidentenamt aufgeben mußte, in den Zeitungen eine Reihe von Andeutungen, daß er eine Psychose habe, da sein Realitätsbezug gestört sei; die Definition wurde einer psychoanalytischen Theorie entnommen. Die Tatsache, daß jedermann seinen Rücktritt erwartete, wurde offensichtlich als Kriterium gewertet, daß nicht nur sein politisches Urteil, sondern auch sein Geisteszustand gelitten hätte. Diese Tendenz, die gesellschaftliche Nonkomformität mit Geisteskrankheit gleichzusetzen, kann am anderen Ende des politischen

Spektrums genauso festgestellt werden. Labedz (1970) zitiert den Chefredakteur der Prawda vom 5. Oktober 1967: „Gegenwärtig nimmt Solschenizyn einen wichtigen Platz in der Propaganda der kapitalistischen Regierungen ein. Er ist eine psychisch unausgeglichene Person, ein Schizophrener". Laing (1967) behauptet, gewisse Vorurteile in der westlichen Gesellschaft, beispielsweise „besser tot als rot", seien so unmöglich, daß jeder, der sie akzeptieren würde, im höchsten Maße verrückt sein müßte. Wir werden in Kap. 6 sehen, wie abweichende politische Standpunkte bis zum Reformierungswahn ausarten können. Eines der schwierigsten Probleme beim Gebrauch des Begriffs Verrücktheit in dieser ungenauen und abwertenden Art, besteht darin, daß die Benennung von *den* Leuten ins Gegenteil verkehrt werden kann, die eigentlich damit gemeint sind. Coles (1972) hat sich beispielsweise darüber beklagt, daß einige Psychiater ihr psychoanalytisches Werkzeug auf kleine Rechtsbrecher und Abweichler anwenden; sie täten es aber nicht, wenn es sich um mächtige Politiker handelt.

Wir können daraus folgendes entnehmen: Wenn jeder Unliebsame verrückt genannt werden kann, dann kann kein Mensch mehr als geistig gesund gelten. Unsere Beurteilungsgrundlage wird damit entwertet. Wenn wir meinen, daß in der Verrücktheit die Wahrheit liege oder daß persönliche Eigenschaften oder Ansichten, die wir nicht akzeptieren, ein Zeichen von Verrücktheit seien, dann begeben wir uns selbst in die Gefahr, daß wir von solchen Leuten, mit denen wir nicht übereinstimmen, für verrückt erklärt werden. Wir können nicht mit der Atombombe umgehen, wenn wir ihre Theoretiker, ihre Techniker und ihre Befürworter als verrückt bezeichnen. Sie können uns mit gleicher Münze heimzahlen. Allerdings handelt es sich dabei um semantische Spielereien und nicht um echte Argumente.

Ist dann der Begriff Verrücktheit überhaupt wert gebraucht zu werden, oder handelt es sich jeweils um eine Redewendung, eine Worthülse für Vorurteile? Es wäre vernünftig, an diesem Punkt die Wissenschaft zu Rate zu ziehen. Haben wir denn seit dem 17. Jahrhundert nicht irgendwelche Fortschritte gemacht? Gibt es denn keine maßgebende wissenschaftliche Erkenntnis darüber, was Verrücktheit ist, welche Ursachen sie hat, wie sie behandelt werden sollte und welche Anweisungen für die Praxis bestehen? Worin besteht beispielsweise der Wert des Kraepelinschen theoretischen Ordnungssystems? Der Vorteil müßte sich in einem Rückgang der Krankheitsfälle zeigen. Wenn das so wäre, würden andere Ansätze, wie beispielsweise der von Foucault, der eine Rückkehr zu den instinktiven Verhaltensweisen früherer Zeiten forderte, bestenfalls als romantisch und unpraktisch angesehen werden müssen und schlimmstenfalls als barbarisch und inhuman. Hier schließt sich die Frage an, was Wissenschaft überhaupt ist. Manche moderne Kritik wertet die traditionelle Methode der wissenschaftlichen Medizin als positivistisch oder szientistisch ab, insbesondere, wenn sie sich auch mit Sozialproblemen beschäftigt. Man sagt ihr nach, daß sie aus den Theorien von Comte entwickelt wurden, die als Positivismus bekannt wurden. Die Kritiken basieren mehr oder weniger offen auf der dialektischen Philosophie, die über Marx auf Hegel zurückgeführt werden kann. Bevor wir die Wissenschaftlichkeit der Medizin diskutieren, sei kurz auf die Systeme von Hegel und Comte eingegangen.

1.2 Wissenschaftliche Untersuchung sozialer Probleme

Hegel vertrat die Ansicht, daß das, was dem Empiriker als Tatsache erscheint, in Wirklichkeit nebensächlich und irrational sei. Der einzige Weg, der Realität näher zu kommen, sei der der Deduktion; man sollte Widersprüche vermeiden und die dialektische Methode gebrauchen, die in der Bewegung von der These über die Antithese zur Synthese besteht. Wie Bertrand Russel erklärt, lautet Hegels erste These: „Das Absolute ist das wahre Sein". Aber das wahre Sein kann keine Eigenschaften haben, und wir können nichts darüber wissen. Deswegen kann folgende Antithese abgeleitet werden: „Das Absolute ist das Nichts". Es folgt zwangsläufig die Synthese: Aus dem Nichts wird das Sein; das bedeutet: „Das Absolute ist das Werden". Diese Behauptung bringt wiederum eine Antithese hervor und auf diese Weise kommen wir zu einer dreigliedrigen Vorwärtsbewegung von Hegels erster These zur höchsten Form des Wissens, wobei jede Ebene im Entwicklungsstadium all jene Glieder enthält, die vorangegangen sind. Das Endergebnis ist die Realität oder die absolute Idee. Keine Behauptung kann wirklich wahr sein, es sei denn, sie betrifft die Realität als solche. Tatsachen werden deswegen unberücksichtigt gelassen. Für Hegel war die absolute Idee im preußischen Staat verkörpert. Man kann eine permanente Entwicklung vom Osten her über Griechenland und Rom nach Deutschland erkennen. Die historische Entwicklung mündet in der Idealvorstellung eines nationalen Genius, der schließlich in der Idee der Freiheit für alle verkörpert war; allerdings nicht in der Freiheit für Presse und Demokratie, jedoch in der Annahme des Gesetzes, daß das eigentlich Wertvolle eher in der Gesamtheit liege, als in ihren Teilen, eher im Staate, als bei seinen einzelnen Bürgern. Insbesondere in Preußen stand der Staat hoch über dem Individuum.

Hegels Idee der Nation wurde von Marx durch die der Klasse ersetzt, im übrigen blieb er beim Prinzip der zwangsläufigen historischen Entwicklung, die Popper Historizismus nannte. Die Methode des dialektischen Materialismus galt für Marx als die einzige wissenschaftliche. Marx erarbeitete wesentliche Beiträge zur empirischen Soziologie, und seine humanitäre Grundhaltung steht außer Frage. Es war jedoch sein starkes Interesse für die Wissenschaft, die er, wie auch andere Denker seiner Zeit, mit Determinismus gleichsetzte, was zum Marxismus führte. Es schien plausibel, mittels der Wissenschaft Voraussagen machen zu können, aber nur dann, wenn diese in der Vergangenheit irgendwie angedeutet waren. Grundlage einer sozialen Wissenschaft muß infolgedessen die Entdeckung der den Lauf der Menschheitsgeschichte bestimmenden Gesetzmäßigkeiten sein. Verrücktheit und andere Abweichungen könnten aus der Diskrepanz zwischen dem Individuum und den unvollkommenen sozialen Bedingungen, unter denen es lebt, erklärt werden. Der Heilsweg wäre eine radikale Veränderung der Gesellschaftsstruktur.

Marx protestierte damit also gegen Hegels Philosophie, ohne indes die Tatsache zu berücksichtigen, daß Comte ein sechsbändiges Werk mit dem Titel *Cours de philosophie positive* (1830–1842) herausgegeben hatte. Comte nahm an, daß das Studium der Menschheitsgeschichte lehrte, daß jede Wissenschaft durch drei Phasen ginge: Theologie, Metaphysik und Positivismus. In der ersten Phase werden die Ereignisse als von übernatürlichen Kräften intendiert gedeutet. In der zweiten Phase werden Ereignisse im Sinne abstrakter Prinzipien erklärt. In der dritten und letzten Phase werden Ereignisse beobachtet und aus vorhergehenden Ereignissen kausal abgeleitet. Nur dieser objektiven oder positiven

Methode wurde ein wissenschaftlicher Wert zuerkannt. Die Naturwissenschaften haben schon das dritte Stadium erreicht, und die Biologie war auf dem Weg dorthin. Die Krönung der Wissenschaft war die Soziologie, die sich mit der Menschheit selbst befaßte und sich irgendwo zwischen der theologischen und der metaphysischen Stufe befand. Comtes Lebenswerk bestand darin, die Gesellschaftswissenschaft zu etablieren.
Comtes Psychologie begründete sich auf Instinkte, einschließlich der egoistischen Triebe, wie beispielsweise Sexual- und Nahrungstriebe. Ferner gab es quasi egoistische Antriebe, wie der Wunsch, von anderen anerkannt zu werden, und nichtegoistische Antriebe, wie Freundschaft. Ohne diese könnte sich die Gesellschaft nicht entwickeln. Zwischen den mehr organischen geschichtlichen Phasen, beispielsweise während des Übergangs von der metaphysischen zur positivistischen Ära, gibt es Perioden des Niederganges, in denen der gesellschaftliche Zusammenhalt, der sonst die mehr egoistischen Triebe eindämmt, Schaden nimmt. Auf diese Weise kommt es zur Verrücktheit oder zu sonstigem abweichenden Verhalten. Nach Comte könnte viel Leiden vermieden werden, wenn man die historische Bedingtheit der Ereignisse besser verstehen würde. Man könnte das Ergebnis politischer Auseinandersetzungen voraussehen und sie dadurch vermeiden. Niemand würde dann den Fortschritt aufhalten und jeder könnte in geordneten und ruhigen Bahnen leben. Auf dem Positivismus basierend, entwickelte Comte eine neue Religion, um seine Ideen auch der einfachen Bevölkerung nahezubringen. Seine Vorstellungen von der Staatsführung waren konservativ, um nicht zu sagen, faschistisch. Als die Wissenschaft der Soziologie einmal auf diese Weise dargelegt worden war, wurde die Vorhersage der Weiterentwicklung schwierig. Als sein Nachfolger äußerte Durkheim: „Die Wissenschaft war schon zu Ende gebracht, bevor ihre Grundlagen ausreichend erforscht waren" (zit. nach Lukes 1973). Trotzdem wurde der Positivismus weiterentwickelt und modifiziert. Er hatte eine nachhaltige Wirkung auf europäisches und amerikanisches Denken. Kritiker haben sich besonders mit der Behauptung beschäftigt, daß Wertfeststellungen nicht von Tatsachenfeststellungen hergeleitet werden können. Für den Bereich der Moral wird damit gesagt, daß die endgültige positivistische Gesellschaft, die zwangsläufig kommen wird und per definitio-

nem eine gute sein muß, den einzigen Maßstab für die Moral darstelle und auf wissenschaftlichem Wege abgeleitet werden könne. Damit rechtfertigt das Ergebnis die Mittel. Die Geschichte selbst wird zum Richter, und Macht ist Recht.

Auf diese Weise wird deutlich, wieviel die Philosophien von Comte, Hegel und Marx gemeinsam haben. Jeder erkannte an, was Popper die „historizistische" Doktrin der sozialen Wissenschaften nannte, die davon ausgeht, daß man die Längsschnittentwicklung der Menschheit in der gleichen Weise voraussagen könne wie astronomische Ereignisse, Hunderte von Jahren, bevor sie auftreten. Jeder entwickelte seine eigene Version wissenschaftlicher Methodik, die die Wahrheit der Theorie demonstrieren sollte, Comte empiristisch, Hegel und Marx dialektisch. Jeder meinte, dies sei der einzige Weg, die Soziologie zu einer Wissenschaft zu machen. Sie und ihre Nachfolger glaubten, daß es zur Aufgabe des Politikers gehörte, Vorausgesagtes in die Tat umzusetzen. Von dieser Position aus folgerte man, daß Politiker nicht nur passiv, sondern auch aktiv agieren sollten, indem sie die Zukunft in der Gegenwart vorbereiteten und indem alle anderen Erwägungen diesem höchsten Ziel unterzuordnen wären.

Man hat Comte und Hegel oft als gegensätzlich angesehen, zumal J. S. Mill und Marx verschiedenen Entwicklungslinien gefolgt waren. Comtes Historizismus war im wesentlichen konservativ, während Marx sich auf eine Zeit hin orientierte, in der sich die bestehende Staatsform überholt haben würde. Obwohl das Vorhersagen der sozialen Längsschnittentwicklung das gemeinsame Ziel blieb, entwickelten sich ihre Methoden auseinander. Bei einigen Nachfolgern Comtes wurde der Positivismus zum einfachen Tatsachensammeln ohne Bezug zu einer Theorie, und der Ausdruck Positivismus wird heutzutage oft so gebraucht, als hätte er keine andere Bedeutung. Die dialektische Methode wurde zur Rechtfertigung jeglicher Theorie herangezogen mit der Begründung, sie stelle ein Instrument zur Wahrheitsfindung eo ipso dar.

Wenn auch der Anfang vielversprechend war, ist die historizistische Denkweise von zweifelhaftem wissenschaftlichen Wert. Nach Popper (1972) sind die Vorhersagen der zukünftigen geschichtlichen Entwicklung nur dann zutreffend, wenn sie auf Beobachtungen von sich wiederholenden Ereignissen basieren, die in relativ isolierten und stabilen Systemen geschehen; diese

sind aber selten. Beispielsweise ist das Sonnensystem relativ stationär und isoliert wegen des weiten umgebenden Raumes. Somit können wir die Regeln der Bewegungen von Sonne, Mond und Planeten beobachten, von denen Ptolemäus, Brahe, Kopernikus, Kepler, Galilei und Newton ihre physikalischen Gesetze ableiteten. Diese ermöglichten tatsächlich Voraussagen von späteren, regelmäßig eintretenden Ereignissen. Die Weiterentwicklung der Gesetze gestattete genauere Voraussagen.
Ähnliche Regelmäßigkeiten lassen sich in biologischen Systemen beobachten, obwohl man über sehr lange Zeit keine Voraussagen machen kann. Es scheinen relativ stabile Zyklen zu bestehen, so daß man Hypothesen überprüfen kann, die sich auf die Kräfte beziehen, die sie im Zustand der Balance bzw. der Homöostase halten. In gewissem Maße bezieht sich das auch auf ökologische Systeme und sogar in gewissem Umfang auf Verhaltenssysteme, in die biologische Prozesse involviert scheinen. Sobald man jedoch psychologische oder soziale Systeme untersucht, können diese durch die menschliche Art des individuellen Erlebens beeinflußt werden; damit wird die Möglichkeit verringert, über längere Zeit Voraussagen anzustellen. Man kann ein Abstimmungsergebnis schätzen, bei dem es sich nur um eine Ja- oder Nein-Entscheidung handelt. Die Befragung einer Gruppe führt aber nur zu einer zeitlich begrenzt gültigen Aussage. Ein großer Teil des Sozialverhaltens hängt von zahllosen derartigen Entscheidungen ab. Eine soziale Disziplin wie die Wirtschaftswissenschaft, die mit am intensivsten erforscht wurde, kann immer noch nicht wissenschaftlich genannt werden, da sich die Gesellschaft ständig verändert. Voraussagen, die über soziale Systeme gemacht werden können, sind viel weniger sicher als in der Biologie oder gar in der Physik. Damit ist aber nicht gesagt, daß es eine soziale Wissenschaft nicht gibt, sondern lediglich, daß große soziologische Theorien unzureichend sind.
In seinem Buch über den Suizid veranschaulicht Durkheim (1952), wie soziale Regeln genutzt werden können, um einfache soziologische Hypothesen zu prüfen. Im Vorwort schreibt er: „Soziologische Methoden, wie wir sie praktizieren, haben zur Grundlage, daß soziale Tatsachen als Realitäten erforscht werden müssen, die außerhalb des Individuums liegen. Es gibt kein anderes Prinzip, das mehr Kritik hervorgerufen hat, aber es gibt auch

keines, das grundlegender ist." Auf den ersten Blick kann der Suizid unter dem Eindruck individueller subjektiver Interpretationen und der persönlichen Situation voll verstanden werden. In Wirklichkeit sind aber viele soziale Faktoren damit verbunden, die der Einzelne beispielsweise in seinem Abschiedsbrief gar nicht erwähnt. Die Suizidrate variiert in Abhängigkeit von Alter, Geschlecht, Religion, Bildung, Stellung innerhalb der Familie, Ehe und des Berufes. Wenn jemand im Zustand der Depression oder Verzweiflung Suizid begeht, so kann man ihn oft verstehen, es gibt aber genauso auch Menschen in der selben seelischen Verfassung, die nicht diesen „Ausweg" wählen. Die Tatsache, daß Katholiken seltener Suizid begehen als Protestanten, ist eine soziale Beobachtung, nicht ein psychologisches Merkmal. Von Comte beeinflußt stellte Durkheim die Theorien des sozialen Zusammenhangs auf, die das Ziel hatten, konformes und nichtkonformes soziales Verhalten zu erklären. Seine Theorien über die verschiedenen Arten des Suizids haben eine Reihe weiterer Untersuchungen angeregt.

Obwohl er sich nicht ganz von der Zwangsjacke der Theorie Comtes befreien konnte und kaum Gegenargumente gelten läßt, verdanken wir ihm doch die Grundlagen für eine wissenschaftliche Soziologie, die sich von Comtes unausgereiftem Historizismus löste. (Lukes 1973, Venables u. Wing 1962).

Viele der heutigen Kritiker, die sich gegen Durkheim und die anderen Begründer der wissenschaftlichen Soziologie wenden, sehen deren breite historische Basis nicht. Sie sehen auch nicht, daß vieles, was im Positivismus unannehmbar ist, im Marxismus ebenfalls unannehmbar ist. Ein Beispiel hierfür ist die Annahme, daß soziale Veränderungen nur dann empfohlen werden können, wenn sie mit einem Geschehen konform gehen, das sich als historischer Fortschritt erwiesen hat, was nur für Eingeweihte erkennbar ist, und daß Mängel in der Gesellschaft nur durch revolutionäres Vorgehen in Richtung auf einen endgültigen perfekten Zustand behoben werden können.

Fischer (1936) schrieb in seinem Vorwort zur Europäischen Geschichte:

Leute, die weiser und gelehrter sind als ich, haben erkannt, daß in der Geschichte ein Plan, ein Rhythmus, eine vorherbestimmte Gesetzmäßigkeit liegt. Diese Harmonien sind mir verborgen. Ich kann lediglich erkennen, daß ein Ereignis dem anderen folgt, wie eine Welle der anderen. Ich kann nur das eine Bedeutsame erkennen, das einmalig und nicht generalisierbar ist und das eine sichere Regel für den Historiker darstellt: Er sollte in der Entwicklung des menschlichen Schicksals das Spiel des Zufälligen erkennen. Hierbei handelt es sich nicht um eine Lehre von Zynismus und Verzweiflung. Die Tatsache des Fortschritts ist klar und deutlich im Buche der Geschichte geschrieben; aber der Fortschritt ist nicht Naturgesetz. Die Errungenschaften der einen Generation können in der nächsten verlorengehen. Die menschlichen Gedanken können in Bahnen geraten, die zu Unglück und Barbarei führen.

Die historizistische Reaktion auf solch eine Ansicht beraubt die Geschichtsschreibung ihres eigentlichen wissenschaftlichen Anspruchs charakteristischerweise mit einem Komplott. Der Prophet weiß, wie man den Himmel auf die Erde herunterholt, aber Krieg, Arbeitslosigkeit oder Verrücktheit schreibt er den Manipulationen von Gruppen mit böswilligen Motiven zu. Auf die Ausführungen Fischers anwortet ein marxistischer Wissenschaftler folgendermaßen: „Der versteckte Grund für diese Einstellung war, daß jeder ernsthafte und rationale Versuch, Geschichte zu interpretieren, zur Kritik des ökonomischen Systems oder gar zum Marxismus führen mußte." Das einzige Motiv, das Bernal (1969) sich für eine liberale historische Analyse denken konnte, war, daß es sich um einen Versuch handeln müsse, die Aufmerksamkeit von den offensichtlichen Wahrheiten des Marxismus abzulenken.

1.3 Historizismus und moderne Verhaltenswissenschaft

In der heutigen Psychiatrie und den damit verbundenen sozialen Wissenschaften gibt es starke historizistische Strömungen; die radikalsten Vertreter behaupten, Verrücktheit sei ein Symptom der Degeneration der modernen Gesellschaft und ein Symbol dafür, wiewiet man vom richtigen Weg nach Utopia abgeirrt sei. Die Zielvorstellung ändert sich, was immer sie sei; die dazu gehörigen Komplottvorstellungen werden vorgebracht, um Deviationen zu erklären. So hat beispielsweise Szasz (1972) die Vision eines Kapitalismus der freien Marktwirtschaft, in welchem psychische Krankheiten gar nicht vorkommen, da man die Bösewichte der heutigen Gesellschaft, nämlich die vom öffentlichen Gesundheitswesen angestellten Psychiater, inzwischen an ihren kriminellen Aktivitäten gehindert haben wird. Das Konzept der Geisteskrankheit sei eine „bösartig verlogene Phrase", die von Psychiatern erfunden wird, damit sie „quälen statt behandeln, die Seele töten, statt den Körper heilen", denn sie werden ja von den Regierungen dafür bezahlt. Szasz kann zwischen den „medizinischen Verbrechern" in Amerika und einigen Nazis in Deutschland, die mit Recht gehängt wurden, keine Unterschiede sehen. Die sowjetischen Psychiater erscheinen ihm dagegen fast wie Heilige. Die Radikalität dieser Vorstellung ähnelt schwersten Anklagen anderer Propheten. Szasz (1971) vergleicht die Psychiater mit den Folterknechten der spanischen Inquisition. Bettelheim (1967) kann die Eltern von autistischen Kindern, die er für besonders grausam hält, kaum von Konzentrationslageraufsehern unterscheiden.

Neben ihrem Historizismus und einer Abneigung, Beweismaterial für ihre Ansichten vorzulegen, vertreten diese Theoretiker ihre Vorurteile mit Besessenheit. Laing (1964) betrachtet „die Familie" als Bösewicht in diesem Theater, obwohl er hin und wieder die Knie vor dem Marxismus beugt. Andere sind ausgesprochene Neomarxisten. Die Inkohärenz einiger dieser bruchstückhaften und vergänglichen Doktrinen wird manchmal als Mystizismus verkannt oder als Anarchismus rationalisiert.

Es ist nicht sinnvoll, ebenfalls mit bloßen Beschimpfungen zu reagieren. Da die ihnen zugrundeliegende historizistische Philosophie unwahrscheinlich ist, haben diese Bewegungen nicht mehr Bezug zu den wichtigen Fragen unserer Zeit als die Predigten einiger Fanatiker des 17. Jahrhunderts. Auf indirekte Weise können wir von ihnen jedoch etwas lernen. Hill (1972) schlägt vor, daß man verrückte Außenseiter anhören soll, was nicht bedeutet, daß man sich mit ihren Phantasien gleich identifiziert.

Reste der dialektischen oder positivistischen Methoden überschatten manchmal allgemeingültige akademische Soziologie und Psychiatrie. Man kann das windige Theoretisieren und die Beschäftigung mit Pseudoproblemen, die das Ende der hegelianischen Tradition darstellen, relativ leicht aufdecken. Andererseits kennzeichnet ein steriler Operationalismus und eine Beschäftigung mit leeren methodischen Übungen die Überbleibsel der positivistischen Anschauung.

Das reine Theoretisieren ohne Bezug zu Tatsachen ist genauso unwissenschaftlich wie das Sammeln von Daten ohne theoretischen Hintergrund. Das in diesem Buch vertretene Wissenschaftsverständnis bezieht sich auf Poppers (1972) Commonsense-Methode von Versuch und Irrtum: „... ein kritischer und abenteuerlicher Rationalismus. Die Schaffung von Denkgebäuden, Vermutungen und Theorien, die in erheblichem Kontrast zur alltäglichen Erfahrung stehen, die aber trotzdem einige Regeln dieser Erfahrung erklären."
Die Theorien werden überprüft, damit man diejenigen, die den strengsten Tests nicht standhalten, eliminieren kann. Wissenschaftler können eine endgültige Erklärung nicht erreichen, sie können aber der Wahrheit näherkommen. Wird eine Hypothese verworfen, so leitet sich daraus die Erkenntnis ab, daß es eine Wahrheit gibt, die der Hypothese entgegensteht. Die wichtigste Aufgabe von Theorien besteht in der Chance, neue Prüfungsmöglichkeiten zu schaffen, um der Wahrheit näher zu kommen, indem Falsches aussortiert wird. „Die Richtung der Wissenschaft wird primär durch menschliche schöpferische Vorstellung bestimmt und nicht durch das Universum von Fakten um uns herum." (Lakatos 1970).
Man muß nicht Experimentalphysiker oder Biologe sein, um wissenschaftlich zu arbeiten: auch im Bereich der Psychologie und ebenso in der Soziologie ist dies möglich. Wie man aber sieht, sind diese Bereiche auch für Propheten attraktiv, von denen die meisten sich um die Überprüfung ihrer Aussagen gar nicht kümmern. Sie möchten nur, daß man ihnen glaubt. Solche Leute gibt es viele. Es gibt aber auch sorgfältigere Theoretiker, die sich eher an Tatsachen halten und die ihre Schlüsse durch die Verwendung wissenschaftlicher Methoden erreicht zu haben scheinen. In Wirklichkeit legen sie nicht mehr als ihre persönliche Anschauung dar, die eher den Wert eines Kunstwerks als den Wert einer wissenschaftlichen Arbeit hat.
Leachs (1974) Kritik an Lévi-Strauss faßt die charakteristischen Merkmale dieser akademischen Visionäre gut zusammen:

> Die Ansichten von Lévi-Strauss über Mythen haben fast dieselbe Faszination wie Freuds Interpretation der Träume und gleichzeitig dieselben Schwächen... Angenommen, die gesamten Freudschen Vorstellungen über symbolische Assoziationen und die Ebenen des Bewußten, Unter-

bewußten und Vorbewußten wären völlig falsch: Könnte man je beweisen, daß sie falsch sind? Und wenn die Antwort nein wäre, dann sollte jeder sich fragen, ob die psychoanalytischen Vorstellungen über Symbole und freie Assoziationen besser sein können als kluge Reden.

Leachs Hauptkritik ist, daß Lévi-Strauss sich der Notwendigkeit der Überprüfung seiner Theorien nicht genügend bewußt ist und daß er nicht sehr kritisch mit seinem Quellenmaterial umgeht:

> Er scheint immer das finden zu können, was er sucht. Jeder auch manchmal zweifelhafte Beweis wird akzeptiert, wenn er in sein logisches Kalkül paßt. Greifen aber Gegenbeweise seine Theorie an, werden sie von Lévi-Strauss entweder übersehen oder er bietet seine ganze Kraft auf, eine solche Ketzerei zu verdammen... Er verhält sich wie ein Advokat, der einen Fall zu verteidigen hat, und nicht wie ein Wissenschaftler, der die Wahrheit sucht.

Wie können wir nun feststellen, ob unsere Ideen falsch sind? Das Kriterium der Überprüfbarkeit unterscheidet die wissenschaftliche von der nichtwissenschaftlichen Theorie. Evelyne Sullierot (zit. nach Fuller 1975), die eine Anthologie der erotischen Erzählungen französischer Frauen publiziert hat, stellte fest, daß der Phallus nirgends Erwähnung fand, was die Freudsche Theorie des Penisneides widerlegt. Die Freudsche Theorie wird mit einem derartig kleinen Problem leicht fertig. Aufgrund des Konzeptes der Abwehrmechanismen, die überall dort Anwendung finden, wo man sie gerade braucht, gibt es keine Beweismöglichkeit, die vielleicht die Theorie widerlegen könnte. Dieser Vorteil trifft ebenso für eine alternative Theorie zu, die man auch nicht genauer zu überprüfen braucht als die, die sie in Frage stellt. Fuller (1975), der über den 29. Kongreß der Freudschen Internationalen psychoanalytischen Gesellschaft berichtet, war überrascht von dem Beitrag Janine Chasseguet-Smirgels:

> Im Gegensatz zu Freud hielt sie das Wissen um Geschlechtsunterschiede und über die Existenz der Vagina für angeboren, sowohl bei Jungen als auch bei Mädchen, aber späterhin würde dies verdrängt. In einer überzeugenden Reinterpretation des Freudschen Materials über den Fall des kleinen Hans, wies sie nach, daß Hans sich irgendwie der Vagina seiner Mutter bewußt war und daß lediglich Freuds eigene monistische sexuelle Phallustheorie ihn davon abgehalten hat, dies zu erkennen.

Welche der beiden Theorien sich aber durchsetzen wird, hängt nicht von ihrer Überprüfbarkeit ab.

Natürlich braucht man nicht immer bewußt rational zu sein; es gibt aber ein Kriterium, mit dem sich der Anspruch prüfen läßt, ob ein bestimmter Gesichtspunkt rational ist. Lévi-Strauss, Freud und Marx haben alle ihre Beiträge zur Wissenschaft geleistet, sie haben auch große Theorien aufgestellt, die jedoch dann nichts erklären, wenn sie versuchen, alles zu erklären. Aber es sind ihre großen Theorien, die auch Extremisten inspiriert haben.

1.4 Entstehung einer wissenschaftlichen Medizin

Wenn wir die Geschichte der Medizin untersuchen und besonders die Geschichte der Psychiatrie, wird deutlich, daß die Wissenschaft im Sinne einer systematischen Versuchs- und Irrtumsproblemlösung durch die rationale Ausschaltung des Irrtums erst in neuerer Zeit Einfluß gewonnen hat. Wenn Angehörige der „Kleinen wilden Volksstämme", wie sie von Lévi-Strauss beschrieben werden, Mißgeschicke verstehen wollen, dann brauchen sie nicht so vielerlei Erklärungen wie Leute aus der westlichen zivilisierten Gesellschaft. Die Ernte kann mißraten, Säuglinge können sterben, ein Mann im Dorf mag Diebstahl begehen, ein anderer läuft Amok, eine Frau zieht sich schlimme Verletzungen zu, Unglücke in der Umgebung, körperliche Behinderungen, persönliche Not, sozial unerwünschtes Verhalten und Verrücktheit können als Einfluß übernatürlicher Kräfte angesehen werden. Eine so weitreichende Erklärungsmöglichkeit provoziert Deutungen. Carstairs (1965) stellte fest, daß Dorfbewohner Nordindiens den Glauben an seine Fähigkeit zu heilen verloren, als er sie nach ihren Symptomen fragte:

Ein Medizinmann, der nicht infolge seiner übernatürlichen Gaben diese Dinge wußte, war in ihren Augen kaum in der Lage, mit den Ursachen ihrer Beschwerden fertig zu werden ... Es wurde deutlich, daß die meisten verwendeten Heilmittel im physiologischen Sinne ohne Wirkung auf den Krankheitsprozeß selbst waren. Sie sollten stattdessen den Gesundungswillen des Patienten und seiner Familie stärken. Ihre Wirksamkeit hing von der Autorität und der Überzeugung ab, die sie vermittelten.

Der westliche Arzt pflegt hier zwischen zweierlei Methoden zu unterscheiden; beide sind in Hinsicht auf ihre Anwendung psychosomatisch. *Seine* Methode gründet auf dem Wissen um die

Physiologie; wird diese pathologisch, können verschiedene Krankheitsprozesse auftreten. Jede Krankheitserscheinung ruft dem westlichen Arzt bestimmte ihm bekannte Krankheitsbilder in Erinnerung, die er dann mit den vorliegenden Symptomen vergleicht, um die angemessene Therapie vorzuschlagen. Das Heilmittel des Medizinmannes ist unbestimmter, aber es hat sich ebenfalls auf einem langsamen und unsystematischen Weg von Versuch und Irrtum entwickelt und hat in der Praxis auch seine Erfolge. Clements beschrieb unterschiedliche Methoden, die von primitiven Stämmen angewendet wurden und die zu verschiedenen Behandlungsformen führten. Der Glaube an die Besessenheit von bösen Geistern beispielsweise legte die Behandlung durch den Exorzismus nahe. Entweder man extrahierte den fremden Geist mechanisch oder man übertrug ihn auf ein anderes Objekt oder auf ein anderes Wesen. Der Glaube an Zauberei erforderte Behandlungen durch Gegenzauber.

Einige Stämme entwickelten Behandlungsmethoden, die gut zur modernen technischen Medizin passen. Indianerstämme in Mexiko haben seit der Aztekenzeit den Peyotl, einen Kaktusextrakt, verwendet, um ekstatische Zustände bei besonderen religiösen Festen hervorzurufen. Auf diese Weise wurde Meskalin entdeckt. Andere verwendeten den Extrakt einer Wurzel, aus der westliche Pharmakologen später Reserpin extrahiert haben; eines der ersten Beruhigungsmittel. Diese waren zufällige Entdeckungen, die zum örtlichen Brauchtum gehörten und nicht systematisch entwickelt worden waren. Andererseits wurden viele solcher Bräuche trotz schädlicher Wirkungen nicht aufgegeben, selbst wenn die Existenz des Stammes dadurch bedroht wurde. Dubos (1965) beschreibt einen Stamm in Südamerika, bei dem die Hautspirochaetosis grassierte; das ist eine entstellende Krankheit, die durch viele farbige Flecken auf der Haut gekennzeichnet ist. Diejenigen, die solche Flecken nicht hatten, galten als unnormal und durften nicht heiraten. Die dyschromatische Spirochaetose ist eine ernsthafte Erkrankung und für den Fachmann sofort erkennbar, aber als gesund galten nur die, die davon befallen waren.

Von früher Kindheit an gehören Märchen und Aberglauben zu unserem Leben; diese Art magischer Erklärungen sind denen der primitiven Völker ähnlich. Der moderne medizinische Berufsstand hat sich einiges von dem Brauchtum und Charisma der frühen religiösen Heiler und Propheten erhalten. Alle Ärzte haben natürlicherweise in ihrer Kindheit Gesundheitsvorstellungen ihrer eigenen Gesellschaft übernommen. Die Geschichte der Medizin ist voll von Beispielen genialer, aber unrichtiger Theorien über verschiedene Krankheiten und deren Behandlungen; von qualifizierten medizinischen Praktikern werden diese Theorien pseudowissenschaftlich eingekleidet. Pledge (1939) berichtet, daß diese Entwicklung ihren Höhepunkt in Europa im 18. Jahrhundert erreichte, danach nahmen die Quacksalber überhand.

„John Brown aus Edinburgh vertrat ein sehr einfaches Konzept. Es gab nur zweierlei Krankheiten: die Depression, die er mit Alkohol behandelte, und die Erregungszustände, bei denen er Opium gab. Seine eigene Krankheit war die Depression, und er starb an ihrer Behandlung." (Zit. nach Pledge 1939). Es ist unklar, inwieweit Pledge in der Annahme richtig ging, daß berufsmäßige Ärzte i. allg. solche unauthentischen Methoden während der letzten Jahrhunderte anwendeten. Bernhard Shaw hätte dem sicherlich nicht zugestimmt. Historizisten und Positivisten theoretisierten, ob Ad-hoc-Behandlungen, wie beispielsweise hohe Einläufe oder chirurgische Operationen, schädlich waren. Es wurden keinerlei Versuche gemacht, ihre Wirksamkeit zu überprüfen. Die Steinzeitpraktik der Trepanation, durch die die bösen Geister aus dem Kopf gelassen wurden, war nicht weniger unwissenschaftlich.

Die wissenschaftliche Medizin entwickelte sich gegen Aberglauben und tiefverwurzelte Überlieferungen von Gesundheit und Krankheit. Was mit Krankheitstheorien überhaupt erfaßt wird, richtet sich auch nach der allgemein herrschenden Auffassung über das, was gesellschaftlich *unerwünscht* ist. Theoretisch könnte man argumentieren, daß große musikalische oder mathematische Begabung vererbt wird und daß es eines Tages möglich sein könnte, festzustellen, wer solche Begabungen hat, indem man die Hirnaktivität in bestimmten Bereichen mißt. Im Zusammenhang mit dieser Krankheitstheorie wiederum wird eine Gemeinschaft vermutlich einen musikalischen oder mathematischen Genius kaum als unerwünscht ansehen. Es ist sehr unwahrscheinlich, wenn auch nicht unmöglich, hier von einer Krankheit zu sprechen. Wie wir später sehen werden, unterliegt der Begriff „soziale Abweichung" allerdings demselben Vorurteil. Die wissenschaftliche

Methode unterscheidet sich nicht, ob es sich um die Untersuchung eines Genies oder um eine Gelbsucht handelt, lediglich das Etikett ändert sich. Aber ob wir diese Eigenschaft eine Fähigkeit oder eine Unfähigkeit nennen, hängt meistens von sozialen Normen ab. Baker (1974) nennt ein hervorragendes Beispiel hierfür in seiner Diskussion über ethnische Unterschiede bei endogenem Körpergeruch. Leute mit einem ausgeprägten Geruchssinn können Unterschiede in Qualität und Intensität der Axillargerüche wahrnehmen, die inter- und intraindividuell verschieden sind, beispielsweise in Abhängigkeit vom Menstruationszyklus. Im allgemeinen haben Europäer und Neger einen deutlichen Körpergeruch, Japaner hingegen nicht, sie sind diesbezüglich empfindlich. Etwa 10% der Japaner haben aber doch einen Körpergeruch, ähnlich wie die Europäer, möglicherweise weil sie von den Ainu abstammen. Die Ainu haben dieselben Vorfahren wie die Europäer. Bei den Japanern gilt der Körpergeruch als Krankheit mit dem Namen Osmidrosis axillae. Gewöhnlich werden solche Leute vom Militärdienst befreit. Die Betroffenen müssen häufiger ins Krankenhaus, und einige Ärzte haben sich auf die Behandlung dieses „Leidens" spezialisiert.

Wie in anderen Bereichen menschlichen Strebens wurden auch medizinische Theorien und Techniken mehr und mehr verbessert. Zur Erklärung und Heilung sozialer Behinderungen gab es gute und schlechte Theorien. Der Fortschritt wurde auf Kosten der Annahme erreicht, daß nur bestimmte Probleme durch die neuen Ideen angehbar wären, während die Vielzahl der Klagen über Abweichung oder Krankheit traditionellen Erklärungen überlassen wurden oder unerkannt blieben. Der Fortschritt bewegte sich in zweierlei Richtungen. Einmal beschäftigte man sich mit körperlichen Funktionen, wie dem Blutkreislauf, und mit psychischen Funktionen, wie dem Wesen des menschlichen Geistes. Die andere Form bezog sich auf die Erkenntnis zunehmend detaillierter Krankheitssyndrome: Begonnen wurde mit allgemeinen Dingen, wie Blässe oder Fieber; bei zunehmendem Verständnis der zugrundeliegenden biologischen Mechanismen kam man zu klarer abgegrenzten Symptomgruppierungen, die eine spezielle Diagnosestellung erlaubten, wie beispielsweise die Eisenmangelanämie oder die Meningokokkenmeningitis. Die Theorien der medizinischen Wissenschaftler wurden immer enger gefaßt und

immer exakter. Sie in der Praxis auszuprobieren, war der einfachste Weg sie zu prüfen. Auf diese Weise konnte Snow (Reprint 1965) bestimmte Anzeichen des Choleraausbruchs um die Mitte des 19. Jahrhunderts in London aufzeichnen: Die Krankheit begann mit Symptomen des Verdauungstraktes. Menschen, die mit jemandem in einem Raum lebten, der durch diese Krankheit zu Tode gekommen war, mußten sich nicht notwendigerweise anstecken. Die einzelnen Fälle der Erkrankungen waren über weite Gebiete verteilt, statt sich auf ganz enge Bezirke zu konzentrieren. Im Jahre 1849 kam es zu einem schweren Choleraausbruch im Zentrum von London. Die meisten Menschen, die gestorben waren, hatten ihr Wasser aus einer Pumpe in der Broadstreet geschöpft. Snow prüfte seine Theorie, ob die Cholera irgendetwas mit verseuchtem Trinkwasser zu tun hatte, indem er den Handgriff der Pumpe entfernen ließ. Der Ausbruch ging zurück, aber Snow wußte, daß die Krankheit ohnehin schon wieder abebbte, und er suchte eine bessere Überprüfungsmöglichkeit. Diese fand er in einer Gegend von Süd-London, wo das Wasser von zwei verschiedenen Gesellschaften geliefert wurde. Beide hatten früher Wasser aus der Themse an einer Stelle gepumpt, die stark durch Abwässer verseucht war. Eine dieser beiden Gesellschaften hatte daraufhin ihre Pumpstelle an ein saubereres Ufer des Flusses gelegt. Snow errechnete die Mortalität der Menschen, die das Wasser dieser beiden Gesellschaften tranken, und er konnte zeigen, daß die Todesrate bei den Konsumenten des verseuchten Wassers viel höher war. Damit war eine Methode der Choleraprophylaxe entdeckt, 30 Jahre bevor Koch die Cholerabakterien aus dem Wasser isoliert hatte; es handelte sich also um Organismen (Vibrio cholerae), die die Krankheit verursachten. Kochs Werk führte zur Entdeckung weiterer Mittel, die Krankheit zu bekämpfen. Auf diese Weise konnte allmählich ein vollständiges Krankheitskonzept entstehen: Das Syndrom, die Ursache, prädisponierende Faktoren, z. B. schlechter Ernährungszustand, verschiedene Mittel der Prävention, beispielsweise sauberes Wasser und Impfstoffe für besonders Gefährdete, und Behandlungsmethoden.
Diese Vollständigkeit ist für Krankheitstheorien, deren Entwicklung lange Zeit braucht, ungewöhnlich. Selbst bei dem so gut bekannten Diabetes mellitus, wo sich das Wissen über 2000 Jahre ansammeln konnte, gibt es immer noch beträchtliche Lücken. Die

Parkinsonsche Krankheit, die durch Muskeltremor und Steifheit charakterisiert ist, ist weniger geklärt als der Diabetes mellitus, obwohl man vieles darüber weiß und die Symptome weitgehend behandelt werden können. Viele andere Erkrankungen sind immer noch nicht ausreichend wissenschaftlich erklärt, und in vielen Fällen sind die Ärzte unsicher, ob man das klinische Syndrom so genau beschreiben kann, daß Spezialisten immer in der Lage sind, die exakte Diagnose zu stellen.

McKeown (1976) betont, daß erst im 19. Jahrhundert Krankheiten ausreichend zuverlässig erkannt wurden, was vorher nur bei wenigen der Fall war, nämlich bei Pocken, Pest, Ruhr, Wundstarrkrampf, Tollwut, Gonorrhoe und Syphilis. Über die zugrundeliegenden anatomischen und physiologischen Vorgänge waren einige Kenntnisse langsam angesammelt worden, zum Verständnis des genauen Zusammenhanges zwischen klinischen Syndromen, der Pathologie und der Pathophysiologie, kam es aber erst während der letzten 100 Jahre. Abgesehen vom erfolgreichen Gebrauch von Quecksilber, Eisen, Chinin und Digitalis waren kaum weitere Heilmittel vor 1900 entdeckt worden. Die meisten medizinischen Therapien hatten wenig Erfolg. Die Ärzte konnten lediglich hoffen, Leiden zu lindern. Trotzdem kam es zu einem deutlichen Anstieg der Lebenserwartung während des 19. Jahrhunderts, in der Zeit der industriellen Revolution. Unser Bild von der damaligen Zeit ist immer noch so, wie es Charles Dickens beschrieben hat, und die Geschehnisse sind nicht leicht zu erklären. Da die Verbesserung schon vorher zu beobachten war, kann sie nicht auf den Fortschritt in der medizinischen Behandlung zurückgeführt werden. Zweifellos hat der Gebrauch von sauberem Wasser einen Anteil, genauso wie die Technik der Pockenimpfung. McKeown meint, daß der wichtigste Faktor der erhöhte Lebensstandard mit besseren Ernährungsverhältnissen war.

Deutlichere Fortschritte in Diagnostik und Behandlung von Krankheiten sind wahrscheinlich erst seit den 30er Jahren dieses Jahrhunderts gemacht worden.

Wir müssen anerkennen, daß die bisherigen Krankheitstheorien nur wenig zu den umfassenderen Problemen von Krankheit und sozialer Abweichung beigetragen haben. Die wissenschaftliche Medizin hat ihre Erfolge dadurch erreicht, daß sie sich stärker auf spezifische Probleme verlegt hat. Innerhalb der dadurch entstandenen Begrenzungen können die Ärzte weitgehend darauf vertrauen, daß ihre medizinischen Handlungen Erfolg haben. Sie sollten aber nicht den weiteren psychologischen und sozialen Kontext vernachlässigen, da so viele Leiden eng damit verbunden sind und da eine vernünftige Behandlung nicht in einem sozialen Vakuum durchgeführt werden kann.

So existieren zwei Betrachtungsweisen nebeneinander, nämlich das Krankheitskonzept und zusätzliche gesellschaftliche Faktoren. Der südamerikanische Volksstamm, der von Dubos beschrieben wurde, leitete seine Krankheitsauffassung von einer falschen Theorie her; diese war aus ihren Gebräuchen entstanden und von daher ableitbar. Zu einer kritischen Prüfung von Hypothesen waren sie nicht fähig. Da Ursache und Wirkung nicht unmittelbar zu erkennen waren, wurden die farbigen Flecken nicht mit einer Krankheit in Verbindung gebracht. Nach Ackerknecht (1957) wurde die Malaria im oberen Mississippital während des frühen 19. Jahrhunderts als etwas derart Selbstverständliches angesehen, daß man die Erscheinungen für etwas Normales hielt. Niemand versuchte, Methoden zur Prävention und Behandlung zu entwickeln, da man an eine Krankheit gar nicht dachte.

Keine der beiden Betrachtungsweisen ist ausschließlich medizinisch oder nicht medizinisch. Chronisch Kranke oder auch ihre Angehörigen können manchmal zu einer genaueren Kenntnis des Leidens und seiner Behandlung kommen als manche Ärzte. Andererseits sollten Ärzte weit mehr Erfahrungen heranziehen, als sie dies aufgrund der engen Definition eines medizinischen Modells gewöhnlich tun. Gegebenenfalls müssen sie als Lehrer, Psychologen, Sozialarbeiter, geistliche Berater, Helfer, Diagnostiker und Therapeuten handeln. Zur Übernahme solcher Rollen sind Ärzte nicht genügend ausgebildet; deswegen kommen sie in Versuchung, ihre diagnostischen Fähigkeiten auch auf solche Probleme anzuwenden, die anders angegangen werden müßten.

Die ideale klinische Synthese ist nicht leicht zu erreichen. Kritiker haben versucht, seltene Beispiele aufs Korn zu nehmen; entweder beschränkte sich die ärztliche Tätigkeit zu sehr auf wissenschaftliche Krankheitstheorien und vernachlässigte dabei persönliche und soziale Probleme, oder man gebrauchte die Krankheitsbegriffe unangemessen, um alle möglichen menschlichen Schwierigkeiten damit zu erklären. Diese Kritik ist besonders in der psychiatrischen Medizin angebracht. Ziel dieses Buches ist es daher, einen Beitrag zur Klärung der Frage zu leisten, wie wissenschaftlicher Fortschritt gefördert werden kann, ohne die Kunst des Heilens dabei zu vernachlässigen.

2 Modelle in der Medizin

2.1 Das wissenschaftliche Krankheitskonzept

Eine Diagnose zu stellen ist etwas ähnliches wie die Formulierung eines neuen Krankheitskonzepts. Es kann geprüft werden, ob es nützlich ist und ob es dem Einzelnen Hilfe bringt. Man kann fragen, ob beispielsweise das Konzept eine Behandlungsart voraussagt, die das Leiden ohne schädliche Nebeneffekte lindert, und ob Angaben über Dauer und Verlauf gemacht werden können. Ferner interessiert, ob es die Leidenden oder die Angehörigen beruhigt, daß es auch andere Menschen mit derselben Erkrankung gibt, die einen bestimmten Namen hat, und daß man damit fertig werden kann. Ein weiterer Nutzen eines Krankheitskonzeptes ist zwar weniger deutlich, aber in mancher Hinsicht doch wichtig. Es kann zu neuen Informationen führen, die sich beispielsweise auf die Pathologie, Physiologie und Ätiologie beziehen können, wobei vielleicht kein unmittelbarer Nutzeffekt für den Einzelfall zu verzeichnen ist, aber doch Anregungen zu besseren Behandlungs- und Präventivmaßnahmen gegeben werden.
Bei jedem Krankheitskonzept gibt es zwei wesentliche Komponenten: Einmal geht es um das Erkennen von Symptomen oder Syndromen; zum anderen geht es um die Entdeckung der zugrundeliegenden biologischen Abweichungen. Erkrankungen der Herzkranzgefäße sind hierzu ein gutes Beispiel. Ein charakteristisches Symptom ist ein Schmerz im mittleren Bereich der Brust und sein Ausstrahlen in den linken Arm hinein. Obgleich es sich insofern um ein ganz und gar psychisches Symptom handelt, als dessen Kennzeichnung auf der Beschreibung subjektiver Empfindungen beruht, genügt es dem Arzt, eine Verengung der Herzkranzgefäße anzunehmen. Der Begriff biologisch sollte eigentlich psychobiologisch heißen, da wir uns in diesem Buch hauptsächlich mit Prozessen befassen werden, die beide Komponenten enthalten, nämlich die psychologische und die biologische.

2.2 Definition und Benennung von Syndromen

Die erste Voraussetzung für ein Krankheitskonzept ist das Erkennen einer Reihe charakteristischer Zeichen, die zusammen auftreten können. Eine solche Zusammenfassung hat wissenschaftlichen Wert, wenn sie über längere Zeit bis zu einem gewissen Grad unverändert bleibt. In einem solchen Falle handelt es sich um eine Symptomgruppe, die auf einen besonderen Verlauf und ein besonderes Ergebnis hindeutet. Ein zwingender Grund für ein Krankheitskonzept besteht nicht. Kaufhausdiebstähle von Aupair-Mädchen stellen ebenfalls eine solche Merkmalsgruppe dar, in der eine statistische Korrelation zwischen mehreren Merkmalen auftaucht. Die Prognose ist insgesamt günstig, die Ladendiebstähle hören auf, wenn die Mädchen nach Hause zurückkehren oder wenn sie erwachsen sind. Kaum jemand würde hier von Krankheit sprechen, da die Charakteristika, die für ein Krankheitskonzept notwendig wären, fehlen, wenn man einmal von sozialen Faktoren absieht. Beispielsweise werden Ladendiebstahl, Vandalismus und Scheidung ausschließlich aus sozialer Perspektive betrachtet. Das bedeutet nicht, daß biologische Faktoren zu ihrer Erklärung völlig außer acht gelassen werden können. Man kann sagen, je bedeutsamer die soziale Komponente in der Definition ist, desto weniger scheint ein Krankheitskonzept angebracht zu sein.

Das zweite wesentliche Element in allen Krankheitskonzepten ist die Hypothese, daß die Gruppe von Merkmalen symptomatisch für eine zugrundeliegende biologische Störung ist. Je mehr die Symptome, die ein Syndrom ausmachen, in nichtsozialen Begriffen definierbar sind, desto eher können wir etwas über die Art der zugrundeliegenden Störung annehmen. Um auf psychiatrische Fälle hinzuführen, ist das Syndrom des frühkindlichen Autismus ein gutes Beispiel. Itard (Ausg. 1962) verfaßte im Jahre 1799, kurz nach der Französischen Revolution, eine Abhandlung, in der er praktisch die Charakteristika und die Behandlung eines Jungen beschreibt, der in den Wäldern von Aveyron wild lebend aufgefunden worden war und den man heute als autistisch diagnostizieren würde. Itard war ein Vorläufer von Montessori, und er hatte einen großen Einfluß auf die Entwicklung von Diagnose, Behandlung und Hilfen für geistig Behinderte. Seine Beschreibung des frühkindlichen Autismus ist heute leicht nachvollziehbar. Er erkannte aber nicht, daß es sich um ein eigenes Syndrom handelte. Der wilde Junge von Aveyron war für Itard entweder ein Beispiel für Bildungsmangel im Sinne von Lockes Tabula rasa, oder es handelte sich um einen Schwachsinnigen. Erst als Kanner (1943) das Syndrom deutlicher abgrenzte, kam es zu Fortschritten. Itards Erkenntnisse konnten auf andere Kinder mit ähnlichen Voraussetzungen angewendet werden, aber 150 Jahre lang waren sie unbeachtet geblieben. Inwieweit das Krankheitskonzept des Autismus sich in Zukunft noch ändern wird – und es wird sich noch stark ändern –, ist dabei von untergeordneter Bedeutung: Kanners erster Schritt war von unschätzbarem Wert und man sollte ihm dankbar sein (vgl. Wing 1976). Bevor klinische Syndrome nicht erkannt und benannt sind, können auch keine Krankheitstheorien ausgearbeitet werden. Danach kann in einem zweiten Schritt die Gültigkeit verschiedener Erklärungsmodelle überprüft werden.

2.3 Theorien normaler Funktionen: Dimensionen und Kategorien von Krankheiten

Die meisten gut formulierten Krankheitsmodelle basieren auf der Erkenntnis von homöostatischen Mechanismen, in denen wichtige körperliche Funktionen, wie beispielsweise der Blutzucker, innerhalb bekannter Grenzen konstant bleiben. Wird ein normaler Zyklus aus dem Gleichgewicht gebracht und werden Grenzwerte überschritten, dann wird ein klinisches Syndrom manifest, wie beispielsweise der Diabetes mellitus. Die voneinander abhängigen Modelle normaler und abnormer biologischer Funktionen können zu neuen Erkenntnissen führen. Beispielsweise können sie über Ursachen und dann auch Verhütung, Behandlung, daraus entstehenden pathologischen Veränderungen sowie Prognose Angaben zulassen. Die Modelle können auf verschiedene Weise entwickelt werden, beispielsweise empirisch im Nachhinein aufgrund erfolgreicher Behandlungen oder kausal, indem man von der wahrscheinlichen Wirkung eines toxischen Stoffes aus schlußfolgert. Der Wert von Krankheitsmodellen liegt größtenteils in ihrer Flexibilität; denn eine einzige klinische Beobachtung kann genügen, um eine Diagnose zu ermöglichen, die klinisch oder im Labor überprüft werden kann und die zu Behandlungsmethoden und Voraussagen führt. Diese Formulierung zeigt die Komplexität von Krankheitsmodellen. Nur wenige Erkrankungen haben eine einzige Ursache. Die Tuberkulose beispielsweise hat eine notwendige Ursache im Tuberkelbazillus, aber diese ist für den Ausbruch der Erkrankung keineswegs hinreichend. Weitere Faktoren sind: die genetische Konstitution, die Ansteckung, schlechte Ernährung und vielleicht psychische Auslösefaktoren. In armen Ländern würde die Verbesserung der Ernährungsverhältnisse eine viel wirksamere Prophylaxe darstellen als die kostenlose Ausgabe von Streptomyzin. Ähnlich ist es mit der Cholera; schon vor Entdeckung des Cholerabazillus gab es eine wirksame Methode der Krankheitsverhütung.

In den letzten 50 Jahren ist eine weitläufige Krankheitslehre entwickelt worden, die die heutige Basis der wissenschaftlichen Medizin darstellt. Lehrenden und Praktikern erscheint dieses System manchmal starr, in Wirklichkeit verändert es sich aber ständig. Blickt man heute auf 50 Jahre erfolgreichen Forschens zurück, ist es leicht, die Verbindungen zwischen den Krankheitsgruppen zu erkennen, die man seinerzeit für unzusammenhängend hielt. Andererseits müssen Verbindungen, die man als Einheiten ansah, gelöst werden, um sie aufgrund neuentdeckter Kriterien in kleinere Gruppen aufzuteilen. Des weiteren wird der Prozeß, der Krankheiten wie Diabetes mellitus und Bluthochdruck zugrundeliegt, heute eher als ein zusammenhängender Komplex und nicht als etwas Getrenntes angesehen. Einfache kategoriale Krankheitskonzepte, ob beispielsweise Bluthochdruck oder Diabetes mellitus vorhanden sind oder nicht, weisen auf einen differenzierteren Umgang mit diesen Dingen hin, der sich auf zunehmendes Wissen biologischer Kontrollmechanismen gründet. Es gibt quantitative Theorien über biologische Funktionen, die jedem Krankheitssyndrom zugrundeliegen. Je umfassender und je mehr untereinander verknüpft diese Kategorien sind, desto weniger sachdienlich sind sie, es sei denn, sie bringen mehr Licht in dunklere Bereiche.

Das bedeutet keineswegs, daß es möglich sein könnte, unsere heutige Position zu erreichen, ohne durch ein Stadium des Kategorisierens gegangen zu sein, oder daß wir es uns heute leisten

können, ohne Krankheitskonzepte auszukommen; das wäre ein Mißverständnis des Wesens und des Wertes der wissenschaftlichen Klassifikation (Hempel 1959). Tycho Brahe und Linné waren Vertreter einer fortschrittlichen wissenschaftlichen Tradition; es schmälert ihren Verdienst keineswegs, daß wir aus heutiger Sicht ihre Werke als den Höhepunkt einer statistisch-sterilen Beschäftigung mit reiner Beschreibung und Klassifikation einstufen könnten. Ohne sie hätten sich Astronomie und Botanik nicht entwickeln können. Kepler und Darwin bauten auf den Grundlagen ihrer Vorgänger auf. Genauso verhält es sich mit den Medizinern, die schon früh Klassifikationen aufgestellt haben; wo würden Claude Bernard oder Virchow stehen ohne diese Vorgänger? Klassifikation und ihre Begleiterscheinung, nämlich die Namengebung, sind nicht immer leer und lächerlich, sie können kreativ gebraucht werden. Für die Wissenschaft stellen sie einen wesentlichen Fortschritt dar. Zu den Eigenschaften des Menschen gehört es, einer Kategorie einen Namen zu geben. Alle Krankheitsbezeichnungen, außer denen, die erst vorläufig formuliert wurden, beziehen sich auf ein hypothetisches dynamisches System, das normalerweise durch bekannte Kräfte im Gleichgewicht gehalten wird. Wenn dieses Gleichgewicht außer Kontrolle gerät, kommt es zur Ausbildung eines Syndroms. Je mehr wir über normale physiologische Funktionen wissen, desto besser können wir erkennen, welche Krankheitssyndrome zusammenhängen.
Es gibt praktische Gründe, ein kategoriales diagnostisches System beizubehalten. Die Epidemiologie ist u. a. dadurch gekennzeichnet, daß Krankheitsfälle gezählt werden. Die Entscheidungen über die Behandlung sind indes eher alternativ als abgestuft. Es ist unrealistisch anzunehmen, daß die Mehrzahl der praktischen Ärzte bei ihrer Tätigkeit an der Basis medizinischer, psychologischer oder sozialer Versorgung ihre Entscheidungen auf alle relevanten und derzeit bekannten Theorien gründen bzw. diese vollständig in jene einfließen lassen könnten; das wäre unmöglich.

2.4 Das Konzept der Behinderung:
Ein anderes medizinisches Modell

Krankheitstheorien sind auf der Grundlage von Syndromen aufgebaut. Ihre Merkmale sind, soweit möglich, in nichtsozialen Termini definiert worden. Sie gelten dann als symptomatisch für einige zugrundeliegende Störungen biologischer Funktionen. Das bedeutet nicht, daß man soziale Faktoren dabei ignorieren kann. Man braucht nur an die chronischen Infektionskrankheiten wie Tuberkulose oder Lepra zu denken, um zu sehen, wie sie mit sozialen Faktoren verflochten sind.

Die Dimension Chronizität ist besonders wichtig, da eine schrittweise Anpassung über lange Zeit zwischen Krankheit, Individuum und Umwelt stattfindet. Bei vielen Krankheiten kommt es zwangsläufig zu chronischen Behinderungen, so daß eine spezielle Diagnose für den Arzt weniger wesentlich ist, als die Feststellung der chronischen Beeinträchtigungen, die aus den Krankheiten resultieren. Beispielsweise bedeutet die Diagnose des Down-Syndroms (Mongoloidismus), daß eine Behandlung nicht möglich ist. Das medizinische Interesse gilt den Leistungsausfällen und wie man damit umgeht. Die Beeinträchtigungen können als „primär" oder „intrinsic" angesehen werden, soweit sie direkt vom Krankheitsprozeß herrühren; damit sind die Dysfunktionen gemeint, die durch den gestörten normalen biologischen Zyklus hervorgerufen sind. Dies können entweder chronische Symptome sein, wie beispielsweise die Angina pectoris oder direkte Funktionsbeeinträchtigungen, wie ein steifes Gelenk nach einer Verletzung oder Entzündung. Mit anderen Worten, der Begriff primär ist genauso hypothetisch wie der Begriff Symptom.

Solche primären Beeinträchtigungen mögen für die Tatsache verantwortlich sein, daß der Betroffene die Rolle eines Kranken einnimmt. Sie kann über eine lange Zeit zu besonderen persönlichen und sozialen Beeinträchtigungen führen, die nicht Teil des Krankheitsprozesses selbst sind. Sie hätten auch nicht unbedingt eintreten müssen, wenn man den Kontext der Behandlung oder der Rehabilitation verändert hätte. Diese Art der Beeinträchtigung werden wir „sekundäre" Reaktionen nennen. (Die Formulierung ähnelt dem, was Lemert (1951) als primäre und sekundäre Abweichung beschrieben hat; s. Kap. 5.) Man sollte darüber genauer nachdenken, da sie Beispiele dafür darstellen, wie Krankheit und Umwelt in einer Wechselwirkung zueinander stehen. Beispielsweise vergleiche man einen Geigenspieler mit einem Bauarbeiter; beide haben den kleinen Finger der linken Hand verletzt, die Folgen und Nachteile sind sehr unterschiedlich. Ähnlich sind die Fälle zu betrachten, wo der eine an einer schweren Herzattacke leidet, wiederhergestellt wird und innerhalb von drei Monaten voll arbeitsfähig ist und der andere einen leichten Schmerz in seiner Brust erlebt und danach als Herzinvalide gilt. Wir beschäftigen uns hier mit offensichtlichen Unwägbarkeiten, nämlich mit persönlichen Haltungen und Einstellungen. Die Rehabilitation muß sich deswegen teilweise auf die Änderung der Einstellung erstrecken.

Der Hospitalismus ist ein weiteres gutes Beispiel (Wing u. Brown 1970). Aus zahlreichen Novellen und Lebensbeschreibungen wird deutlich, daß es ein Syndrom des Hospitalismus gibt; damit ist im engeren Sinne die Veränderung der Persönlichkeit gemeint, die durch einen längeren Aufenthalt in relativ geschlossenen Gemeinschaften entsteht. In seinem großen Roman *Der Zauberberg* schildert Thomas Mann mit eindringlicher Genauigkeit die Einflüsse einer abgeschlossenen Institution (eines Tuberkulosesanatoriums in der Schweiz) auf das Individuum: Der anfängliche Widerstand gegen den Hospitalismus wird allmählich aufgegeben; der Held des Romans, ein junger Mann, der in frühester Kindheit die Eltern verloren hatte, zieht schließlich die Rückkehr in die „Außenwelt" nicht einmal mehr in Betracht. Dasselbe Phänomen beschreibt Ellis in seinem Buch *The Rack:*

... es müßte eigentlich eine schreckliche Umwälzung sein, wenn man in die Berge kommt, um dort zu leben. Wenn man jeden und alles, was man kennt und gern hat, verläßt. Stattdessen ist man aber doch in der Lage, diese Situation zu akzeptieren. Man vergißt, daß man je anders gelebt hat und denkt schließlich nicht mehr ernsthaft daran, zurückzukehren. Es ist so, als blicke man auf die Vergangenheit wie auf einen halb vergessenen Roman zurück.

In einigen Fällen, wo die primären Beeinträchtigungen sehr schwerwiegend sind, mag das Sich-Abfinden mit einer schützenden Umgebung unvermeidlich und sogar günstig sein. Wenn der Schutz aber größer ist als die primäre Beeinträchtigung es erfordert, dann kann dieselbe Abhängigkeit unnötigerweise die volle

Entfaltung des Individuums einschränken. Bei einigen Fällen geistig Behinderter ist das besonders deutlich. Ihnen wurde ein Verhalten beigebracht, das stärker eingeschränkt war, als es ihren tatsächlichen Möglichkeiten entsprach. Das ist die Entwicklung eines ungünstigen Krankheitsverlaufs. Es gibt aber auch Menschen, wie beispielsweise Trappistenmönche, die sich freiwillig Situationen unterwerfen, in denen der Hospitalismus unvermeidlich ist. Sie akzeptieren gern diese Einschränkungen, die durch die Institution gegeben sind und begrüßen den Frieden, der dann einkehrt, wenn sie keinerlei Wunsch mehr verspüren, die Institution zu verlassen. In solchen Fällen ist es zweifelhaft, inwieweit der Hospitalismus ernsthaft als Nachteil bezeichnet werden kann. Alles hängt von den Erwartungen des Individuums selbst und von denjenigen, deren Meinungen es respektiert, ab.

Wenn man von primären Beeinträchtigungen und behindernden sekundären Reaktionen spricht, so hat man dabei eine ideale soziale Zielvorstellung vor Augen, die der Behinderte nicht erreichen kann. Eine akute Erkrankung wird zunächst wegen der Minderung von Aktivität und Leistung anerkannt. Chronische Behinderungen werden gewöhnlich nur dann ernst genommen, wenn sie die Leistungen des einzelnen in dem Sinne beeinträchtigen, wie sie auch von seiner sozialen Gruppe beurteilt werden. Der Bauarbeiter mit dem verletzten kleinen Finger kümmert sich um seine primäre Beeinträchtigung nicht so sehr. Auch Trappistenmönche machen sich über ihren Hospitalismus keine Gedanken. Obgleich sie sich kaum beeinträchtigt fühlen, könnten sie unter ganz anderen Umständen erhebliche Nachteile empfinden.

Es gibt noch eine dritte Variation von ungünstigen Bedingungen, die man als „von außen kommend" oder tertiär bezeichnen kann, wenigstens vom Gesichtspunkt der medizinischen Terminologie, da sie nicht unbedingt in jedem Fall von einer Krankheit oder einer Verletzung abhängt. Der einzelne, der krank oder beeinträchtigt wird, mag vorher schon durch Armut, durch niedrige berufliche und soziale Stellung oder durch Rassenvorurteile benachteiligt sein. Diese ungünstigen Bedingungen sind schon schlecht genug, selbst wenn man nicht krank ist. Obwohl man die Bezeichnung „von außen kommend" (tertiär) hier anwendet, sind die am wenigsten begünstigten Gruppen der Gesellschaft außerdem auch diejenigen, die am ehesten krank werden und die nur selten eine adäquate Behandlung bekommen können und somit primär und auch sekundär beeinträchtigt sind. Kinder der unteren Klasse sind weniger kräftig und wiegen weniger als andere. Sie sprechen später, haben einen geringeren Wortschatz und einen niedrigeren IQ. Sie kommen nicht so gut in der Schule mit, gehen eher von der Schule ab, erscheinen öfter vor dem Jugendgericht, haben weniger Chancen zu einer Universitätsausbildung, die Mädchen sind häufiger schon als Teenager schwanger, und ihre Ehen sind weniger stabil (Morris 1964). Sie kommen aus kinderreichen Familien mit Arbeitslosigkeit und gehen oft schon als Jugendliche von zu Hause weg, um ungelernte Arbeiter zu werden. Im späteren Leben üben sie häufiger Gelegenheitsarbeit aus und leben in einfachen Unterkünften. Medizinische Statistiken zeigen bei ihnen die höchsten Zahlen von Erkrankungen, Invalidität und Mortalität auf. Somit sind die Umweltfaktoren nicht unbedingt von primären Faktoren unabhängig. Weiterhin werden sekundäre Reaktionen, wie beispielsweise der Hospitalismus, eher bei solchen Menschen entstehen, die vorher nur geringe soziale Bindungen und wenige gemeinschaftliche Fähigkeiten entwickelt hatten. Bei der Behandlung des Konzeptes der „Persönlichkeitsstörungen" werden wir sehen, wie schwierig es ist, die unzähligen miteinander verwobenen Fäden zu trennen, die die Persönlichkeit des einzelnen ausmachen. Das Gesamtresultat der verschiedenen Konstellationen der primären Behinderungen, der ungünstigen sekundären Reaktionen und der tertiären beeinträchtigenden Faktoren, ist darin gegeben, daß der Einzelne sein selbst gestecktes Ziel nicht erreichen kann; das bezeichnet man als die gesellschaftlich bedingte Beeinträchtigung. Es mag ein geringes und spezielles, kann aber auch ein schwerwiegendes und allgemeines Problem sein. Um zu helfen, muß man beurteilen können, welches persönliches Ziel der Behinderte hat. Handelt es sich nur um ein ganz spezifisches und praktisches Problem, wie beispielsweise eine geringe Verstauchung, muß der Arzt auch daran denken, daß hinter diesem Symptom etwas verborgen sein kann, was sich in Worten nicht sagen läßt. Jeder Patient muß sich über seine Ziele selbst klar werden und auch darüber, was für eine Hilfe er erhalten möchte. Das Aufgabengebiet des Arztes ist ebenfalls eindeutig, die Aufstellung und Anwendung von Krankheitstheorien ist davon nur ein kleiner Teil. Auf diese Weise kommen wir zu der

Frage nach den sozialen Normen zurück. So wie der Patient ist auch der Arzt zwangsläufig von den Haltungen und üblichen Erwartungen einer Gesellschaft beeinflußt. Dabei kann einmal die Gefahr entstehen, daß der Arzt seine eigenen sozialen Erwartungen auf den Patienten überträgt und daß andererseits der Patient selbst zu geringe Erwartungen hat und der Arzt dies nicht erkennt. Vor diesem Hintergrund werden wir nun den schwierigen Begriff der „Gesundheit" diskutieren.

2.5 Gesundheitsbegriff

Der Gesundheitsbegriff wird von sozialen Faktoren mitgeprägt. Schwierigkeiten in der Definition lassen sich nicht vermeiden, wenn man damit nur die Abwesenheit von Krankheit und Schwäche meint. Diese Begriffe sind ebenfalls in einem sozialen Kontext entstanden, in dem gewisse Charakteristika als weniger akzeptabel oder weniger wünschenswert als andere angesehen werden. Für einige radikale Ideologien bedeutet Therapie Veränderung und nicht Anpassung; damit ist gemeint, daß jede Erkrankung geheilt werden könne, entweder durch die Veränderung des Einzelnen oder der Gesellschaft. Die Ideologien unterstreichen eine bestimmte Bewertung, die in jeglicher Gesundheitsdefinition auch enthalten ist. Die Weltgesundheitsorganisation stellt das Ideal eines vollständigen körperlichen, geistigen und sozialen Wohlbefindens auf, somit wird das Gewicht der Definition von einem Begriff auf den anderen verlegt. Die Ansicht des südamerikanischen Volksstammes, den Dubos beschrieben hat, kann nicht einfach von Repräsentanten einer Industriegesellschaft in eine Ad-hoc-Definition eingepaßt werden. Jene Stammesmitglieder betrachten das als Gesundheit, was der Wissenschaftler als Krankheit ansieht. Und sind wir denn berechtigt zu sagen, daß diese beiden Ansichten unvereinbar seien?

Der Aspekt des körperlichen Wohlbefindens (= Fitneß) ist leichter zu klären. Man kann verschiedene Faktoren messen, um z. B. bei Sportlern ein gemeinsames Merkmal zu suchen, das gewöhnliche Sterbliche nicht haben. Solch einem Charakteristikum kommt man wahrscheinlich am nächsten, wenn man die Effektivität untersucht, mit der Sauerstoff aufgenommen und umgesetzt wird. Selbst hier ist es freilich nicht einfach, ein Standardmaß zu finden, mit dem sich der lange, dünne Marathonläufer und der Schwergewichtsheber vergleichen lassen. Das Problem Gesundheit zu definieren in bezug auf Fitneß liegt in der Frage: Fitneß, wofür? Eine Antwort, die nicht nur auf gute Wettbewerbsleistungen abhebt, lautet auch, daß das körperliche Trainiertsein das Auftreten von Krankheiten verhindern kann. Ratschläge, wie man biologische Funktionen innerhalb normaler Grenzen erhalten kann, geben demjenigen Leitlinien, der gesund sein möchte. Er raucht nicht, er trinkt nicht und nimmt keine Tabletten ein, er führt regelmäßig tägliche Übungen durch, die sich an einen ausgewogenen Plan halten. Er ißt nicht zuviel und hält Diät ein; er vermeidet Sexualkontakt mit kranken Menschen; er lebt in guter Luft und beschäftigt sich mit dem, was ihm Freude macht, ohne daß er unter Zeitdruck gerät; er setzt sich natürlich nicht solchen Situationen aus, die für ihn unerwünschte physiologische Folgen haben könnten. Selbstverständlich ist er sehr reich. All dies mag Wohlbefinden gewährleisten, es bringt uns aber der Gesundheit nicht näher. Beispielsweise lächelte Winston Churchill über körperliche Übungen, und er selbst war sicherlich untrainiert. Er führte aber dennoch ein langes produktives und nützliches Leben. Offensichtlich ist das Training für einige Leute wichtig, und vom Statistischen her betrachtet, ist es günstig, trainiert zu sein. Morris (1964) hat gezeigt, daß regelmäßige körperliche Übungen eine Zeit lang Herzkrankheiten verhindern können, und gibt eine Reihe weiterer Regeln an, mit denen man Krankheiten vorbeugen kann. Wir werden das Problem der Gesundheit aber nicht lösen, wenn wir lediglich den körperlichen Aspekt betrachten.

2.6 Leib-Seele-Problem

Ein Hindernis, einen biologischen Anteil in der Erklärung geistiger Phänomene zu akzeptieren, scheint in einer einfachen Anschauung des Leib-Seele-Problems zu liegen. Wie können denn Ideen, Vorstellungen oder Einstellungen Symptome einer zugrundeliegenden körperlichen Abnormität sein? Es gibt keinen logischen Grund, warum körperliche und geistige Ereignisse nicht aufeinander Einfluß nehmen sollten. Das Problem liegt eher im Ausmaß und in der Komplexität der Beeinflussung (Popper 1972). Wenn wir in der linken Seite der Brust und im linken Arm Schmerzen haben, dann pflegt man heute anzunehmen, daß sie teilweise durch die Verengung der Herzkranzgefäße verursacht sein können. Wir zweifeln nicht daran, daß zuviel Alkohol oder hohes Fieber eine Veränderung unseres psychologischen Zustands bewirken können, obwohl spezielle Erlebnisse im Zustand der Trunkenheit oder im Fieberdelirium nicht unbedingt darauf zurückgeführt werden müssen. Wir kennen ebenfalls sehr geringfügige psychologische Ausfallserscheinungen, die dem Betroffenen gar nicht bewußt sind und die mit einer Hirnläsion einhergehen, wie beispielsweise die Spaltung des Corpus callosum (das ist die große Brücke der Nervenfasern, die die beiden Hirnhälften miteinander verbindet). Auch konnte gezeigt werden, daß eine trainierte Person auf gedanklichem Wege ihren Blutdruck und ihren Pulsschlag beeinflussen kann.

Schwieriger wird es, wenn psychologische Phänomene, die als Symptome betrachtet werden, ein höheres Maß an Komplexität aufweisen als die einfache Schmerzerfahrung. Sie sind durch frühere Lernprozesse beeinflußt und sollten gemäß unserer Regel soweit wie möglich in nichtsozialen Begriffen definiert werden. Andere Erlebnisse werden wegen ihrer Abnormität als symptomatisch angesehen, wie es beispielsweise beim Delirium der Fall ist. Wir werden in Kap. 4 sehen, daß bestimmte Formen von Wahnbildungen und Halluzinationen als symptomatisch angenommen werden können, da sie auf Erfahrungen basieren, die schwierig in sozialen Begriffen zu erklären sind, und da sie praktisch über eine große Bandbreite möglicher Umweltbedingungen stabil bleiben. Im allgemeinen ist die Form eines Symptoms für die Diagnose wichtiger als der Inhalt. Ein Patient kann sich vor Katzen fürchten oder er kann sich einbilden, daß Katzen ihn kontrollieren. Er kann aber auch Katzen sehen, die in Wirklichkeit gar nicht da sind. Es kann auch sein, daß er den Namen seiner Lieblingskatze vergessen hat. Hier können vier ganz verschiedene Diagnosen gestellt werden, obwohl der Inhalt derselbe ist.

Ein anderes Beispiel des Leib-Seele-Zusammenwirkens stellt die Angst dar. Jeder kennt die chrakteristischen körperlichen Begleiterscheinungen des Angsterlebens: beschleunigter Herzschlag,

trockener Mund, Zittern der Hände und der Stimme, Atembeschwerden und Magendrücken. Darüber hinaus haben Leute, die über schwere Angstzustände klagen, charakteristische physiologische Reaktionen in Labortests (s. Kap. 3). Der Gedanke, daß bestimmte psychologische Störungen Symptome eines Krankheitszustands sein können, ist weder neu noch unsinnig. Alles hängt davon ab, wie beweiskräftig die eine oder andere Krankheitstheorie ist. Die Berichte von psychologischen Erfahrungen können absichtlich verfälscht, unbewußt übertrieben oder von anderen übernommen sein. Das kann aber auch bei körperlichen Symptomen vorkommen und ist weder für psychiatrische noch für körperliche Beschwerden besonders charakteristisch.
Ein anderes Problem wollen wir noch erwähnen, obgleich es nur für die Leute eine Schwierigkeit darstellt, die in einfachen logischen Kategorien denken. Szasz nimmt an, daß Geisteskrankheiten gar nicht existieren, weil man sie nicht sehen kann; er ist der Meinung, daß wir die Schizophrenie in der Leiche eines Menschen, der zu Lebzeiten an dieser Erkrankung gelitten hat, nicht nachweisen können. Als Gegenbeispiel zieht er die Pneumonie heran, die post mortem demonstriert werden kann. Aber in diesem Sinne ist keine Krankheit „sichtbar". Die pneumonischen Veränderungen, die in der Lunge auftreten, stellen nicht die Krankheit dar. „Pneumonie" ist eine Theorie, die aufgestellt wurde, um eine bestimmte Konstellation von Ereignissen zu erklären, von denen viele psychischer Art sind und die nur durch die Erlebnisweise des Patienten zugänglich sind. Die Pathologie deckt einen Teil dieser Konstellation auf, und im Falle der Pneumonie kann eine retrospektive Diagnose aus den Befunden an der Leiche gestellt werden. Aber es bedarf nicht einer schweren pathologischen Veränderung, um eine Diagnose zu stellen. Bei einer Krankheit wie beispielsweise der Temporallappenepilepsie können typisch schizophrene Symptome auftreten, in der Gestalt einer Aura, die dem epileptischen Anfall vorausgeht. Im Hirn finden sich bei der Untersuchung durch den Pathologen häufig größere oder mikroskopisch kleine Veränderungen. Sollte nun ein solcher Befund die psychologischen Symptome wertlos machen, oder kann die Tatsache der pathologischen Veränderungen automatisch die Bezeichnung Geisteskrankheit ausschließen? Wenn man nun keine pathologischen Veränderungen findet, würde das

dann bedeuten, daß die Epilepsie nicht existiert? Eine solche semantische Manipulation gestattet es dem Polemiker, alles zu beweisen. Pathologische Veränderungen sind keineswegs eine unabdingbare Voraussetzung für eine Krankheitstheorie. Wäre dies der Fall, hätte sich die moderne Medizin überhaupt nicht entwickeln können.

2.7 Psychische Gesundheit

Wie wir gesehen haben, ist der Begriff Gesundheit von sozialen Faktoren mitgeprägt und kann von daher nicht zusammenfassend und allgemein gültig definiert werden. Für die psychische Gesundheit gilt das ebenfalls. Alle Kommentatoren auf diesem Gebiet haben ihre persönlichen Ansichten, genauso wie es bei dem Begriff Verrücktheit ist; diese Begriffe gehören jedoch nicht in das medizinische Vokabular. Sicherlich kann psychische Gesundheit nicht als Fehlen psychischer Krankheit definiert werden. Der Begriff Geisteskrankheit läßt falsche Erwartungen aufkommen. Es gibt viele Theorien, die sich auf die Geisteskrankheit beziehen, aber keine davon kann den Anspruch erheben, alle Phänomene der psychischen Abnormität zu umfassen. Will man eine solche Annahme machen, so kehrt man zu den Unklarheiten und Mißverständnissen zurück, die durch den Begriff Geisteskrankheit induziert worden sind. In der Psychiatrie wie in der gesamten Medizin spricht man nur von Krankheiten und nicht einfach von der Krankheit. Das Überdauern von monokausalen Konzepten der Geisteskrankheit stellt eine erhebliche Behinderung bei der Entmythologisierung und der Demystifikation der Psychiatrie dar. Schizophrenie ist nicht synonym mit Geisteskrankheit. Psychische Gesundheit ist nicht das Gegenteil von Schizophrenie. Es wäre falsch, Ärzten die Verantwortung für die Entscheidung zu übertragen, ob jemand als psychisch gesund zu bezeichnen ist. Vielmehr sollte man fragen, ob eine spezielle Diagnose zu stellen ist, und wenn das der Fall ist, was zu Therapie und Prognose gehört.

Es existieren ernsthafte Versuche, die psychische Gesundheit positiv zu definieren. Marie Jahoda (1958) faßt die allgemeinen Charakteristika, die von verschiedenen Autoren als wichtig er-

achtet werden, unter den folgenden Begriffen zusammen: Selbstannahme, Integration der Persönlichkeit, die Fähigkeit Streß auszuhalten, Autonomie und Unabhängigkeit gegenüber gesellschaftlichen Einflüssen, die Wahrnehmung der Realität ohne Verzerrung und positive Lebensbewältigung. Alle genannten Charakteristika enthalten Begriffe, die nicht objektiv definiert werden können, es sei denn, man unterstellt soziale Bewertungen. Man kann sich einen „gut integrierten" Einbrecher vorstellen, der bezüglich aller genannten Charakteristika sehr gut abschneidet. Sollte man eine Linie zwischen Gesundheit und Nichtgesundheit ziehen können, so müßte sie sich von Land zu Land, von Gesellschaftsklasse zu Gesellschaftsklasse und von Mensch zu Mensch unterschiedlich darstellen. Vom wissenschaftlichen Standpunkt aus ist es fraglich, ob wir überhaupt ein Konzept der Gesundheit brauchen. Wissenschaftlich gesehen scheint es besser zu sein, wenn man über die Prävention einer Krankheit diskutiert, und hier mögen verschiedene Begriffe des Sichwohlbefindens angebracht sein. Was dann noch von der Definition der psychischen Gesundheit übrig bleibt, gehört eher in die Bereiche von Kunst, Mythos und sozialer Tradition als in die Wissenschaft.
Man kann feststellen, wie verschiedene Arten politischer und moralischer Philosophie die Ansichten über die psychische Gesundheit beeinflußt haben. In den USA und in der UdSSR haben die beiden rivalisierenden Ideologien der Psychoanalyse und des Marxismus eines gemeinsam: sie sind verwendet worden, um eine relativ enge, letzten Endes nur von Experten definierbare Festlegung der Normalität einzuführen. Das Abweichen vom Normalen wird als pathologisch betrachtet, d. h. man übernimmt eine medizinische Terminologie, um soziale Abweichungen zu beschreiben. Andererseits erlaubt die Toleranz gegenüber der Exzentrizität, die man dem Engländer nachsagt, eine große Bandbreite nonkonformistischen Verhaltens innerhalb normaler Grenzen. Sobald wir über das Nichtgesundsein nachzudenken beginnen, also über das, was den Standards besonderer Gesellschaften oder sozialer Gruppen gemäß als Krankheit definiert wird, befinden wir uns bei den Problemen, die in Kap. 5 und 6 diskutiert werden. Da die allgemeine Auffassung von Gesundheit und Nicht-Gesundheit das Krankheitsverhalten mitprägen kann, besteht die Gefahr, daß Menschen allmählich und unmerklich

aus diesem Grunde zu einem krankhaften Verhalten kommen können, einem nur ihren Vorstellungen von einer Krankheit entsprechenden Verhalten.
In Kap. 1 haben wir zwei Bedeutungen des Begriffs Krankheit herausgestellt. Leute, die zum Arzt kommen oder die zu ihm gebracht werden, bezeichnet man als krank, einmal wegen verschiedener Charakteristika des Verhaltens und Erlebens, die sie selbst angeben, andererseits wegen der Maßstäbe, die von einer sozialen Gruppierung aufgestellt werden. Die Aufgabe des Arztes ist, Krankheitstheorien aufzustellen, sie zu überprüfen und die notwendige Maßnahme anzuwenden oder sie zu verwerfen, wenn sich die Krankheitstheorien nicht bestätigen. Aber krankhaftes Verhalten bedeutet nicht, daß automatisch eine Krankheitstheorie dazugehört. Insbesondere ist es nicht Aufgabe des Arztes, von sich aus die Gültigkeit aller Krankheitsetikette, die von der Gesellschaft gegeben werden, nachzuweisen. Wenn Ärzte diese lebenswichtige Unterscheidung vergessen, kommt es zu einer medizinischen Expansion, deren Ergebnis das Gegenteil von dem bewirkt, was ursprünglich beabsichtigt war.

2.8 Einschätzung der Therapie

Ein Arzt handelt nur dann nach wissenschaftlichen Gesichtspunkten, wenn er sich aus den verschiedenen Theorien, die zur Verfügung stehen, für die naheliegendste entscheidet. In dem Augenblick, in dem der Arzt sich entscheidet, welche Anordnung er tatsächlich geben sollte, handelt er nicht unbedingt immer als Wissenschaftler. Er muß viele unterschiedliche Kategorien von Informationen berücksichtigen und sie den Prioritäten gemäß ordnen. Eine Entscheidung zu treffen ist eher Kennerschaft als Wissenschaft. Das gilt sowohl für biologische als auch für psychologische und soziale Behandlungsformen. In den nächsten beiden Kapiteln werden wir den Wert der biologischen Behandlungsverfahren bei psychiatrischen Erkrankungen näher betrachten. Die sozialen und psychologischen Aspekte der Behandlung sind weniger bekannt, obwohl sie i. allg. von Medizinern entdeckt wurden. Das Konzept der Behandlung umfaßt viele verschiedene Aktivitäten: Die Begutachtung der Kriterien für eine Fürsorgeunterstützung, Rehabilitation, Anweisungen, wie man mit einer Behinderung umgeht, die Verordnung beschützender Einrichtungen, Supervision und Kontrolle. In jedem Fall mögen andere Experten besser als der Arzt qualifiziert sein, aber letztlich braucht der Arzt etwas von den Fähigkeiten und dem Wissen der anderen Berufsgruppen, um angemessen entscheiden zu können. Diese Schlußfolgerung mag selbstverständlich klingen, aber wie es scheint, hat sie die Ausbildung der Mediziner kaum beeinflußt. Jeder, der ein Behandlungskonzept vertritt, will in gewissem Sinne etwas an den Mann bringen. Unabhängig davon, wie ehrlich oder qualifiziert der Anpreisende ist, die Öffentlichkeit sollte immer auf Doppelbödigkeit achten. Es fallen so viele auf das Gerede von Jahrmarktschreiern herein, daß man annehmen muß, eine erhebliche Zahl von Leuten wolle einfach betrogen werden. Die Forderungen nach sozialen und psychologischen Behandlungen sind vielleicht sogar dringlicher als die nach brauchbaren Medikamenten, Diäten oder Kursen für Körperertüchtigung. Den Leuten, denen Behauptungen aufgetischt werden über die Wirksamkeit dieses oder jenes Vitamins, eines Meditationsverfahrens, einer Entspannungsübung, die einem undefinierten Gruppendruck ausgesetzt sind oder einer tiefenpsychologischen Analyse, sollten besser darauf achten, ob kontrollierte Studien durchgeführt worden sind und wenn nicht, warum dies nicht geschehen ist. In solch einer Überprüfung wird eine Population von zu behandelnden Kranken, die klar definiert werden muß, nach dem Zufallsprinzip in zwei Gruppen aufgeteilt, nämlich in eine, bei der eine bestimmte Behandlung durchgeführt wird und in eine andere, bei der keine Behandlung stattfindet. Im Idealfall sollte es sich um einen Doppelblindversuch (Cochrane 1971) handeln, wobei weder der Therapeut noch die Kranken wissen, ob sie wirksame Medikamente oder Placebos erhalten; dies ist im Falle von psychosozialen Behandlungen freilich schwierig durchzuführen. Diejenigen, die das Ergebnis auswerten, sollten nicht wissen, wer zu welcher Gruppe gehört, und sie sollten in der Lage sein, unabhängig zu urteilen. Derjenige, der ein neues Behandlungsverfahren einführt, sollte nicht gleichzeitig auch derjenige sein, der den Erfolg beurteilt. Auf diese Weise wird die Behandlung durch einen strengen aber fairen Versuch geprüft, und ihre Wirksamkeit kann realistisch eingeschätzt werden. Eine der verbreitetsten Behandlungsweisen in der Schizophrenie war vor ca. 30 Jahren das Herbeiführen von Insulinkomas. Eine kontrollierte Studie konnte zeigen, daß das Behandlungsergebnis sich von Barbituratkomas nicht unterschied. Da nur wenige Experten Barbituratkomas bei Schizophrenien für sinnvoll hielten, wurden Insulinkomas ebenfalls weniger angewendet. Andere physikalische Behandlungsverfahren, beispielsweise die Elektrokrampftherapie, sind noch nicht abschließend beurteilt worden, sie haben aber bei der sorgfältigen Überprüfung bisher gute Ergebnisse gebracht. Viele der kürzlich eingeführten Medikamente haben sich nach kontrollierten Untersuchungen als sehr wirksam erwiesen, sowohl in der Therapie als auch in der Rückfallprävention.

In manchen Fällen ist es unmöglich, einen vollständig kontrollierten Versuch durchzuführen, da für die Behandlung zu lange Zeit benötigt wird und es nicht möglich ist, die Betroffenen im Ungewissen zu lassen, ob sie ein Medikament bekommen haben oder nicht. Aus ethischen Gründen ist es auch nicht möglich, den Patienten eine Therapie vorzuenthalten, die als nützlich und wirksam gilt, lediglich um eine Kontrollgruppe zu Versuchszwecken zu erhalten. In einem solchen Fall sollte man sehr vorsichtig sein, wenn sich herausstellt, daß die Behauptungen trotz alledem mit fester Überzeugung vorgebracht werden. Es gibt noch andere Methoden, die Wirkung von Behandlungsweisen herauszufinden. Zu fragen ist, welche Definition für die Fälle aufgestellt worden ist, die behandelt werden; und es geht darum, wer von den Patienten therapiert werden soll und wer nicht. Wenn eine Vergleichsgruppe herangezogen wurde, ist zu fragen, wie vergleichbar die Patienten in dieser Gruppe tatsächlich sind. Handelt es sich beispielsweise um die Behandlung durch tiefe Meditation unter Führung eines Guru, dann muß die Frage gestellt werden, ob diese Therapie mit einem Muskelentspannungskursus verglichen werden kann, dessen Leiter von der Wirkung überzeugt ist. Haben die Menschen, die an einem Kursus teilnehmen, dieselben Beschwerden, und gibt es andere relevante Faktoren, wie beispielsweise die Einstellung zur Behandlung, die wenigstens einigermaßen vergleichbar sind? Wer entschied darüber, ob die Behandlungen wirksam waren oder nicht, und welche Kriterien gibt es dafür? Wie stark mag Voreingenommenheit darin enthalten sein? Wieviele Kranke gibt es, für die die Behandlung durchgeführt wird,

und war eine ausreichende Zahl von ihnen in der Testgruppe repräsentiert? Wurde der Versuch vielleicht mit solchen Patienten durchgeführt, deren Zustand sich ohnehin gebessert hätte oder die besonders suggestibel sind oder die nicht zugeben wollen, daß sie hinters Licht geführt wurden?
Wenn man Antworten auf solche Fragen erhält, ist es möglich, die Wirksamkeit von Behandlungsverfahren herauszufinden und die Behauptungen entsprechend zu beurteilen. Der kritische Betrachter wird sich von seinen Fragen nach Beweisen nicht durch Therapeuten abhalten lassen, die modische Ausdrucksweisen benutzen („Suche nach einem Dialog", „Herstellung einer Beziehung", „Initiieren einer Kommunikation" usw.), zumal diese ja oft nur deshalb in Gebrauch kommen, weil sie unkritisch akzeptiert werden. Die „werbewirksamsten" Therapeuten bedienen sich großartiger Worte wie Liebe, Wärme, tiefe Einsicht usw. Beim Gebrauch solcher Begriffe pflegt der Durchschnittsbürger auf Kritik zu verzichten. Wie sollte man auch „Liebe" kritisieren? Wer auf diesen Leim kriecht, bleibt wahrscheinlich daran kleben.

2.9 Soziale Behandlungsverfahren

Genau genommen sollte der Begriff Therapie nur dann verwendet werden, wenn es sich um Techniken handelt, die ernsthafte Symptome oder primäre Beeinträchtigungen bessern. Eine Veränderung der Umweltbedingungen mit dem unmittelbaren Ziel, Symptome und primäre Beeinträchtigungen zu vermindern, kann als soziale Behandlungsweise bezeichnet werden, und es gibt genügend Hinweise, daß solche sozialen Veränderungen effektiv sein können. (Wing u. Brown 1970, Wing u. Freudenberg 1961). Soziale Verfahren sind auch notwendig, um individuellen ungünstigen Reaktionen auf Erkrankungen entgegenzuwirken und um soweit wie möglich Nachteile zu beheben, die vorher schon bestanden haben (Festinger u. Kelly 1951, Wing 1966). Rehabilitation besteht in dem Versuch, die verschiedenen ungünstig wirkenden Umweltfaktoren zu identifizieren und die günstigsten Bedingungen herauszufinden, um jene möglichst gering zu halten. Grundsätzlich handelt es sich darum, die Chancen für die einzelne beeinträchtigte Person zu verbessern. Das gilt auch dann, wenn

die primäre Erkrankung so schwer ist, daß Hilfe nur in einer beschützenden Umgebung möglich ist.
Menschen, die regelmäßig in einer ganzen Reihe von solchen Einrichtungen, die Behinderten helfen sollen, versagen, werden abwertend etikettiert. Psychopath ist eine dieser Bezeichnungen. Obwohl hier eine recht spezifische Wortbedeutung vorliegen kann, pflegen Nebenbedeutungen wie antisozial, faul und unkooperativ mitzuschwingen. Die gutbekannte „Therapeutische Gemeinschaft" am Henderson Hospital in London wurde von Maxwell Jones (1962) eingerichtet, um solchen Menschen zu helfen, die regelmäßig „versagt" hatten. Der Begriff Therapeutische Gemeinschaft wurde in verschiedenen Bedeutungen verwendet. Main (1946) vom Cassell Hospital verwendete beispielsweise eine Gruppentechnik mit vorwiegend psychoanalytischer Orientierung, um weniger gestörten Patienten zu helfen. In diesem Fall war „Veränderung und nicht Anpassung" ein legitimes Ziel. Andere Gemeinschaften wurden eingerichtet, um Drogenabhängigen, Alkoholikern, entlassenen Strafgefangenen und vielen anderen Gruppen zu helfen. Trotz ihrer Unterschiede haben solche Gemeinschaften gewisse gemeinsame Merkmale. Das erste ist eine „freiheitliche Kommunikation" zwischen allen Mitgliedern innerhalb der Gemeinschaft, ungeachtet ihres Status; auf diese Weise wird die übliche Autoritätshierarchie eingeebnet. Das zweite Merkmal ist die Analyse aller Ereignisse innerhalb der Gemeinschaft in bezug auf individuelle und interpersonelle Psychodynamik. Das dritte Merkmal ist die Bereitstellung von Möglichkeiten neuer Lernerfahrungen und das Ausprobieren neu erworbener Fähigkeiten. Damit können die sozialen Rollen des Arztes, des Pflegepersonals und auch der Patienten überprüft werden. All diese Erfahrungen werden in einer täglichen Gemeinschaftssitzung ausgetauscht, wo von allen Mitgliedern erwartet wird, daß sie über ihre eigenen Verhaltensweisen und die der anderen sowie über die zugrundeliegenden Motive reflektieren. Rapoport (1960), ein Sozialanthropologe, der die Therapeutische Gemeinschaft von Maxwell Jones untersucht hat, kam zu dem Schluß, daß eine vorteilhafte Verhaltensveränderung eingetreten war; diese war aber ein Jahr später nicht mehr nachzuweisen, und somit blieb das Gesamtergebnis eher unbefriedigend.
Seit der Zeit wurde der Begriff Therapeutische Gemeinschaft auf

viele recht verschiedene soziale Einheiten angewendet. Dabei spielte es keine Rolle, ob die ursprüngliche Initiative von Ärzten oder von Laien ausging. Es fehlen jedoch wissenschaftliche Untersuchungen. Es ist immer noch nicht klar, ob solch eine Gemeinschaft mit den Begriffen ihrer sozialen Struktur identifiziert werden kann und welche Art von Störungen ggf. hiermit am besten behandelt werden können. Die unklare Zielvorstellung, die unbestimmte (nach Jones „charismatische") Rolle des Gruppenleiters, die häufig geglaubte Annahme, daß Menschen mit den unterschiedlichsten sozialen Problemen von demselben Therapiemodell profitieren könnten, der Mangel an Vergleichsmöglichkeiten mit anderen Therapieformen sowie der bemerkenswerte Umstand, daß Verlaufsstudien anscheinend undurchführbar sind, – all dies führt zu hochgeschraubten Ansprüchen auf ungesicherter Grundlage. Bei solchen Gegebenheiten besteht oft ein kaum abzuwehrender Zwang, den wissenschaftlichen Weg zu verlassen und sich intuitiven Bewertungen anzuschließen.
Es ist zweifelhaft, wieweit solche medizinisch inspirierten Techniken einen Fortschritt bedeuten können, solange die Sozialwissenschaftler nicht die spezifischen sozialen Prozesse erforscht haben. Beispielsweise haben Michael Argyle u. a. (Argyle 1974, Lieberman et al. 1975) begonnen, die Wirksamkeit spezieller Übungsverfahren bei sozialen Fähigkeiten an Patienten mit Persönlichkeitsstörungen zu erforschen; die schwersten Störungen bestanden in der Unfähigkeit, Kontakt aufzunehmen; ferner bestand keinerlei Interesse an anderen Menschen, was mit der Unfähigkeit verbunden war, sich so zu verhalten, daß sie irgendwelche Erfolgserlebnisse hätten haben können. Der Mangel an nonverbalem Ausdrucksverhalten und sonstigen Verständigungsmöglichkeiten war gravierend. Diese Symptome könnte man als „sozial inadäquates Verhalten" bezeichnen, wobei die genannten Persönlichkeitsmerkmale konventionelle Rehabilitationsbemühungen gewiß sehr erschweren.
Ausgehend vom medizinischen Modell im engeren Sinne, wonach Ärzte darauf beschränkt wären, Diagnosen zu stellen, haben wir einen langen Weg zurückgelegt. Wir sind indes durchaus logisch vorangeschritten. Es gibt aber keine Stelle, an der man einhalten und sagen könnte: Hier endet der Verantwortungsbereich des Mediziners, und hier beginnt der eines anderen, des Sozialar-

beiters beispielsweise. Und gewiß gibt es auch keine Stelle, an der wir sagen können: Hier hört die allgemeine Medizin auf und die Psychiatrie beginnt. Für psychologische Behandlungsverfahren gilt das noch mehr als für soziale.

2.10 Psychologische Behandlungsverfahren

Die Unterscheidungsschwierigkeit zwischen dem, was man als spezifisch medizinisch bezeichnet und dem, was nicht medizinisch ist, bezieht sich auch auf psychologische und soziale Behandlungsmodelle. Eine trügerische Unterscheidung wird zwischen dynamischen und nichtdynamischen Theorien gemacht; diese Begriffe werden eher abwertend als deskriptiv verwendet. Beide Theorien können in dem Sinne dynamisch sein, daß sie eine Erklärung für eine Abfolge von stattfindenden Ereignissen über einen Zeitablauf liefern. Eine Art der Behandlung basiert auf Verhaltens- oder Einstellungsveränderungen mit den Mitteln empirischen Vorgehens wie Belohnung und Strafe, allmähliche Gewöhnung, Suggestion, Einüben neuer Rollen, massives Aussetzen von gefürchteten Reizen oder Anwendung von Entspannungsübungen, wenn eigentlich unangenehme Reaktionen erfolgen müßten. Diese Techniken sind allgemein anerkannt. Sie wurden von Eltern und Lehrern von jeher verwendet. Aber sie wurden von Psychologen und Psychiatern auf geistreiche Art weiterentwickelt und systematisiert. Wir wollen eine dieser Hilfsmöglichkeiten bei Kindern, deren Erkrankung als frühkindlicher Autismus bezeichnet wird, betrachten (Wing 1976). Ein zentrales Merkmal dieser Erkrankung ist die schwere Beeinträchtigung der Fähigkeit, inneren Ideenreichtum zu entwickeln. Dem normalen menschlichen Gehirn scheint die Fähigkeit des Abstrahierens von Erfahrungen angeboren zu sein. Sie entwickelt sich schneller, wenn das Kind beginnt, Laute als symbolische Zeichen genereller Regeln zu verwenden. Es kann Abstraktionen, die von Erfahrungen abgeleitet sind, speichern, und diese können wiederum abstrahiert und dergestalt assoziativ verbunden werden, daß neue Erfahrungen leicht die entsprechenden Erinnerungen abrufen können. Das Gegenwärtige kann im Licht der Vergangenheit beurteilt werden; neue Ideen und Pläne für die Zukunft werden

formuliert. Der Speicher von Ideen und Assoziationen wächst und wird lebenslang modifiziert. Das autistische Kind hat wahrscheinlich keinen Gedächtnisspeicher, oder dieser kann, wenn es geringfügiger behindert ist, auf wenige Bereiche beschränkt sein, in denen einfache und lückenhafte Assoziationen möglich sind, was eine verzerrte Wahrnehmung der Umwelt zur Folge hat. Man muß einem solchen Kind helfen, ein besser zusammenhängendes Bild zu bekommen mit Hilfe von Menschen, die seine Behinderung verstehen. Ohne diese Hilfe wird es wahrscheinlich zurückgezogen, aggressiv, destruktiv und innerhalb einer sinnlosen Verwirrung von Eindrücken eingesperrt bleiben, die es nicht in ein Kategoriensystem bringen kann und die den postulierten Beziehungen zugrundeliegen, die jedes normale Kind durch seine Interaktion mit der Umgebung selbst entwickelt.
Eltern und Lehrern kann man diese Hilfsmöglichkeiten zeigen (Wing 1976). Ein autistisches Kind kann beispielsweise die Worte groß und klein verstehen, aber es kann Farbbenennungen nicht richtig anwenden. Gegebenenfalls kann die erstere Fähigkeit das Hilfsmittel darstellen, um die letztere Fähigkeit ebenfalls zu erlangen. Im ersten Schritt muß man sich klarmachen, daß das Kind Farbunterschiede erkennen und klassifizieren, aber die Benennungen dieser Erfahrungskategorien nicht verstehen kann (rot, blau, grün usw.). Das kann man beobachten, wenn es Farbplättchen in farbgleiche Häufchen sortieren soll. Wenn man autistischen Kindern vormacht, was man erreichen will, werden viele so etwas können, insbesondere wenn die entsprechende Belohnung für die richtige Leistung erfolgt. Wenn das Kind diese Aufgabe lösen kann, besteht der nächste Schritt darin, zwei Farben auszuwählen, dann ein großes Quadrat mit einer Farbe (beispielsweise rot) herzustellen und eine Reihe von Quadraten mit der anderen Farbe (beispielsweise grün) vom kleinen Quadrat bis hin zu dem großen Quadrat anzuordnen. Dann wird dem Kind das große rote Quadrat und das kleinste grüne Quadrat gezeigt. Es werden ihm die Namen der Farben genannt und, wenn nötig, mit Belohnung beigebracht, rot oder grün zu nennen oder auf die Farbe zu deuten, die genannt wird. Es wird dies lernen, da es ja bereits die Benennungen groß und klein kennt, und es wird, ohne die Farbbezeichnungen zu wissen, die Größenverhältnisse der Quadrate als Hinweis benutzen. Die Reihe der grünen Quadrate wird

dem Kind in ansteigender Größe gezeigt, eines nach dem anderen, und jedes wird mit dem großen roten Quadrat verglichen. Jedesmal muß es rot und grün nennen oder zeigen. Irgendwo in der Reihe, wo die Quadrate annähernd gleich groß werden, wird es erkennen, daß es die Farbe ist, die es benennen soll, und nicht die Größe. Der Groschen mag rasch fallen, und das Kind wird sich sehr über das Gelernte freuen. Sobald die ersten beiden Farbnamen begriffen sind, ist es gewöhnlich unnötig, alle anderen Namen auf dieselbe Weise beizubringen. Der Rest kommt dann dadurch, daß man sie zeigt und benennt. Diese Psychologen gut bekannte Technik kann herangezogen werden, um andere Fähigkeiten zu vermitteln.

Im Falle eines Down-Syndroms ist es möglich, Theorien über den Ursprung und die zugrundeliegende Art des frühkindlichen Autismus aufzustellen. Die entscheidende Verfahrensweise, den Kindern zu helfen, ist eher pädagogisch als medizinisch. Dasselbe gilt für die angeborene Taubheit. Das Kind wird so lange stumm bleiben, bis gezielte pädagogische Hilfe gegeben wird (Pritchard 1963). Die streng medizinische Aufgabe ist auf die Differentialdiagnose, auf die Beurteilung und auf Hilfsmaßnahmen, beispielsweise Sedativa bei nächtlicher Unruhe zu verordnen, beschränkt. Andererseits gibt es genügend Gründe dafür, daß einige Ärzte Experten für all diese Verfahren werden, um geistig behinderten Kindern zu helfen. Fortschritte in diesem Bereich wurde von den Ärzten erzielt, die es wagten, über die Grenzen des „medizinischen Modells" hinauszugehen.

Ein anderer psychologischer Weg unterscheidet sich hiervon. Er sei nach einer passenden Kurzformel „psychoanalytisch" genannt, obwohl eine Vielzahl von Theorien und Annahmen, die unter diesen Begriff fallen, großenteils von religiösen oder politischen Philosophien herkommen. Der Therapeut verhält sich wie ein Elternteil zu dem Patienten, wobei er mit ihm seine Lebensgeschichte durcharbeitet: Erinnerungen von längst vergessenen Reaktionen und Emotionen werden bewußt gemacht und interpretiert. Therapeut und Patient bemühen sich, das Gegenwärtige aus den vorangegangenen Erlebnissen heraus zu verstehen. Wenn Patient und Therapeut zufrieden sind, ist die Behandlung vorbei. Der Patient hat dann seine Geschichte. Im schlimmsten Falle stellt die psychoanalytische Theorie lediglich eine andere Varian-

te des Historizismus dar. Im besten Fall ist der Prozeß vorwiegend kreativ. Das ist der Grund, weswegen diese Methode so viele literarische und künstlerische Bewunderer hat. Darüberhinaus werden wichtige Elemente des Geschehens miteinbezogen: sämtliche interessanten Facetten des menschlichen Lebens, wie beispielsweise Gerede, Träume, Spaß und Zufälle, halbintendierte Aggressionen, leidenschaftliche Neigung zu offensichtlichem Unsinn, grobe Einfältigkeiten und blitzartige Einsichten, die die Kraft von Visionen haben. In jedem speziellen Fall ist es die Motivation, die die einzelnen Elemente des Geschehens miteinander verbindet. Eine Interpretation des individuellen menschlichen Lebens, die keinerlei Hinweise darauf enthält, wie der einzelne geformt wurde, ist nutzlos. Die Kardinalfrage, was der Sinn des Lebens sei, und die speziellere Frage, was der Sinn *meines* Lebens sei, sind die fundamentalsten Fragen. Jeder sollte irgendeine Antwort darauf finden. Viele werden sie während ihres Lebenslaufes selbst herausfinden; ohne sie werden nur einige wenige Skeptiker auskommen. Die übrigen Menschen werden vorgefertigte Ideologien annehmen; ob deren Grundlage religiös, ästhetisch, psychologisch oder sozial ist, ist dabei weniger wichtig, als die innere Ausgeglichenheit, die dadurch entstehen kann. Alle, die anderen helfen, diesen Lebenssinn zu finden, sind Heiler, seien sie Ärzte, Priester, Schriftsteller oder lediglich Menschen, die an sich selbst oder mit anderen arbeiten. Die Ideologie, die verwendet wird, hat keine wissenschaftliche Bedeutung. Rilke schrieb in seinem toskanischen Tagebuch: „Religion ist die Kunst derer, die unschöpferisch sind". Diejenigen, die in den Theorien von Freud, Klein oder Jung Hilfe suchen, können dies veranschaulichen. Was nämlich in der Psychotherapie wirksam ist, ist nicht die Ideologie des Psychotherapeuten, sondern irgendetwas Unspezifisches: die Wahrnehmung des Patienten, daß der Therapeut bedingungslos einfühlend ist, daß er echt ist, fest und nicht anmaßend. Nur der Therapeut mit den genannten Qualitäten scheint erfolgreich zu sein, welcher Theorie er auch immer folgt.
Traditionsgemäß hat der Arzt mit unterschiedlichem Erfolg versucht, die beiden Kulturbereiche Kunst und Wissenschaft zu verbinden. Die Gefahr besteht darin, daß Theorien und dazugehörige Behandlungsweisen des einen Bereiches auf den anderen übertragen werden, ohne daß man sich dessen bewußt wird. Auf diese

Weise hat die Psychoanalyse die Terminologie der Krankheiten verwendet, während sie gleichzeitig die Krankheitstheorien abgelehnt hat. Einfache soziale Probleme und Unzufriedenheiten wurden mit Begriffen wie neurotisch, psychotisch oder schizophren benannt, obwohl hier die Beziehung zu Krankheiten allenfalls eine Analogie darstellt. Die praktischen Konsequenzen können katastrophal sein, wie wir in Kap. 5 und 6 sehen werden. Aber der Prozeß kann auch andersherum laufen, indem Menschen, die wirklich krank sind, nicht zu der entsprechenden Behandlung kommen, die ihnen helfen würde, da die Diagnosefindung abgewertet wurde.

Anmerkung (P. Hartwich)

Wenn allein in den *Theorien* der psychoanalytischen Schulen von S. Freud, C. G. Jung und M. Klein Hilfe gesucht wird, so scheint hier ein Mißverständnis möglich. Die Annahme oder Übertragung einer Theorie führt nämlich selten zum psychotherapeutischen Erfolg, der in der Beseitigung neurotischer Symptome gelegen ist. Es gibt allerdings viele psychoanalytisch Tätige, die diesem Mißverständnis ebenfalls unterliegen. Auf diese Therapeuten, die ihre Theorie dem Handeln gleichsetzen, dürften sich die kritischen Äußerungen Wings beziehen.
Folgende Ergänzung scheint mir deswegen zum Verständnis wichtig: Beim therapeutischen Handeln in den genannten psychoanalytischen Verfahren spielt die Theorie eine nachgeordnete Rolle. Das Wesentliche des Handelns besteht darin, daß sich der Patient seiner unbewußten Antriebe, Komplexe, Motivationen etc., die bei ihm psychopathologische Verformungen nach sich ziehen, *nicht „nur bewußt wird"*, sondern vor allem, daß auf *emotionaler Ebene eine Bearbeitung* mit dem Ziel einer Integration erfolgt. Nur dadurch kann es zur Verminderung der Symptome kommen, denen der Patient vorher ausgeliefert war.

2.11 Vor- und Nachteile der Krankheitstheorien

Es ist immer legitim, eine Hypothese aufzustellen, so lange man niemandem damit schadet. Es ist eine Sache, den Nachbarn wegen seines kleinschrittigen Ganges, seines gebeugten Hauptes, seiner schwachen Stimme und seiner zitternden Hände als einen klaren Fall von Parkinsonscher Krankheit zu diagnostizieren. Ihm die Diagnose mitzuteilen und ihm einige Medikamente zu geben, ist eine andere Sache. Der wissenschaftliche Wert von Krankheitstheorien ist offensichtlich, und weitere akademische Untersuchungen werden kaum Schaden verursachen. Aber die Anwendung von Krankheitstheorien kann in manchen Fällen falsch sein. Ob ein diagnostisches Konzept angewendet wird, hängt von den Vor- und Nachteilen ab. Einerseits ist es besser, sich mit einer ganzen Menge von Unbequemlichkeiten abzufinden, als zu sterben. Andererseits hat es keinen Sinn, von einem kleinen Symptom befreit zu werden, wenn die Behandlung das Risiko von noch größeren Schäden in sich birgt. Dies sind die beiden Extreme.

Ärzte treffen immer auch moralische Entscheidungen, wenn sie beurteilen, welche Vorgehensweise vernünftig ist, und müssen daher von sozialen Normen beeinflußt sein. Es gibt aber klare Richtlinien: der Grad der funktionellen Beeinträchtigung, die Schwere des Leidens, die Klagen des Patienten, die Sicherheit der Diagnose, die Wirksamkeit der Behandlung, die Wahrscheinlichkeit unerwünschter Nebeneffekte und die Prognose, die ohne eine Behandlung bestünde.

Kritiker der Medizin behaupten, daß Ärzte, insbesondere Psychiater, die Gewohnheit hätten, Diagnosen zu stellen, ohne daß eine Krankheitstheorie anwendbar wäre; sie gehen sogar so weit, die Berechtigung psychiatrischer Diagnosen überhaupt in Frage zu stellen. Es kommt zu einer übermäßigen medizinischen Ausweitung, die die Bereitwilligkeit des Patienten ausnutzt, sich besser zu fühlen, wenn seinem Zustand ein Name gegeben oder überhaupt irgendetwas getan wurde. Psychologische und soziale Theorien von Verursachung und Behandlung werden ebenfalls manchmal in dieser unkritischen und unwissenschaftlichen Weise angewendet; es besteht dann nicht die Absicht, sie wirklich zu prüfen. In solchen Fällen ist das Stellen einer Diagnose etwas anderes als das Aufstellen von unterschiedlichen Krankheitstheorien. Man hat die spezielle Absicht, Falsches auszusondern, indem man sich der Vor- und Nachteile, die in jedem Fall entstehen könnten, klar bewußt wird. Jegliches menschliche Leid kann innerhalb bestimmter psychologischer Theorien untergebracht werden. Widerspruch und Übereinstimmung sind gleichermaßen willkommen. In einem solchen Fall kann der Arzt nicht als Wissenschaftler handeln, sondern als Medizinmann. Dann gibt es praktisch kein Leiden, das er nicht diagnostizieren und behandeln kann. Ein großer Teil der Kritik an der Psychiatrie während der letzten zehn Jahre bestand in der Reaktion auf die Tendenz des Mediziners, zu weit zu gehen. Diese Tendenz wurde genau erkannt, aber auch von seiten der Kritiker übertrieben. In den nächsten beiden Kapiteln werden wir sehen, ob die Prinzipien der rationalen Diagnose, die wir hauptsächlich im Zusammenhang mit der gesamten Medizin diskutieren, innerhalb der Psychiatrie sinnvoll angewendet werden können.

3 Die Hierarchie der psychiatrischen Krankheiten

3.1 Psychose und Neurose

Die ersten beiden Begriffe, denen man in der Psychiatrie zu begegnen pflegt, sind Psychose und Neurose. Wie viele psychiatrische Begriffe, die aus dem Griechischen entlehnt worden sind, versprechen sie eine Exaktheit, die die Unschärfen der Begriffe Verrücktheit und Nervosität verringern soll. In den letzten hundert Jahren sind zahllose unergiebige Streitgespräche über die Bedeutung der beiden Begriffe ausgefochten worden. Ohne genauere Angaben ist die Bedeutung aber immer noch nicht klar.
Der einfachste Gebrauch dieser Begriffe ist klassifikatorisch, aber auch diese Verwendung ist nicht eindeutig. Wir sprechen über organische, schizophrene, paranoide, manische und depressive *Psychosen* einerseits und andererseits über depressive, hysterische, phobische, Zwangs- und Angst*neurosen*. Diese Begriffe sind in die internationale Klassifikation der Krankheiten (ICD) aufgenommen worden. Einige Psychiater gebrauchen die Begriffe als ungenaue Bezeichnung für den Schweregrad einer Erkrankung. Der *psychotische* Zustand besteht darin, daß er durch Wahnbildungen oder Halluzinationen charakterisiert werden kann. Der einzelne ist dann nicht in der Lage, seine abnormen Denkprozesse von der externen Realität zu unterscheiden, ferner besteht keine Krankheitseinsicht. Ein *neurotischer* Zustand besteht darin, daß die psychischen Störungen viel weniger schwerwiegend sind. Die Unterscheidung zwischen interner und externer Welt bleibt erhalten. Der Patient ist sich bewußt, daß er Zwangssymptome oder Phobien hat. Das Wissen hilft ihm aber nicht, diese Symptome zu verstehen. Wenn man zusätzlich mit einbezieht, daß Zustände von partiellem und fluktuierendem Realitätsbezug auftreten können, mag diese Unterscheidung nützlich sein. In der deskriptiven Klassifikation der ICD überschneiden sich diese Komponenten aber. Kranke, bei denen die Diagnose Schizophrenie –

eine *Psychose* – gestellt wurde, mögen sehr einsichtig sein und können manchmal gut mit ihren Beeinträchtigungen umgehen, während jemand mit einem schweren Angstzustand – eine *Neurose* – gelegentlich in blinde Panik gerät und völlig die Kontrolle über sich verlieren kann.

Wenn man der Definition ein weiteres theoretisches Element hinzufügt, werden diese internen Widersprüche noch verwirrender. Nach einer psychoanalytischen Theorie regredieren Menschen im Zustand der Psychose auf eine frühkindliche Denkweise, in der zwischen interner und externer Welt noch nicht unterschieden wird. Der amerikanische Psychoanalytiker Lidz (1975) sieht das Wesentliche der Schizophrenie in einer übermäßigen Ich-Bezogenheit: „Typischerweise meint der Patient, was andere tun oder sagen, beziehe sich auf ihn. Er sei der Mittelpunkt der Ereignisse, die ihm in Wirklichkeit aber nur zufällig begegnen." Im psychoanalytischen Sinne ist die Neurose auf eine Regression in eine frühere Kindheitsstufe zurückzuführen. Der Neurotiker kann zwischen Phantasie und Wirklichkeit unterscheiden, er hat aber über seine Phantasie wenig Kontrolle. Es entsteht ein Kontinuum mit der psychotischen Erkrankung an einem Ende, dann übergehend in die Neurose und weiter bis zum Normalen hin. Die Unterschiede zwischen den abnormen Geisteszuständen, die in der ICD als einzelne Erkrankungen bezeichnet sind, werden in dieser eindimensionalen Theorie als Resultate von psychodynamischen Ereignissen erklärt, die in der frühen Kindheit vorkommen. Nur ein Psychoanalytiker kann sie deuten. Auf die deskriptive Diagnose wird wenig Wert gelegt; man betrachtet sie als eine sterile Klassifikationsübung, die nichts bedeutet. Der Terminus Psychose wird aus praktischen Erwägungen mit der Schizophrenie gleichgesetzt, während manische und depressive Psychosen nicht abgegrenzt werden.

Solch ein eindimensionaler Zugang kann völlig verschiedene theoretische Grundlagen haben. Beispielsweise werden psychotische Erkrankungen von einer Schule als Ausdruck eines einzelnen zugrundeliegenden organischen Prozesses angesehen. Die wichtigste Frage ist in diesem Falle, wie schwerwiegend, intermittierend oder rasch fortschreitend der Prozeß ist. Unterscheidungen dieser Art entsprechen den verschiedenen klinischen Erscheinungsbildern. Diese Theorie sieht die Neurose als eine mil-

dere Manifestation jenes Prozesses an; andere sehen die Neurose eher durch Umweltbedingungen als durch organische Prozesse bedingt.
Wie die theoretische Basis von eindimensionalen Formulierungen auch immer sei, die Unmöglichkeit, das Abnorme genau zu definieren, ist allen gemeinsam. An welchem Punkt geht beispielsweise der einfache Egoismus in eine sensitive Ich-Bezogenheit über? Genau genommen entsteht hier die Frage, wie jemand mit neuen und möglicherweise konstruktiven Ideen, die sich auf die wirtschaftlichen Verhältnisse des Landes oder auf die politische Struktur beziehen, von jemandem mit einem Reformierungswahn unterschieden werden kann? Unterscheidungskriterien können nicht definiert werden, da Bedenken gegenüber bloßen Beschreibungen bestehen, und zwar hauptsächlich wegen der Eindimensionalität der Theorie. Jedes Individuum ist einzigartig, und nur durch eine ausführliche Befragung kann ein Experte alle Einzelheiten zusammenfügen, die zu einer Entscheidung führen können. Es besteht die Gefahr, daß eine Erkrankung aufgrund einer sehr subtilen und sophistischen Interpretation als psychotisch angesehen und möglicherweise nur deshalb genauso behandelt wird wie ein schwerer abnormer Wahnzustand. In die Hände der Experten ist damit viel Macht gegeben, wie wir in Kap. 5 und 6 sehen werden. Im Augenblick läßt sich lediglich ein wissenschaftlicher Einspruch bezüglich dieser weitgehenden Theorien erheben. Die Gründe dafür sind Ungenauigkeit sowie die Notwendigkeit der Interpretation durch Spezialisten. Außerdem bereitet das Problem der Überprüfbarkeit Schwierigkeiten.
Ein komplexerer, aber überprüfbarer mehrdimensionaler Ansatz wurde von Eysenck (1969) vorgelegt. Er nimmt an, daß psychiatrische Erkrankungen am besten als unabhängige Faktoren, die jeweils in einer Population normal verteilt sind, verstanden werden können. Drei Dimensionen mit weitgehend erblicher Grundlage sollen die meisten endogenen Psychosen und Neurosen ausreichend erklären können: Psychotizismus, Neurotizismus und Introversion – Extraversion. Der Neurotizismus wird durch einen Fragebogen hauptsächlich mit Hilfe von Items gemessen, die Symptome der Angst, Sorge und Spannung feststellen. Die Items der Introversions-Extraversionsskala beschreiben Sozialverhalten und psychische Stabilität. Wo in beiden Fällen, Introversion

und Neurotizismus, ein hoher Score vorliegt, käme es wahrscheinlich zur Diagnose einer neurotischen Depression, Angstneurose oder Zwangsneurose. Wer hohe Scores auf der Neurotizismus- und Extraversionsskala aufweist, würde vom Kliniker wahrscheinlich als hysterisch oder psychopathisch diagnostiziert werden. Hierdurch würde das System einer Kategorialdiagnose dadurch ersetzt, daß jedem Individuum ein bestimmter Punkt in der Einteilung der relevanten Dimensionen zugeordnet wird. Zwei praktische Erwägungen erschweren die Anwendung dieses Systems: Einmal ist es zu einfach, um der klinischen Vielfalt gerecht zu werden. Durch die Kombination von hoher Introversion und hohem Neurotizismus sind ganz verschiedene Erkrankungen charakterisiert, die man dann nicht mehr unterscheiden könnte. Wie wir in den folgenden Abschnitten sehen können, werden die Begriffe Hysterie und Psychopathie im klinischen Feld ganz anders gebraucht. Fälle, bei denen diese Diagnosen gestellt werden, sind oft weder extravertiert noch neurotisch. Fügt man noch die Psychotizismusdimension hinzu, so konnte bisher noch keine klare Abgrenzung der Psychosen damit nachgewiesen werden.

Aus den ebengenannten Problemen folgt noch eine zweite Schwierigkeit. Aus der Kenntnis der Position eines Punktes im multidimensionalen Raum läßt sich kein brauchbarer Hinweis für eine Behandlung oder gar Prognose ableiten. Bei einer Serie von Patienten, die an Angstzuständen litten, konnte beispielsweise nur bei der Hälfte eine introvertierte Persönlichkeit vor Beginn der Symptomatik festgestellt werden. Das sind die beiden unüberwindlichen Probleme der mehrdimensionalen Theorien, die nicht auf klinische Fakten und Kategorien begründet sind. Trotzdem ist diese Zugangsart grundsätzlich wissenschaftlich, und wir werden sehen, daß ihre Modifizierung für das Verständnis der meisten psychiatrischen Störungen wichtig ist.

In diesem und im nächsten Kapitel wollen wir die Grundlagen für die Annahme untersuchen, inwieweit ein orthodoxer medizinischer Zugang praktikabler ist. Die schwerste der endogenen psychiatrischen Störungen, die Schizophrenie, wird in einem eigenen Kapitel abgehandelt. Zunächst werden wir jedoch die Prinzipien beschreiben, die der konventionellen Klassifikation zugrunde liegen. Sie betrachten den Zustand der gewöhnlichen affektiven Störungen – Manie, Depression, Angstzustand – als

Erkrankungen. Der zweite Teil dieses Kapitels widmet sich Fällen wie Persönlichkeitsstörungen, Hysterie und weniger schwerwiegenden psychiatrischen Syndromen. Diese werden in Ermangelung einer besseren Benennung unter dem Oberbegriff *psychische Anfälligkeit* zusammengefaßt. Der Begriff vermeidet eine pseudowissenschaftliche medizinische Terminologie, die irreführend sein könnte. Die Begriffe Psychose und Neurose werden nur insoweit gebraucht, als sie Teil einer konventionellen deskriptiven Benennung der Krankheit sind, paranoide Psychose oder Zwangsneurose beispielsweise. Durch ihren Gebrauch impliziert man keine besondere Theorie. Von einem psychotischen Zustand spricht man nur, um stark abweichendes psychisches Verhalten zu beschreiben, beispielsweise wenn die Fähigkeit eines Menschen, verantwortlich zu handeln, offensichtlich gestört ist.

3.2 Prinzipien der Klassifikation

Wie wir in Kap. 2 gesehen haben, werden Krankheiten gewöhnlich zunächst durch die Feststellung klinischer Syndrome erkannt. Es handelt sich dabei um Gruppen von Einzelmerkmalen (Symptome), die gleichzeitig zusammen auftreten oder in einer charakteristischen Reihenfolge über Monate und Jahre nacheinander vorkommen können. Mit zunehmendem Wissensstand sind Klassifizierungen möglich, die sich auf die Ursachen der Syndrome, die zugrundeliegenden physiologischen Abweichungen oder gar auf Therapieerfolge beziehen. So können beispielsweise unterschiedliche Anämieformen klinisch erkannt werden, ihre exakte Diagnose hängt jedoch von Laborergebnissen ab. Auch kann die Diagnose der perniziösen Anämie, in Abgrenzung zur Eisenmangelanämie, durch die Gabe von Vitamin B_{12} und die Beobachtung der therapeutischen Ansprechbarkeit gestellt werden. Dieselben Prinzipien werden in der psychiatrischen Diagnose angewendet mit der Einschränkung, daß das Wissen über die ätiologischen Kausalfaktoren, die Pathologie und die zugrundeliegenden physiologischen Abweichungen, die durch Laboruntersuchungen entdeckbar wären, sehr dürftig sind (Wing 1976). Man unterscheidet drei Bereiche von psychiatrischen Erkrankungen: *erstens* die organisch bedingten Fälle; *zweitens* die endogenen Psychosen und die Neurosen, bei denen keine organischen Ursachen oder pathologischen Veränderungen mit hinreichender Sicherheit bekannt sind, und *drittens* die Erkrankungen, die durch ein einzelnes spezifisches Symptom charakterisiert sind, beispielsweise durch Depressivität, oder durch unspezifische Syndrome, beispielsweise Bedrücktsein, über die noch keine Krankheitstheorie mit ausreichender Sicherheit aufgestellt worden ist. Diese letztere Gruppe bezeichnen wir als leichtere psychiatrische Störungen.

Bei den organisch bedingten Fällen handelt es sich um Demenz, Delirium tremens, verschiedene Arten schwerer geistiger Retardierung und Störungen wie frühkindlicher Autismus. Alle sind durch kognitive Beeinträchtigungen charakterisiert, wie Gedächtnisstörungen, Desorientiertheit oder erheblich verminderte intellektuelle Leistungen. Recht oft gibt es pathologische Veränderungen oder eine klare Ursache. Beispielsweise kann man klinisch das Delirium tremens von anderen Delirien, etwa dem Fieberdelir, zwar nicht trennen, die genaue Diagnose kann aber gestellt werden, wenn man weiß, daß vor Auftreten der Symptome über lange Zeit viel Alkohol getrunken worden ist. Die Demenz tritt am häufigsten im hohen Alter auf. Sie kann aber auch von einer Hirnverletzung, von Hirntumoren, von Zirkulationsstörungen, von einer Enzephalitis oder von einer chronischen Intoxikation herrühren. Die Picksche Erkrankung ist eine Form der präsenilen Demenz, die am besten durch die Art der Hirnrindenläsion diagnostiziert werden kann. Das Down-Syndrom oder der Mongoloidismus kann klinisch gewöhnlich ohne Schwierigkeiten diagnostiziert werden, die Störung ist aber auch durch die Trisomie 21, die mit dem Mikroskop erkennbar ist, charakterisiert. Diese Fälle stellen nicht die diagnostischen Probleme dar, wie die endogenen Erkrankungen, und wir brauchen uns deswegen mit ihnen nicht so ausführlich zu befassen. Alle sozialen Probleme, einschließlich der Unterbringung und der Versorgung, werden von dem zweiten Typ der psychiatrischen Störungen, den endogenen Psychosen und den Neurosen, genauso aufgeworfen.

Der Begriff endogen deutet lediglich an, daß keine strukturellen Abnormitäten oder organischen Ursachen bekannt sind. Die Syndrome können lediglich deskriptiv formuliert werden, und zwar als Funktionsbeeinträchtigungen. Die schizophrenen und paranoiden Psychosen sollen hier nicht weiter behandelt werden. Es ist lediglich festzuhalten, daß sich ihre Symptomatologie diagnostisch von affektiven Erkrankungen, den Manien und verschiedenen Formen der Depressionen, abhebt. Hat jemand z. B. Symptome beider Erkrankungen, sowohl der Schizophrenie als auch der Depression, wie es immer mal vorkommen kann, so wird die Diagnose wahrscheinlich Schizophrenie oder schizoaffektive Psychose lauten. In beiden Fällen wird sich die Therapie an erster Stelle an den schizophrenen Symptomen orientieren, da diese als die schwererwiegenden gelten. Das Problem der Grenzziehung zwischen Schizophrenie und Nicht-Schizophrenie wird in Kap. 4 diskutiert.

Die Fälle, die zwischen den organischen und endogenen psychiatrischen Erkrankungen liegen, können manchmal symptomatische Psychosen sein. So können Charakteristika des schizophrenen Kernsyndroms (s. Kap. 4) als Manifestation einer Temporallappenerkrankung des Hirns auftreten, auf die ein epileptischer Anfall folgen kann. Der Beginn eines schizophrenen Kernsyndroms kann ebenfalls mit exzessivem Alkoholgenuß, dem Gebrauch von Amphetaminen oder mit einer eindeutigen zerebralen Erkrankung, etwa einem Hirntumor, zusammenhängen. Genauso kann eine Depression aufgrund der Einnahme von reserpinhaltigen Pharmaka oder gelegentlich als Nebeneffekt eines kontrazeptiven Medikaments auftreten. In einem solchen Fall beruht die Diagnose eher auf angenommenen ätiologischen Faktoren als auf dem Syndrom. Es ist zu vermuten, daß mit zunehmenden Erkenntnissen die Gruppe der endogenen Psychosen kleiner wird. Je weiter ätiologische, pathologische und rein deskriptive Faktoren aufgedeckt werden, desto genauer lassen sich die Diagnosen stellen.

Außer den Symptomen der endogenen Psychosen und den Neurosen lassen sich viele andere bedrückende Erlebnisse heranziehen, die möglicherweise dem Verhalten in der Krankheit zugrundeliegen. Diese Beschwerden bilden die dritte große Gruppe der psychiatrischen Erkrankungen. Hier kommen folgende Symptome vor: Bedrücktsein, Gereiztsein, verminderte Konzentration, vermindertes Selbstvertrauen, Verspannungen, die mit verschiedenen Schmerzzuständen einhergehen können, und das subjektive Gefühl des Unwohlseins, wobei eine somatische Erkrankung nicht nachgewiesen werden kann. Keines von diesen Symptomen ist spezifisch genug, um eine diagnostische Einheit für sich darzustellen. All diese Symptome kommen häufig bei organischen und endogenen Erkrankungen vor. Hin und wieder erlebt jeder diese unspezifischen Symptome, die im Streß auftauchen können und glücklicherweise nur vorübergehend sind.

Von mehr theoretischem Interesse ist die Grenze, jenseits der Syndrome schwierig zu klassifizieren sind, wenn sie zu wenig spezifisch sind oder wenn die Zahl der Merkmale zu gering ist, um sie einigermaßen zuverlässig zu erkennen (Goldberg 1972, Wing et al. 1981). Im Bereich der Kernsymptome können die individuellen Merkmale zuverlässig und genau eingeschätzt werden, die Syndrome lassen sich ausreichend klar definieren, und man kann Klassifikationsregeln aufstellen, die genau genug sind, um in ein Computerprogramm eingespeist werden zu können. Jenseits dieser Grenzziehung ist eine Klassifikation weniger zuverlässig und wahrscheinlich auch weniger lohnend. Das bedeutet nicht, daß diese schwieriger zu definierenden psychiatrischen Erkrankungen immer leicht sind. Ferner können sie mit psychosomatischen Störungen, die für sich genommen schwerwiegend sind, zusammenhängen.

Die Klassifikation der psychiatrischen Erkrankungen ist hierarchisch gegliedert. Die Syndrome sind gemäß ihrer diagnostischen Gewichtung in eine Hierarchie gebracht (Foulds u. Bedford 1975, Wing et al. 1974). Wenn ein organisches Syndrom wie Gedächtnisverlust oder Desorientiertheit (die fehlende örtliche, zeitliche und auf Personen bezogene Orientierung) gegeben ist, so hat dies in der Klassifikation Vorrang gegenüber gleichzeitig auftretenden schizophrenen oder depressiven Symptomen. Wenn keine organischen Symptome bestehen, dann ist das schizophrene Kernsyndrom das höchste in der Hierarchie. Es ist dann häufig von Symptomen begleitet, die in der hierarchischen Ordnung darunter liegen.

Die Bedeutung dieses hierarchischen Elements in der Klassifikation ist komplexer Natur. Es kann beispielsweise angenommen werden, daß organische Schädigungen ein schizophrenes Syndrom ausklinken können, da die Schizophrenie selbst ein organisches Substrat hat. Bei den endogenen Erkrankungen kann ein reaktives Element gut mit einbezogen werden. Somit kann das Er-

lebnis einer Schizophrenie von den meisten als sehr bedrückend empfunden werden. Es ist kaum überraschend, wenn diese Menschen nach dem akuten Erkrankungsschub depressiv oder ängstlich werden. Besonders bei Auftreten von Angst muß man grundsätzlich an Prozesse der Aufmerksamkeit und des „arousal" denken, die bekanntlich bei der Schizophrenie gestört sind. Die Beziehung zwischen Manie und Depression ist ebenfalls mehr als nur eine reaktive. Ein reaktiver Anteil kann jedoch sicherlich bei affektiven Störungen vorkommen, da das Erlebnis einer Depression sekundär Angst hervorrufen kann, so wie eine chronische Phobie deprimierend wirken kann. Infolgedessen ist die Unterscheidung zwischen depressiven und ängstlichen Zuständen häufig schwierig. Alle psychiatrischen Erkrankungen können Begleitsymptome haben: Bedrücktsein, Spannung, Konzentrationsmangel usw. Diese stehen auf der untersten Stufe der Hierarchie.
Hysterie (Slater 1961) ist in dieser Klassifikation nicht erwähnt. Sie rangiert unter dem Oberbegriff der *psychischen Anfälligkeit*. Angesichts ihrer Bedeutung in der Geschichte der Psychiatrie wird ihr ein besonderer Abschnitt gewidmet sein. Dasselbe gilt für die Persönlichkeitsstörungen; über sie ist z. Z. so wenig bekannt, daß es unmöglich ist, sie innerhalb der klaren Klassifikation einzuordnen.
Aus dieser Hierarchie psychiatrischer Fälle wählen wir die Schizophrenie (s. Kap. 4 und 5), die affektiven Psychosen und Angstsowie Zwangsneurosen, um festzustellen, wieweit Krankheitstheorien der endogenen Störungen nutzbringend sind oder ob andere Erklärungsmodelle herangezogen werden sollten. Persönlichkeitsstörungen, Hysterien und leichtere psychiatrische Syndrome werden ebenfalls berücksichtigt. Es besteht keine große Hoffnung, daß Krankheitsmodelle in absehbarer Zeit hilfreich sein werden.

3.3 Affektive Psychosen

Bei affektiven Psychosen ist die normale Temperamentslage charakteristisch übersteigert. Sie kann sich als Deprimiertheit oder gehobene Stimmung zeigen. Bei manchen Menschen gibt es einen deutlichen Wechsel zwischen diesen beiden Stimmungszuständen, daher spricht man von manisch-depressiver, zyklothymer oder bipolarer Erkrankung. Andere haben eine monopolare Erkrankungsform. Entweder kommen nur Manien oder nur Depressionen vor. Das manische Syndrom ist in schwerer Ausprägung durch eine stark gehobene Stimmung, eine erhebliche Überaktivität und Größenwahnideen charakterisiert. Die betreffende Person glaubt, daß ihre Kräfte, Begabungen oder Reichtümer weit jenseits ihrer realen Möglichkeiten liegen. Eine weniger stark ausgeprägte Variante dieses Syndroms nennt man Hypomanie. Sie ist durch Optimismus und gute Laune gekennzeichnet. Die hypomanische Stimmung zeigt sich in der Euphorie, die durch Frustrationen schnell irritierbar und veränderbar ist. Eins der am besten erkennbaren klinischen Zeichen ist der schnelle Redefluß, der leicht durch jegliche Assoziationen ablenkbar ist und der von Wortspielen, Versen, Liedfetzen und Gelächter durchmischt wird. Jedoch gibt es auch eine quälende Art der Stimmungsveränderung, bei der kein Glücksgefühl aufkommt. Gelegentlich können Halluzinationen auftreten, gewöhnlich sind es Stimmen, die direkt mit dem Betroffenen sprechen, die Dinge sagen, welche zu der gegenwärtigen Stimmung passen, wie beispielsweise: „Geh in den Palast! Du bist der König!"

In seiner schwersten Ausprägung ist das depressive Syndrom in vieler Hinsicht das Gegenteil des oben beschriebenen Zustands. Der Patient kann so tief depressiv sein, daß er apathisch scheint und so verlangsamt, daß er fast stuporös ist. Gelegentlich kann es zu einer extremen Erregung kommen. Er kann Schuld- und Minderwertigkeitsideen äußern und beispielsweise sagen, er habe schlimme Verbrechen begangen und verdiene deswegen eine schwere Strafe. Er kann Stimmen hören, die ihn unaussprechlicher Sünden anklagen und die ihm sagen, er solle Suizid begehen, da er zum Leben nicht tauge. Das ist die klassische Melancholie. Bei ihren stärksten Ausprägungen können diese beiden Syndrome *psychotisch* genannt werden, da die Urteilsfähigkeit ernsthaft gestört ist, und der Kranke gegen seine eigenen Interessen und gegen die seiner Mitmenschen handeln kann. Eine so schwere Ausprägung ist aber selten. Die depressiven Erkrankungen sind häufiger als die manischen, und die meisten von ihnen sind unipolar, d. h. sie wechseln nicht mit manischen Phasen ab. Die Depression

mittlerer Ausprägung ist durch Verlangsamung charakterisiert, insbesondere besteht das subjektive Gefühl, das Denken sei mühsam und uneffektiv und die körperlichen Prozesse seien verlangsamt, auch wenn es für Außenstehende nicht so aussieht. Die Verlangsamung ist oft von motorischer Unruhe überdeckt. Schuldgefühle und Verminderung des Selbstwertgefühls werden ohne wahnhafte Überzeugung geäußert. Der Appetit ist gering, und es kommt zu Gewichtsverlust. Der Schlaf ist ebenso gestört, besonders in den frühen Morgenstunden. Zu dieser Zeit ist die Depression am schlimmsten; die Kranken haben Angst aufzustehen und sich den Schwierigkeiten des Tages zu stellen. Die Lebenslust schwindet, die Zukunft erscheint leer und hoffnungslos und das Dasein kaum noch lebenswert. Die Symptome stehen in keinem erkennbaren Verhältnis zu den tatsächlichen Problemen, mit denen der Patient konfrontiert ist. Manche Menschen erleben solche depressiven Phasen recht oft, so daß sie und ihre Umgebung die Vorläufer der Depression gut erkennen können. Sie sind dann auch in der Lage abzuschätzen, wie lange eine Phase etwa dauert.
Es gibt noch eine weitere Stufe, auf der depressive Erkrankungen in leichterer Form auftreten können. Die Stimmung ist weniger anhaltend depressiv, Verlangsamung oder Erregung sind weniger stark ausgeprägt, Schuld oder Selbstvorwürfe sind ebenfalls geringer, stattdessen kommt es zu Angstgefühlen. Schlaf und Appetit können jedoch immer noch erheblich gestört sein. Es wird oft angenommen, daß dieses dritte Syndrom eine Reaktion auf verschiedene Arten von Umweltbelastungen darstellt, während die anderen beiden Erkrankungsformen eher als endogen gelten.
Die drei Syndrome werden mehr aus praktischen als aus theoretischen Gründen *psychotische, gehemmte* und *neurotische* Depressionen genannt. Sie scheinen ihrem Schweregrad nach geordnet ein Kontinuum zu bilden. Die ersten beiden Formen werden relativ häufig bei den Menschen angetroffen, die man in Kliniken aufnehmen muß, weil sie außerhalb einer geschützten Umgebung in Schwierigkeiten kommen. Der dritte Typus ist häufiger in Ambulanzen und in der allgemeinen Praxis anzutreffen. Bei allen drei Formen sind die weniger schwerwiegenden psychiatrischen Syndrome, wie Ängstlichkeit und Muskelverspannung, sehr häufig. Außer diesen drei Formen gibt es noch weitere. Wenn man versucht, die Grenze zu ziehen, jenseits der das Depressivsein

noch als normal bezeichnet werden kann, dann läßt sich die Kategorienfrage klarer beantworten. Von Zeit zu Zeit ist jeder von uns einmal unglücklich, die Ursachen können für jeden anders sein. Wer niemals solche Erfahrungen gemacht hat, kann kaum als normal bezeichnet werden. Einige Menschen erleben depressive Verstimmungen stärker als üblich. Sie können auf Probleme und Belastungen reagieren, dabei kommt es aber nicht zu den weiteren Symptomen, die zu den drei genannten depressiven Syndromen gehören. Sie können sich ängstlich, verspannt, schlaflos und ungewöhnlich reizbar fühlen. Die meisten Psychiater würden sich nicht zur Diagnose einer depressiven Erkrankung entschließen können. Das hätte zur Folge, daß sie genauere Untersuchungen, Hospitalaufnahmen oder medikamentöse Behandlung ablehnen würden. Wir können solche Fälle als *leichte depressive Störungen* bezeichnen.

Vom klinischen Gesichtspunkt aus wäre es plausibel, wenn man diese verschiedenen Störungen, von der schweren Psychose bis hin zur leichten depressiven Erkrankung, auf einer Dimension anordnen würde. Andererseits kann man auch von qualitativen Veränderungen sprechen, die den Übergängen von Eis zu Wasser und Dampf vergleichbar sind. Der Spezialist sieht hauptsächlich die schwerwiegenden Fälle am Ende des Spektrums. Die meisten Untersuchungen wurden durchgeführt, um einen abnormen physiologischen Zyklus festzustellen, mögliche Ursachen zu entdecken und die Brauchbarkeit verschiedener Medikamente einzuschätzen. Man hat sich mit den schwereren Störungen, besonders den psychotischen und gehemmten depressiven Syndromen befaßt. Andererseits wurden soziologische Untersuchungen über Umweltfaktoren und Dauerbelastungen mittels Befragungen durchgeführt; diese sind eher auf neurotische, reaktive Depressionen und leichte depressive Störungen zu beziehen.

Die Ärzte haben sich eher mit somatischen Symptomen, wie psychomotorischer Verlangsamung, Schlafstörungen und Gewichtsverlust befaßt und verschiedene Krankheitstheorien aufgestellt. Eineiige Zwillinge sind häufiger als zweieiige Zwillinge in bezug auf die manisch-depressive Erkrankung konkordant. In ähnlicher Weise besteht eine familiäre Bevorzugung entweder für unipolare oder für bipolare Verläufe der affektiven Psychosen, trotzdem läßt sich keine einfache genetische Theorie aufstellen. Wissenschaftler in New York haben kürzlich Personen untersucht, bei denen bekannt war, daß in den letzten beiden vorhergehenden Generationen ihrer Familie affektive Psychosen aufgetaucht waren. Sie fanden heraus, daß ein Zusammenhang zwischen Zyklothymien – bipolar oder unipolar – und dem Vorkommen eines Gens für Farbenblindheit mit X-chromosomalem rezessiven Erbgang bestand. Studien dieser Art, die noch in den Anfängen stecken, lassen eine große Anzahl von Subgruppen der affektiven Störungen vermuten. Sie haben möglicherweise jeweils unterschiedliche klinische Charakteristika, wie Verlauf und Ansprechbarkeit auf Medikamente.

Die Ansprechbarkeit auf Medikamente mit bekanntem pharmakologischen Mechanismus, gibt ebenfalls Anlaß zu brauchbaren Hypothesen. Ein z. Z. vielversprechender Forschungszweig der biochemischen Untersuchungen befaßt sich mit Substanzen, die als Monoamine (d. h. Noradrenalin und Dopamine) bekannt sind. Sie kommen in bestimmten Neuronen des zentralen Nervensystems vor. Da sie hauptsächlich in den feinen Nervenendigungen zu finden sind und weniger intrazellulär, ist es wahrscheinlich, daß es sich um Transmittersubstanzen handelt. Man schreibt ihnen eine zentrale Stellung in der Kontrolle von Funktionen wie Schlaf und Appetenzverhalten bei Tieren zu, beispielsweise bei Futtersuche und anderen zielorientierten Verhaltensweisen. Diese Handlungen sind noch nicht ganz erforscht. Auch läßt sich eine wichtige Beziehung zwischen Monoaminen und affektiven Erkrankungen beschreiben, da bekannt ist, daß Reserpin einen Monoaminmangel im zentralen Nervensystem hervorruft. Reserpin kann bei manchen Menschen zu schweren Depressionen führen. Bestimmte Medikamente (die Monoaminoxydasehemmer), die bei der klinischen Behandlung der Depression nützlich sind, hemmen Enzyme, die die Monoamine abbauen. Die andere Hauptgruppe der Antidepressiva (die Trizyklika) scheinen ebenfalls ein Prinzip zu haben, das die Steigerung der Menge der vorhandenen Monoamine bewirkt. Somit ist man versucht zu spekulieren, daß einige depressive Erkrankungen auf jeden Fall auf einen Mangel des einen oder anderen biogenen Amins der Hirnsynapsen zurückzuführen ist; und aus der Wirkung der Medikamente lassen sich deutliche Hinweise ableiten (Iversen u. Rose 1973).

Es ist unklar, wie die Manie in dieses Bild einzufügen ist. Insgesamt sind Antidepressiva bei manischen Erkrankungen unwirksam. Andererseits können Lithiumsalze, die bei der Behandlung und Prävention von manischen Phasen sehr hilfreich sind, auch bei depressiven Erkrankungen einen präventiven Effekt haben, wenn auch nicht ganz so sicher. Der Wirkungsmechanismus von Lithium ist bisher noch nicht aufgeklärt.

Die Studien dieser schweren affektiven Erkrankungen zeigen, daß verschiedene Krankheitstheorien mit Erfolg angewendet werden können. Die Behandlungserfolge sind oftmals ausgezeichnet. Die schweren Fälle scheinen aus einem größeren Spektrum depressiver Störungen auch geringeren Schweregrades zu kommen. Sie sind in der allgemeinen Bevölkerung weitverbreitet und stellen den sog. Eisberg dar. Zusätzlich scheint eine starke Abhängigkeit von Umweltfaktoren zu bestehen. Möglicherweise müssen sie auf die Physiologie der Emotionen bezogen werden, die den allgemeinen Stimmungsschwankungen auf alltägliche Ereignisse hin zugrundeliegen. Von Stimmungen, wie Depression und Ängstlichkeit, kann man eine Parallele zu biologischen Funktionen, wie Blutdruck und Pulsfrequenz, ziehen. Sie ändern sich entsprechend den Veränderungen der äußeren Reizbedingungen. Solange die Schwankungen innerhalb normaler Grenzen bleiben, gibt es keine Probleme. Wir wollen aber die Reaktionsweisen auf ein plötzliches und unerwartetes Verlusterlebnis betrachten. Eine junge Frau verliert ihren Mann bei einem Autounfall. Sie wird wahrscheinlich deprimiert werden, weinen, ihr Interesse an täglichen Beschäftigungen verlieren, ihr Äußeres vernachlässigen, appetitlos werden und an Gewicht abnehmen. Sie könnte sich schuldig fühlen in dem Glauben, für ihren Ehemann zu Lebenszeiten nicht genügend gesorgt zu haben. Sie könnte sich sogar während einer Tätigkeit, die sie früher beide gemeinsam zu tun pflegten, vorstellen, seine Stimme zu hören, die etwas sehr Bekanntes sagt, vielleicht ihren Namen. Sie könnte vielleicht feststellen, daß sie mit ihrer Arbeit nicht mehr zurechtkommt und weniger tüchtig ist. Wenigstens für einige Wochen wäre dieses Verhalten nicht ungewöhnlich. Es handelt sich um eine typische depressive Reaktion. Vom medizinischen Standpunkt aus ist es sinnvoll, darüber zu diskutieren, ob dieselben biologischen Faktoren eine Rolle spielen wie bei schweren Depressionszuständen,

wo solche Ereignisse nicht vorausgegangen sind. Das ist jedoch eine rein akademische Frage. Das bedeutet nicht, daß eine medizinische Behandlung notwendig wäre, solange die Störung leichterer Art bestehenbleibt. Die Reaktion sollte als Teil einer positiven Trauerarbeit bei Verlusterleben angesehen werden. Mit der Zeit geht es darum, mit einer neuen Realität fertig zu werden.
Die Kriterien, die zur Entscheidung herangezogen werden sollen, ob eine depressive Erkrankung zu behandeln ist, beziehen sich auf die Intensität, die Häufigkeit und die Dauer der Symptome. Es handelt sich dabei um die Feststellung, ob ein Syndrom besteht, das jenseits der einfachen Stimmungsschwankungen liegt (d. h. Verlangsamung, Schuldgefühle, Hoffnungslosigkeit, frühes Erwachen, Appetitverminderung, Gewichtsverlust etc.). Dazu kommt die Unfähigkeit, durch aktive Umlenkung der Aufmerksamkeit auf etwas anderes, das Syndrom unterdrücken zu können. Die Kriterien sind alle eher klinisch als sozial zu nennen. Die Betrachtung der sozialen Beeinträchtigungen stellt einen weiteren Gesichtspunkt dar. Ein zusätzlicher Faktor ist in dem persönlichen Elend des einzelnen gegeben. Durch all diese Komponenten gerät der homöostatische Prozeß, durch den die Gefühlsregungen gewöhnlich innerhalb bestimmter Grenzen gehalten werden, außer Kontrolle. Das entspricht den Modellen körperlicher Erkrankungen, wie wir sie in Kap. 2 ausgeführt haben. Die Analogie zu somatischen Störungen ist in der Tat augenfällig.
Eine Untersuchung von Brown in London (Brown u. Harris 1978) bestätigt, daß chronische Probleme häufig den Hintergrund darstellen, wenn man bei statistischen Erhebungen bei der Gesamtbevölkerung auf eine Anzahl depressiver Menschen stößt. Es handelt sich dabei um Armut, Wohnungsnot, chronische Erkrankungen der Angehörigen und Belastung durch kleine Kinder. Plötzliche bedrohliche Ereignisse stellen ebenfalls wichtige Faktoren dar, beispielsweise Kündigung der Wohnung und des Arbeitsplatzes oder die Erkrankung eines nahen Angehörigen. Weiter zurückliegende Schicksalsschläge, beispielsweise der Tod der Mutter während der eigenen Kindheit, können die psychische Verletzbarkeit erhöhen. Für den Schutz vor einer Depression ist die positive Beziehung zu einem anderen Menschen wichtig, am günstigsten ist hier eine glückliche Ehe. Ferner bietet ein befriedigender Beruf einen weiteren Schutz. Ein besonders hohes Risiko

besteht infolgedessen bei einer jungen Mutter mit mehreren kleinen Kindern, die von ihrem Mann verlassen wurde und die keine engere Beziehung zu Menschen hat, die ihr in der Not helfen können, und wenn sie zusätzlich noch unerwartet in finanzielle oder andere Schwierigkeiten gerät (Vaughn u. Leff 1976). Es ist z. Z. noch unklar, ob diese soziologischen Faktoren auch die schwereren Störungen erklären können und ob die Krankheitstheorien, die bezüglich der gehemmten und der psychotischen Depression praktische Relevanz haben, ebenfalls auf neurotische und leichtere Formen der Depression angewendet werden können. Auf jeden Fall ist es immer noch notwendig, die unterschiedlichen Schweregrade näher zu erklären. Man könnte annehmen, daß eine Wechselwirkung zwischen biologischen und sozialen Faktoren besteht. Je stärker die Erkrankung biologisch verankert ist, desto schwerer wird sie sein und desto weniger werden soziale Auslösefaktoren notwendig sein. Diese attraktive Theorie ist allerdings bisher noch nicht ausreichend überprüft worden.

Wie zu erwarten, scheint eine Beziehung zwischen dem Schweregrad und der Art des Verlaufs der Krankheit zu bestehen. Viele der leichteren Fälle, die aus einer Befragung einer größeren Population stammen, sind von kurzer Dauer und erfordern keine medizinische Behandlung. Einige manische und depressive Fälle können jedoch chronisch oder häufig wiederkehrend sein. Hier ist es wichtig, die sekundären und tertiären Faktoren zu bedenken. Die Einflußnahme auf die Umweltfaktoren ist ein wichtiger Teil der Behandlung. Wer Menschen mit affektiven Erkrankungen helfen möchte, sollte alle biologischen, psychologischen und sozialen Komponenten kennen, die in Entstehung und Behandlung dieser Leiden einzubeziehen sind. Jede einseitige Anschauung, ob medizinisch, psychologisch oder soziologisch allein, verringert die Heilungschancen (Copeland et al. 1975). Wir werden in Kap. 7 darüber diskutieren, ob unser heutiges Wissen dazu ausreicht, soziale Veränderungen vorzuschlagen, damit dadurch depressive Erkrankungen verhütet werden könnten.

3.4 Suizid und Suizidversuch

Täglich töten sich in der ganzen Welt etwa 1000 Menschen. Die Zahl variiert je nach Region und sozialen Umständen. Durkheim, einer der Begründer der Soziologie, publizierte im Jahre 1897 ein Buch über den Suizid, in dem er die relative Stabilität der Suizidrate in verschiedenen Gegenden herausstellte; sie war in städtischen Gegenden höher als auf dem Lande, bei isoliert oder getrennt Lebenden höher als bei Verheirateten und in protestantischen Gegenden höher als in katholischen. Männer begehen Suizid häufiger als Frauen. Der Höhepunkt liegt bei einem Lebensalter von etwa 50 Jahren, danach fällt die Kurve etwas ab. Häufig sind somatische Erkrankungen damit verbunden, und der Alkoholismus kommt oft noch dazu. Obwohl der Suizid bei jungen Leuten selten ist, ist er doch eine der häufigsten Todesursachen. Eine der modernsten epidemiologischen Studien über den Suizid wurde in London von Salinsbury (1955) vorgelegt. Er bezieht sich auf viele Ideen von Durkheim. Die Suizidrate in den einzelnen Londoner Stadtbezirken war über mehrere Jahrhunderte annähernd konstant geblieben. In Übereinstimmung mit Durkheims Hypothese war die Suizidrate dort am höchsten, wo die sozial Isolierten lebten (Stadtbezirke mit Mietskasernen, Hotels, Bahnhöfen und einer starken Bevölkerungsfluktuation). In Gegenden mit stabiler Sozialstruktur korrelierte der Faktor Armut nicht mit einer hohen Suizidrate. Die Erklärung ist hier ähnlich wie bei der Schizophrenie; Gegenden, in denen Menschen isoliert leben, scheinen potentielle Suizidale anzuziehen.
Mehrere klinische Studien haben gezeigt, daß viele Menschen, die Suizid begehen, vorher depressiv erkrankt waren. Dieser Befund ist deswegen so wichtig, weil Depressionen behandelbar sind. Viele Ärzte nehmen an, der Suizid sei eine rational gesteuerte Handlung und werde von Menschen begangen, deren Verfassung trotz der offensichtlichen Depression nicht „außer Kontrolle" sei. Viele, die sich selbst getötet haben, hatten angeblich zu diesem Zeitpunkt ausreichende Gründe. Ferner sei der Suizid nicht als Symptom einer Krankheit anzusehen. Die Zahl der Suizide hat in Großbritannien in den letzten Jahren insgesamt abgenommen, allerdings nicht in der Altersgruppe der Jüngeren. Das mag teilweise daran liegen, daß die Ärzte heute weniger gefährliche

Sedativa verordnen und daß das Gas für Haushalte heute ungiftig ist. Die beiden Suizidarten waren in Großbritannien üblicher als in den USA oder in anderen europäischen Ländern. Auch die freiwillige Organisation der Samariter mag zur Verbesserung beigetragen haben, indem sie einen Telefonnotdienst eingerichtet hat.

Sollte man solche Menschen, deren Suizidabsichten bekannt werden, gewaltsam von ihrem Vorhaben abhalten? Diese Frage wird in Kap. 7 behandelt. In diesem Zusammenhang ist das Problem des Vorhabens interessant, da viele Menschen einen Suizidversuch begehen, ohne ihn konsequent auszuführen. Manche haben nicht die Absicht, sich tatsächlich zu töten, und anderen ist es aus Zufall oder Unwissenheit nicht gelungen. Kreitman (1973) hat dafür den Terminus *Parasuizid* vorgeschlagen und vermeidet damit die Annahme der Tötungsabsicht, die in dem Begriff *Suizidversuch* liegt. Menschen, die einen Parasuizid begehen, sind meist jünger, sind häufiger Frauen und seltener kranke Menschen oder schwer Depressive. Diese Menschen greifen zu weniger schwerwiegenden Mitteln als diejenigen, die ernsthaft einen Suizid begangen haben. Oft sind es Mitglieder einer bestimmten sozialen Gruppe, die einen Parasuizid begehen, wo andere einen solchen „Problemlösungsversuch" schon vorgemacht haben. Damit sei auf einen Nachahmungseffekt hingewiesen. Das erschwert die Prophylaxe, und es kommt somit nicht zur Verminderung der Parasuizidrate, wie es ja bei echten Suiziden der Fall ist. Stattdessen steigt die Parasuizidrate in den meisten westeuropäischen Ländern an. Kreitman sagt dazu: „Nur eine starke Veränderung der gesamten gesellschaftlichen Verhältnisse oder wenigstens in den relevanten Subkulturen könnte eine wesentliche Verminderung der hohen Parasuizidraten herbeiführen." Es ist allerdings anzunehmen, daß eine derartig umwälzende Veränderung die Dinge nur noch schlimmer macht.

3.5 Angst- und Zwangsneurosen

Im Sinne Kierkegaards ist die Freiheit des Willens, der dem Menschen die Möglichkeit der moralischen Wahl gibt, zwangsläufig mit dem Gefühl der Angst verbunden. Ebenso wie die Depression ist Angst im Grunde genommen eine universelle Erfahrung. Die

normale Angst ist offensichtlich mehr als eine normale Depression von den alltäglichen äußeren und auch inneren Erlebnissen abhängig. Jedermann ist in irgendwelchen Situationen ängstlich, und wenn diese Reaktion völlig fehlen würde, so käme uns das unnormal vor. Geringgradige Angst kann eine Leistung sogar steigern, indem ein Anreiz gegeben wird, ein gewünschtes Ziel zu erreichen. Auf diese Weise wirkt normale Ängstlichkeit motivierend.
Wenn ein greifbares Objekt die Angst auslöst, so nennt man dieses Gefühl Furcht. Viele Menschen fürchten sich vor der zahnärztlichen Behandlung. Jeder, der einen Luftangriff erlebt, fürchtet Verletzung oder Tod. Viele Menschen vermeiden nach Möglichkeit solche Situationen, in denen sie sich unbehaglich und ängstlich fühlen, beispielsweise meiden sie daher eine Telefonzelle, ein Auto, einen Aufzug oder ein Zimmer mit einer Spinne. Meistens kann der Betroffene die Angst mit geringem Einsatz abwenden.
Die Kriterien, die zur Beurteilung einer „pathologischen" Angst herangezogen werden, ähneln denen einer schweren Depression. Die entscheidende Frage ist, ob der Zustand „außer Kontrolle" geraten ist, oder ob er Symptome hervorruft, die durch bewußte Ablenkung auf andere Dinge nicht weggehen; ferner ob es möglich ist, sich den ängstigenden Situationen zu entziehen. Die Symptome können sehr unangenehm sein: Herzklopfen, Muskelzittern, Druck in der Magengegend, Schwindel, Übelkeit, Atemnot, Muskelverspannung und Ohnmacht. In einer absoluten Panik kann man sogar die Kontrolle über Darm und Blase verlieren.
In einem „frei flottierenden" Angstzustand erlebt der Leidende solche Symptome dauernd oder episodisch, ohne besondere Veranlassung. Solche Zustände bessern sich gewöhnlich im Laufe der Zeit, manchmal können sie aber mit leichten Veränderungen über 20 Jahre hinweg bestehen bleiben. Es gibt keine Beweise dafür, daß solche Menschen häufiger die sog. psychosomatischen Erkrankungen entwickeln: Ulcus, Asthma, Colitis ulcerosa, Hochdruck, Angina pectoris, Diabetes usw. Sie entwickeln nicht einmal häufiger andere psychiatrische Erkrankungen, wie beispielsweise die Schizophrenie. Der Zustand als solcher ist natürlich deprimierend. Männer leiden unter Angstzuständen genauso wie Frauen, bei beiden ist eine Abnahme dieser Symptome im Al-

ter zu beobachten. Akute Angst kann in epidemischer Weise auftreten. Ngui (1969) berichtet über die Epidemie eines Syndroms, das in Malaysia als Koro bekannt ist und das dort hauptsächlich bei männlichen chinesischen Einwanderern auftritt. Das Hauptsymptom besteht in der Furcht, der Penis ziehe sich in den Körper zurück. Das dramatische Geschehen wird öffentlich behandelt, indem Verwandte und Freunde den Penis festhalten oder Gegenstände daran binden, um sein Verschwinden zu verhindern. Die Epidemie fand in Singapur im Jahre 1967 statt. Einem Gerücht zufolge soll Koro durch das Essen von verseuchtem Schweinefleisch hervorgerufen worden sein. Einige Tage lang haben hunderte von Männern ärztlichen Rat gesucht, bis ausdrücklich beruhigende Versicherungen über Zeitungen und Rundfunk abgegeben wurden. Danach klang die Epidemie rasch ab. Epidemien von Angstsymptomen gab es überall auf der Welt. Oft wurden sie durch irgendwelche angstauslösenden Berichte hervorgerufen, die sich dann bei empfänglichen Gruppen ausbreiteten.

Einige Furchtreaktionen scheinen angeboren zu sein. Ein klassisches Beispiel wurde von Konrad Lorenz demonstriert. Gerade ausgeschlüpfte Enten- und Gänseküken zeigten Furcht, als ein kreuzförmiges Modell über ihnen bewegt wurde, so als ob es ein kurzhalsiger Raubvogel wäre. Bei der Bewegung in der entgegengesetzten Richtung wurde der Flug eines langhalsigen Wasservogels imitiert; der provozierte keine Alarmstimmung. Angeboren könnte ebenfalls die Höhenangst bei kleinen Kindern sein.

Wahrscheinlich ist die verbreitetste Form der pathologischen Angst an bestimmte Situationen gebunden. Die Agoraphobie ist ein bekanntes Beispiel. Andere Situationen, in denen eine solche Angst auftritt, sind geschlossene Räume oder überfüllte Plätze, hohe Türme, Brücken, Einsamkeit und Dunkelheit. Es gibt Menschen, die mehrere solcher Phobien haben. Wer unter solchen Ängsten leidet, hat oft lange Zeit vorher schon leichtere Befürchtungen gehabt; junge Frauen sind diesbezüglich besonders empfindsam, wenn beispielsweise eine plötzliche Veränderung im täglichen Einerlei erfolgt, kann es zum akuten Angstanfall kommen, und dann müssen sie zu Hause bleiben. Die Symptome können sehr schwer sein, chronisch werden und zur Arbeitsunfähigkeit führen. Kontaktangst kommt zu diesen situativen Angstzuständen hinzu.

Der einzelne fürchtet sich davor, in der Öffentlichkeit zu essen oder zu sprechen, ferner auch zu erröten, wenn er angesprochen wird. Es gibt Phobien, die durch Spinnen, Schlangen oder fliegende Tiere, wie Vögel, Motten oder Fledermäuse, verursacht werden. Sie beginnen gewöhnlich während der Kindheit und sind auf eines oder wenige Objekte beschränkt. Angstsymptome kommen nur, wenn man sich die Objekte vorstellt. Die Beeinträchtigung kann aber erheblich sein, so z. B. wenn der Leidende darauf besteht, daß jemand sein Arbeitszimmer untersucht, um sicher zu gehen, daß keine Spinnen darin sind. Ebenso viele Jungen wie Mädchen scheinen Tierphobien zu haben, bei Erwachsenen sind es aber fast immer Frauen.

Bei all diesen Angstzuständen kann man mit physiologischen Untersuchungen deutlich Abnormitäten demonstrieren. Es kommt zur Pulsbeschleunigung, vermehrtem Händeschwitzen, schneller Atmung, Luftnot, Kreislaufbeschleunigung und Muskelverspannung. Ungewöhnliche Reaktionen auf Reize lassen sich im Laboratorium demonstrieren. Ängstliche Menschen brauchen mehr Entspannung als nichtängstliche, um eine vorgegebene Sedierungsschwelle zu erreichen. Spontane Fluktuationen des elektrischen Hautwiderstandes sind häufiger und weisen auf ein höheres Niveau spontaner Aktivität im zentralen Nervensystem hin; die Adaptation an einen schmerzhaften oder Angst hervorrufenden Reiz erfolgt langsamer.

Sedierende Medikamente sind bei der Behandlung nützliche Adjuvanzien. Aber die Toleranz nimmt gewöhnlich zu, wenn die Medikamente gewohnheitsmäßig genommen werden. Es ist deshalb besser, sie für spezielle Gelegenheiten zu reservieren. Eine psychologische Technik, die als Reizüberflutung bekannt ist, kann hilfreich sein. Der Betroffene ist mehrere Stunden lang der Situation, vor der er sich fürchtet, ausgesetzt und erlebt, daß er sie tolerieren lernt; das kann in einer Selbsthilfegruppe noch verstärkt werden. Spezielle Phobien werden oft durch Desensibilisierung behandelt. Es kommt zu einer stufenweisen Gewöhnung, wobei mit dem am wenigsten Angst auslösenden Reiz begonnen wird und eine Steigerung bis hin zum stärksten Reiz erfolgt. Es ist sehr hilfreich, eine Technik der Entspannung zu lernen. Über soziale Faktoren, die Angstzustände auslösen, ist wenig bekannt. Es besteht kein Zweifel darüber, daß ungünstige soziale Verhältnisse

die Heilung einer schweren Störung verhindern können. Wenn es einfach ist, angstauslösende Situationen zu vermeiden, dann ist die Motivation für die Behandlung gering. Der Betreffende zieht es vor, sich damit abzufinden und kann sogar die Existenz der Störung verleugnen.
Gelegentlich können Angstzustände extrem schwer sein und der Betroffene neigt zu sehr ungewöhnlichen Beschreibungen: „Kaltes Wasser rinnt über mein Rückgrat", „meine Schädeldecke ist geöffnet", „mein Magen brennt". Es kommt sogar zu Halluzinationen, wenn beispielsweise eine junge Frau mit Dunkelangst Stimmen von zwei Männern hört, die sie im Dunkeln angreifen wollen. Beispiele von Fällen dieser Art, die – mit allen Konsequenzen – so behandelt wurden, als ob es Schizophrenien seien, werden in Kap. 4 und 5 gegeben. Depersonalisation und Derealisationen können ebenfalls auftreten, manchmal im Wechsel mit schweren und langdauernden Angstzuständen. Die Kranken fühlen sich entrückt, losgelöst vom Körper, über den Ereignissen schwebend oder Dinge aus der Entfernung betrachtend. Ein anderes Symptom ist die Furcht vor Krankheit oder Hypochondrie. Depersonalisation und Hypochondrie können besonders in chronischen Zuständen als vorherrschende Merkmale auftreten, die Angstsymptome treten dann in den Hintergrund.
Eine andere Gruppe neurotischer Störungen stellen Zwangszustände dar. Sie sind durch Ideen, Gedanken oder Vorstellungen charakterisiert, die sich gegen den eigenen Willen ins Bewußtsein drängen, so daß der Mensch ständig mit einem besonderen Inhalt beschäftigt ist. Es kann sich um Krankheitskeime, Messer oder gar die Bedeutung des Universums handeln. Es gelingt nicht, die Aufmerksamkeit auf andere Dinge zu lenken. Diese Erlebnisse sind oft sehr störend und quälend. Sie können auch zusammen mit anderen Phänomenen, wie beispielsweise der Agoraphobie, auftreten. Der wesentliche Unterschied zwischen Zwang und Phobie besteht darin, daß der Zwangsneurotiker „keine direkte Furcht vor einem Objekt oder einer Situation hat, sondern, daß er eher unter der Vorstellung der Konsequenzen leidet" (Marks 1969). Beispielsweise war eine Frau stärker von der Vorstellung beeinträchtigt, sie könne sich durch *kleine* Glassplitter verletzen als durch *große* Glassplitter, die sie tatsächlich sehen und entfernen konnte.

Da die angstauslösenden Objekte im Falle von Zwangsbefürchtungen weniger deutlich sind, ist die Gefahr der Generalisierung größer. Infolgedessen kommt es zu abwehrenden Ritualien, die die gesamte Person und auch alle Menschen der Umgebung in Anspruch nehmen. Ein junger Mann konnte sich nie entscheiden, ob er an alle Gefahrenquellen gedacht hatte, wenn er über eine Straße gehen wollte. Er fürchtete sich, daß beispielsweise ein Motorradfahrer seiner Aufmerksamkeit entgangen sein könnte und er dadurch einen Unfall verursachen könnte. Somit stand er stundenlang zögernd an der Bordsteinkante, unfähig, die Straße zu überqueren. Offensichtlich wurde sein gesamtes Leben durch diese zwanghafte Besessenheit beherrscht. Er war unfähig zu arbeiten, hatte keinen sozialen Kontakt und selbst seine engen Anverwandten konnten schließlich sein bizarres Verhalten nicht mehr tolerieren. Er mußte schließlich in eine Klinik eingewiesen werden.

Bei Zwangszuständen sind Desensibilisierungstechniken weniger erfolgreich als bei Phobien, besser scheinen hierbei Überflutungstechniken zu sein. Bei endogenen Psychosen und bei Neurosen gibt es keine Beweise, daß die Psychoanalyse erfolgreicher als andere Behandlungstechniken sei. Allerdings kann eine stützende Psychotherapie und eine spezielle Beratung dem Patienten helfen, mit seinen Problemen besser zurechtzukommen. Damit wird unser Überblick über endogene Psychosen und Neurosen vervollständigt, mit Ausnahme der Schizophrenie, die wir im nächsten Kapitel genauer behandeln werden.

Es sollte ausreichend klar geworden sein, daß ein mehrdimensionaler Zugang nicht im Widerspruch zur Kategorisierung von Krankheitsbildern steht, solange man davon ausgehen muß, daß es ebensoviele, durch fließende Übergänge zusammenhängende (Kontinua) wie einzeln und abgegrenzt beschreibbare (diskrete) Syndrome gibt.

Aus diesem Grunde haben eindimensionale Theorien der Psychose wenig Erklärungswert. Theorien, die die Neurose in dieselbe Dimension eingliedern wollen, sollte man weglassen. Die Komplexität und Vielfalt der klinischen Phänomene darf auf diese Weise nicht eingeschränkt werden. Zweifellos werden später die unterschiedlichen Kontinua miteinander in Beziehung gesetzt werden können. Bisher lassen sich nur einige Spekulationen dazu anstellen. Jedoch sind Krankheitstheorien da am erfolgreichsten, wo sie bei diskreten Syndromen angewendet werden können. Es scheint keinen Grund zu geben, das bei psychiatrischen Störungen anders zu sehen.

3.6 Persönlichkeitsstörungen

Der Terminus *Persönlichkeit* wird gewöhnlich gebraucht, um auf die Kombination dauerhafter, individueller psychologischer Merkmale hinzuweisen. Selbst wenn die Menschen ewig leben würden, wäre es schwer vorzustellen, daß es noch einen Winston Churchill oder Franklin Roosevelt gäbe. Die eigentliche Idee der *Persönlichkeitstypen* oder *Persönlichkeitsstörungen* scheint somit widersprüchlich zu sein. Trotzdem liegt etwas Nützliches darin. Menschen haben nun einmal gewisse Eigenschaften gemeinsam. Klassifizierungen werden in drei hauptsächlichen Arten durchgeführt:
1. Ad hoc deskriptive Kategorien, diese sind von Schriftstellern, Beamten, Soldaten oder Ärzten vorgeschlagen worden, die die Menschen aus ihrer Erfahrung heraus beschreiben,
2. Klassifikation auf der Grundlage gering ausgeprägter Störungen, beispielsweise depressive oder schizoide Persönlichkeiten, und
3. Systeme, die auf verschiedenen psychologischen Theorien basieren.

3.6.1 Ad-hoc-Zugang zu Persönlichkeitsstörungen

Die erste Art der Klassifikation ist bei weitem die interessanteste, aber unglücklicherweise nimmt jeder, der klassifiziert, andere Typeneinteilungen vor. Die Galerie der Persönlichkeiten, die von den Menschenkennern Anthony Trollope oder Jane Austen erdacht wurde, sollte von angehenden Wissenschaftlern nicht verschmäht werden. Die beiden wußten, daß gewisse Wesenszüge den Menschen lebenslang begleiten.
Wir brauchten nicht alle Ad-hoc-Formulierungen der Persönlichkeitstypen zu erwähnen bis auf eine, die wir detaillierter betrach-

ten wollen, nämlich das Konzept der Psychopathen und Soziopathen. Es geht auf Beschreibungen des frühen 19. Jahrhunderts zurück mit den Begriffen der „sittlichen Geistesschwäche" und „sittlichen Geisteserkrankung". Prichard (1963) beobachtete beispielsweise, daß einige Verbrecher keine Kontrolle über ihr Verhalten und keine ethischen Gefühle zu haben schienen, obwohl sie intelligent waren und nicht an Wahnvorstellungen litten. Seit dieser Zeit haben viele Psychiater zu dieser Beschreibung eines Persönlichkeitstypus beigetragen, der sich charakteristischerweise antisozial verhält. Viele Jahre lang wurde diese Veranlagung als eine Form der geistigen Behinderung angesehen. Das britische Mental-Health-Gesetz von 1959 erkannte formal eine Kategorie der Psychopathen an, welche von Geisteskranken und Schwachsinnigen getrennt wurde. „Eine bleibende Störung oder geistiges Unvermögen..., die sich in einer abnormen Aggressivität oder in einer verantwortungslosen Lebensführung ausdrückt und eine medizinische Behandlung erfordert". Junge Leute, die eines Vergehens für schuldig befunden wurden, konnte man aufgrund dieser „Diagnose" eine Zeitlang einsperren. Aber von dieser Möglichkeit wurde selten Gebrauch gemacht. Es sind Fälle beschrieben worden, in denen Vergewaltigungen und Mord als Kulmination einer frühkindlichen Entwicklungstendenz angesehen wurden. Familienangehörige und Lehrer waren von gewalttätigen Phantasien und Grausamkeiten alarmiert worden, die an Tieren und kleineren Kindern durchgeführt wurden. Es fehlten jegliche Reue und Mitleidsgefühl für die Opfer. Bestrafungen blieben wirkungslos. Die Triebfedern scheinen in solchen Fällen anlagebedingt zu sein. Es läßt sich nicht mit dem legalisierten Töten von Soldaten zu Kriegszeiten vergleichen, das eindeutig ein soziales Phänomen ist. Es hat auch nichts mit dem Mord eines Sicherheitsbeamten einer Bank während eines organisierten Raubzuges zu tun. Der Psychopath mag im tiefsten Inneren völlig unsicher sein, warum er denn so handelt. Haslam, ein Meister der klinischen Beschreibung, publizierte 1809 den Fall eines 10jährigen Jungen. Der war seit seinem 2. Lebensjahr „so boshaft und unkontrolliert, daß er von zu Hause weg zu einer Tante zur Erziehung geschickt wurde". Er wurde mit Güte behandelt, „jeder Wunsch wurde ihm erfüllt und er wurde wegen irgendwelcher Boshaftigkeiten niemals zurechtgewiesen". Trotzdem entwickelte er sich zum Schrekken der Familie. Als er 9 Jahre alt war, beauftragte man einen Erzieher, ihn strenger zu überwachen. Aber er reagierte auch auf diese Maßnahme nicht. Er zerriß seine Kleider, zerbrach alles, was man ihm gab und tat immer das Gegenteil von dem, was man von ihm verlangte. Er war völlig indifferent gegenüber Bestrafungen. Er zerbrach alles, Porzellan, Glas und Steingut, was in seiner Reichweite war". Er konnte sich niemandem anschließen und schien unfähig, Freunde zu gewinnen. „Er war nicht empfänglich für Güte, die man ihm entgegenbrachte". Er war bösartig, grausam zu kleinen Tieren, „unterdrückte die Schwächeren und mied die Gesellschaft derer, die kräftiger waren als er. Der Erzieher fürchtete sich allmählich vor ihm". Haslam stellte fest, daß der Junge körperlich und geistig normal war, aber wohl wußte, daß irgendetwas mit ihm los war: Er sagte, „Gott habe ihn nicht so wie andere Kinder gemacht", und wenn man ihn reizte, drohte er, sich etwas anzutun. Haslam führte ihn durch das Bethlem-Krankenhaus. Von den Patienten, die angekettet in ihren Zellen saßen, war er überhaupt nicht berührt, sondern sagte mit großer Begeisterung: „Das ist für mich der richtige Ort." Nach einigen Wochen in dem Londoner Hospital schickte man ihn wieder zurück; in Anbetracht der langen Dauer seiner Erkrankung schien eine Behandlung unmöglich.

Der Begriff „stark aggressiver Psychopath" ist angemessen, wenn eine lange Liste anscheinend motivloser Verbrechen vorliegt. Es gibt kaum Beweise dafür, daß ein solches Syndrom mit irgendeiner zugrundeliegenden biologischen Abnormität in Zusammenhang steht. Einige Hinweise gibt es allerdings, etwa in den langsamen Wellen, die manchmal im EEG gefunden werden, sowie in der stärkeren Aggressivität infolge einer zerebralen Erkrankung (z. B. Enzephalitis). Die Korrelationen sind niedrig und führen zu keinerlei sinnvollen Verallgemeinerung bezüglich Vorgehensweise und Behandlung. Sehr wenige Psychiater sind bereit, eine Krankheitstheorie aufzustellen, um dieses Syndrom zu erklären. Bowlby (1975) hat die bekannte Hypothese aufgestellt, daß die Trennung von der Mutter in früher Kindheit verantwortlich für die Entwicklung zur psychopathischen Persönlichkeit sei. Diese Theorie wurde seither erheblich modifiziert (Rutter u. Madge 1975). Soziologische Theorien sind indes noch weniger plausibel.

Es ist verständlich, daß einflußreiche Denker recht unterschiedliche Behandlungsmethoden bei „aggressiven Psychopathen" vorschlagen. Einige meinen, das Gefängnis sei nutzlos, die einzig realistische Alternative sei eine geschlossene psychiatrische Anstalt. Andere argumentieren, daß eine medizinische Lösung des Problems ebenso nutzlos sei und eigene soziale Gefahren mit sich bringe. Aus wissenschaftlicher Sicht ist die Vermutung sinnvoll, daß später einmal eine Krankheitstheorie aufgrund der Konsistenz des Verhaltensmusters und dessen anscheinend unsozialen Charakters entwickelt werden könnte. Es ist nicht legitim, Ärzte für das Erkennen und die Behandlung solcher Psychopathen verantwortlich zu machen, um die Gesellschaft zu entlasten. Ärzte können allenfalls als Sachverständige vor Gericht gehört werden.
Diese Überlegung trifft auch auf Menschen wie Hitler zu, deren Verhalten so schädlich ist, daß man es als pathologisch ansehen könnte. Hitler gab sich Phantasien hin, die andere Leute von sich weisen würden. Er beeinflußte auch andere, diese Phantasien zu verwirklichen. Wenn man genau weiß, wie die Dinge gelaufen sind, ist eine Beurteilung seiner Abnormität im nachhinein etwas ganz anderes als wenn man zu denselben Schlußfolgerungen zu der Zeit gelangt wäre, da sie wirklich notwendig gewesen wären, nämlich am Anfang seiner ruchlosen Karriere, als er von Millionen bewundert wurde. Viele Staatsmänner haben ihn damals als klugen und nationalistischen Politiker und damit als ihresgleichen angesehen. Sicherlich haben einige Leute ihn als Gefahr für das zivilisierte Leben erkannt, das begründet sich aber nicht auf der Diagnose einer „Persönlichkeitsstörung". Das „Problem Hitler" bestand – und besteht zuweilen noch heute – in der Frage, ob vorbeugende Maßnahmen zu ergreifen sind, wenn jemand ohne offensichtliche Geisteskrankheit offen erklärt, grausam gegen andere Menschen vorgehen zu wollen. Soll man abwarten, bis er tatsächlich grausam wird? In diesem Fall würde die „Persönlichkeitsstörung" eine Post-hoc-Diagnose darstellen. Wenn die Feststellung früher getroffen werden soll, müßte man sehr gute prognostische Beweismittel anführen können, sonst würden viele harmlose Leute aufgrund ihrer Phantasien eingesperrt.

3.6.2 Persönlichkeitsstörungen als leichtere Varianten von Krankheitsfällen

Eine andere Auffassung der Persönlichkeitsstörungen stammt ursprünglich von Kraepelin (1909 ff.). Jedem Haupttyp einer psychiatrischen Erkrankung ordnete man eine eigene Persönlichkeitsvariante zu. So spricht man von schizoider, paranoider, zyklothymer, depressiver, ängstlicher, zwanghafter und hysterischer Persönlichkeit. Von der klinischen Praxis her ist diese Klassifikation sinnvoll, man kann sie aber noch nicht als wissenschaftlich fundiert ansehen, da die Persönlichkeitstypen nicht zuverlässig genug erkannt werden können. Eine eindeutige Beziehung zu einer manifesten psychiatrischen Erkrankung hat bisher niemand aufzeigen können.

3.6.3 Theoretische Systeme der Persönlichkeitsklassifikation

Die dritte, mehr theoretische Betrachtungsweise hat zwei Richtungen. Es wurden verschiedene psychodynamische Theorien aufgestellt, die die Ursachen aller psychiatrischen Störungen durch psychologische Fehlentwicklungen der frühen und späteren Kindheit zu erklären suchen, dazu gehören auch die Schizophrenie, die affektiven Psychosen, die Neurosen und die Persönlichkeitsstörungen. Da es sehr schwierig ist, genau festzustellen, welche frühen Störungen spätere psychische Schäden verursacht haben, muß man sich nach Post-hoc-Interpretationen von Experten richten. Diese sprechen oft zu ihren Schülern mit großer Überzeugungskraft; es handelt sich dabei aber nicht um eine wissenschaftliche Tradition. Die zweite Art der Persönlichkeitstheorien basiert auf der Idee der statistischen Abweichung von der Norm. Viele berühmte klinische Psychiater und Psychologen haben Theorien dieser Art aufgestellt, dazu gehören Pierre Janet, Carl Gustav Jung, Ernst Kretschmer, Kurt Schneider, Henrick Sjöbring und Hans Eysenck. Die meisten dieser Systeme beziehen sich mehr oder weniger auf die beschriebenen klinischen Typen. Hinweise auf genetische, physiologische und psychologische Korrelationen wurden mit mehr oder weniger Erfolg weiterentwickelt. All diese Systeme haben sich in der Praxis bisher nicht als brauchbar erwiesen, wahrscheinlich weil sie zu stark vereinfachen. Der beste Beurteilungsparameter ist wahrscheinlich die Intelligenz, obwohl die untersuchten Fälle erheblich variieren können. Der eine mag wegen seines exzellenten Gedächtnisses und seiner guten Verbalisationsfähigkeit als hochintelligent gelten, während der andere ohne diese Vorteile wegen seiner Fähigkeit, logisch zu denken, genauso intelligent sein mag. Jeder kompensiert seine Mängel, in dem er sich anderer Fähigkeiten bedient. Weitere Persönlichkeitsmerkmale wie Neurotizismus oder Extraversion/Introversion sind weniger einheitlich und weniger zur Vorhersage geeignet. Mittlerweile konnten viele empirische Daten gesammelt werden; von daher ist weiterer wissenschaftlicher Fortschritt zu erwarten; vielleicht im Zusammenhang mit der Erforschung genetischer Faktoren.

Bei jeglicher Klassifikation von Persönlichkeitsstörungen – anekdotisch, psychiatrisch oder theoretisch – tendieren Menschen mit ungewöhnlichen Persönlichkeitszügen mehr als andere dazu, ihre Umgebung zu beeinflussen, und zugleich auch dazu, sich mehr als andere beeinflussen zu lassen. Menschen, deren Charakter von den üblichen Maßstäben abweicht, geraten stärker unter Druck und entwickeln eher Symptome. Manch einer trägt selbst dazu bei, sich so lange Streßsituationen auszusetzen, bis er zusammenbricht. Infolgedessen ist die Persönlichkeit eine Variable, die man bei den Theorien über die Verursachung von Geisteskrankheiten und leichteren psychiatrischen Störungen berücksichtigen muß.

3.7 *Hysterie*

Die Hysterie gehört zu den ältesten Krankheitsbegriffen in der Medizin und hat mehr als alle anderen zu erheblichen Kontroversen um psychiatrische Störungen beigetragen. Der Begriff selbst stammt aus der Zeit von Hippokrates. In der traditionellen Theorie war die Hysterie eine Krankheit des Uterus, der im Körper herumwanderte und auf diese Weise zahlreiche Leiden verursachte. Ärzte, wie beispielsweise Aretaeus, hatten jedoch schon erkannt, daß dieses Leiden sowohl bei Männern als auch bei Frauen vorkam.

Wahrscheinlich wurde der Begriff Hysterie damals wie heute als eine Art Sammeltopf für alle Leiden verwendet, die in keine andere Diagnose paßten. In der griechischen Medizin erklärte man die Hysterie aus natürlichen Ursachen. Später kam es zu Interpretationen aus dem Übernatürlichen. Die Behandlungsarten hingen davon ab, ob man die Kranken als vom Teufel besessen oder als Hexen ansah. In beiden Fällen war die Kur oft schlimmer als die Erkrankung. Ein bekannter englischer Kliniker, Thomas Sydenham, schrieb im Jahre 1680 eine Abhandlung über die Hysterie, in der er zur Tradition der Erklärung aus natürlichen Ursachen zurückkehrte. Er beschrieb derartig viele Symptome, daß man die Hysterie als Differentialdiagnose für praktisch jede andere Erkrankung verwenden konnte. Die Hysterie konnte in Form von Diarrhoe, Muskelschmerzen, Husten, Rückenschmerzen oder Krampfanfällen auftreten. Sie konnte Männer befallen, obwohl sie meist bei verwöhnten Frauen auftrat, und sie konnte durch Erregung, Geburt oder Fasten ausgelöst werden. Für Sydenham war die Hysterie ein Rätsel, und er konnte sich nicht zwischen einer somatischen und einer psychologischen Erklärung entscheiden. Gegen Ende des 18. Jahrhunderts fand Franz Mesmer heraus, daß er einigen seiner Patientinnen durch Suggestion helfen konnte. Die Wirksamkeit erklärte er durch ein Fluidum in seinem Körper, das er „Lebensmagnetismus" nannte. Er führte sowohl individuelle als auch Gruppenbehandlungen durch und seine Methoden wurden sehr bekannt. In England wurde der *Mesmerismus* von James Braid eingeführt, ein Arzt aus Manchester, der den Magnetismus unter dem Namen Hypnose populär machte. Zur selben Zeit berichtete John Elliotson von chirurgischen Operationen, die unter „magnetischem Schlaf" durchgeführt wurden. In der Mitte des 19. Jahrhunderts erreichte diese Idee die USA und wurde in einigen der zahlreichen religiösen Bewegungen dieser Zeit als Spiritismus aufgenommen. Die Geister der Toten begannen zu erscheinen. Sie bewegten die Möbel und machten sich durch Klopfen bemerkbar. Andererseits stellten sie im kleinstädtischen Milieu ein phantasiereiches Element dar. Später zeigten sich die Geister einmal selbst oder mittelbar durch „Medien".
Zu dieser Zeit kam die Hypnose in Verruf, sie wurde aber von Liébault, Bernheim und Charcot in Frankreich wieder aufgegriffen.

Charcot war ein großer Neurologe. Er interessierte sich für die Hypnose, als er versuchte, zwischen echten und pseudoepileptischen Anfällen zu unterscheiden. Er beschrieb drei Stadien in der Entwicklung der Hypnose: Lethargie, Katalepsie und Somnambulismus. Er wies nach, daß hysterische Zustände, wie Lähmungen oder Mutismus, durch die Hypnose experimentell hervorgerufen und auch zum Verschwinden gebracht werden konnten. Viele Charakteristika der Hysterie, die Charcot beschrieben hatte und die von ihm als Krankheitszeichen angesehen wurden, waren in der Tat das Ergebnis von Suggestionen. Nach der Ansicht von Bernheim konnten alle Menschen mehr oder weniger durch Suggestion beeinflußt werden; er verwendete die formale Hypnosetechnik seltener. Die Behandlung durch Suggestion nannte er Psychotherapie.

Was während des hypnotischen Zustands suggeriert worden war, konnte später ohne bewußte Erinnerung ausgeführt und vom Hypnotiseur wieder ins Bewußtsein zurückgeholt werden. Phänomene wie Somnambulismus, „multiple Persönlichkeit" und die Vorstellung eines unbewußten Geistes, der Träume und die Manifestation von „Instinkten" erklärte, kamen stärker auf. Janet und Freud wurden durch die Tätigkeiten Bernheims und Charcots stark beeinflußt. Janet hob die Beziehung zwischen Hypnotiseur und Patient besonders hervor. Er nahm an, daß die Gefühle des Patienten unmißverständliche kindliche Abhängigkeitswünsche und erotische Elemente enthielten. Ellenberger (1970) unterscheidet die Erklärungssysteme Janets und Freuds: Janet sei von der französischen Aufklärung, Freud, Adler und Jung von der deutschen Romantik beeinflußt. Janet entwickelte eine Technik der rationalen psychologischen Analyse, die auf dem Freilegen von unbewußten fixen Ideen beruhte, von denen er annahm, daß sie aus früheren traumatischen Ereignissen herrührten. Ein eingeengtes Bewußtsein verdunkelt den Zusammenhang zwischen Symptom und Trauma. Wenn aber die fixen Ideen enthüllt und besprochen sind, kann die Heilung eintreten. Nur bei der Hysterie sind diese Prozesse unbewußt, bei anderen neurotischen Erkrankungen, besonders bei denen, die Janet Psychasthenie nannte, sind sie eher bewußt. Der Rapport zwischen Therapeut und Patient ist ein wichtiges Medium für die Therapie. Janets Ideen wurden über viele Jahre hinweg systematisch formuliert. Außerhalb von Frankreich ist sein System aber praktisch unbekannt, und selbst im eigenen Lande ist es wenig einflußreich. Man schreibt Freud eine Revolution des menschlichen Denkens zu, die der von Darwin und Marx gleichkommt. Ellenberger zitiert Granjels Vergleich zwischen Freud und Schopenhauer: Beide hielten den Menschen für grundsätzlich irrational, beide dachten, daß die Ursprünge der Motivation sexueller Natur seien, und beide betrachteten die Menschheit mit einem tiefgehenden Pessimismus. Freuds Hypothese über die Hysterie war eine radikalere Version des Systems von Janet. Zur damaligen Zeit gab es viel Streit darum, welches Konzept den Vorrang haben sollte. In seinem Buch *Geisteskrankheit – ein moderner Mythos?* vertritt Szasz (1961) die Ansicht, daß Freuds Beitrag nicht darin bestanden habe, die Hysterie als eine Geisteskrankheit zu beschreiben, er habe sich damit nur dafür eingesetzt, daß Hysteriker „krank" genannt werden sollten. Er hielt das zentrale Syndrom der Hysterie für iatrogen bedingt, d. h. die Patienten verhielten sich demnach nur den Vorstellungen der Ärzte gemäß. Die neuen Theorien erklärten die Vielzahl der Symptome auch nicht besser als Sydenham oder die alten Griechen es getan hatten. Szasz hebt hervor, daß die Tendenz verbreitet war, jegliches Erleben oder Verhalten, das man für sozial unerwünscht hielt, als Krankheit abzustempeln. Dazu gehörten Straffälligkeit, Scheidung, Totschlag, Drogenabhängigkeit usw., Verhaltensweisen, die man mit psychoanalytischen Begriffen zu verstehen versuchte. „Indem immer weitere Bereiche zu ihrer speziellen Disziplin gezählt wurden, vergrößerten die Psychiater ihr Prestige und ihre Macht." Man behauptete, daß Hysteriephänomene wie Katalepsie, Somnambulismus und „multiple Persönlichkeit" häufiger von Ärzten induziert wären als daß sie spontan vorkamen. Allerdings tauchten in der Ära des Magnetismus und der Hypnose ähnliche Phänomene auch häufig bei außermedizinischen Sitzungen auf. Zustände von Bewußtseinsspaltungen waren von bestimmten Gruppierungen als erwünscht angesehen und wurden oft mit religiösen Zeremonien verbunden. Es bestehen Ähnlichkeiten zu den Methoden, Trance- und Besessenheitszustände auszulösen, wenn einzelne oder Gruppen die Erfahrung der Verbindung mit übernatürlichen Kräften machen. Dabei könnte jedes psychiatrische Symptom nachgeahmt werden.

Es gibt Phänomene, die denen, die man durch Suggestion hervorrufen kann, ähneln. In Anbetracht der örtlichen Unterschiede, gibt es verschiedene Syndrome, die für bestimmte Gegenden charakteristisch zu sein scheinen. Es sind gewöhnlich Zustände der Erregung oder Panik, die überall auftreten können. Sie können aber von der regionalen Tradition in einer Weise beeinflußt sein, als ob es sich um spezifische Psychosen handeln würde. Die Windigo-Psychosen der Chippewa, Ojibwa und Cree-Indianer zeigten deutlich, wie sich solche Zustände entwickeln können. Lewis (1958) schreibt:

In den schweren Wintern des kanadischen Nordostens müssen diese Indianervölker große Entbehrungen auf sich nehmen. Der Mangel an jagdbaren Tieren zwingt jede Familie, für sich zu leben und setzt sie dem Risiko des Hungertodes aus. Manchmal kommt es zum Kannibalismus. Sie glauben an ein Monster, das während des Winters lebe, als Eisskelett Menschen fresse und im Frühling sterbe. Sie glauben auch, daß Menschen durch Zauberkraft zu ähnlichen kannibalistischen Wünschen kommen können und daß ihr Herz zu Eis verwandelt werden könne. Tatsächlich werden einige Mitglieder des Stammes durch die Hungersnot tief depressiv und überaus ängstlich. Ihre Wahrnehmung wird gestört, und sie sehen ihre Familienmitglieder als mollige, frische und einladende Biber. Einige Betroffene haben Einsicht in ihren Zustand und bitten, daß man sie töte, bevor sie ihrem kannibalistischen Drang nachgeben. Andere töten und essen tatsächlich Mitglieder ihrer Familie und auch andere Menschen.

Psychiater in allen Ländern müssen geschult werden, die verschiedenen Faktoren, die in jedem Einzelfall enthalten sind, zu sehen. Kulturbedingte reaktive Syndrome sind in einigen Entwicklungsländern verbreitet, vergleichbare Zustände kommen überall vor.
Das Phänomen der „Besessenheit" durch böse Geister sollte ebenfalls erwähnt werden. Es war im mittelalterlichen Europa sehr verbreitet. Die Opfer wußten, was von ihnen erwartet wurde. Die verbreitetsten Symptome waren anästhetische oder analgetische Hautbezirke, Krämpfe, Erbrechen, Fluchen und wie der Teufel sprechen. Die Priester dieser Zeit hatten ausgedehnte Rituale, um den Teufel auszutreiben, beispielsweise die Segnung mit Salz und Wasser.
Es gehört zum Wesen der hysterischen Erscheinungen, daß sie

von Zeit zu Zeit als psychische Epidemie auftreten. Eine der bekanntesten ereignete sich in dem Dorf Salem in Massachusetts 1692. Ihre Berühmtheit hängt zweifellos mit dem Bericht von Marion Starkey (1949) zusammen, die historische Genauigkeit mit guter Erzählungskunst verbindet. In Salem wurden 20 Hexen für schuldig befunden, das ist keine große Zahl im Vergleich mit den puritanischen und katholischen Hexenjagden in Europa. Gerade die geringe Anzahl macht aber die ganze Geschichte verständlich.

Die Tragödie begann in der kindlichen Phantasie einiger kleiner Mädchen, die durch die Erzählungen einer Negersklavin aus Barbados beeinflußt waren. Damals war eine so harmlose Tätigkeit *wie die Zukunft vorauszusagen* strikt verboten. „Gott, der alle Dinge zu seiner Zeit enthüllt, erlaubt nicht, daß sein Lenken auf die Probe gestellt wird. Nur der Teufel bedient sich solcher Mittel." Die Mädchen wußten das genau, da eine, Betty, die Tochter des Gemeindepfarrers Samuel Perris war und die andere ihre Cousine Abigail. Die Sklavin hieß Tituba; sie nahm der Frau des Pfarrers alle schwere Arbeit ab. Abigail war die ältere und mutigere der beiden Mädchen; sie weihte bald mehrere Freunde in die neuen Geheimnisse ein. Die 12jährige Ann Putnam war die jüngste. Ihre Mutter, die ebenfalls Ann hieß, hatte kurz zuvor lebhafte Träume gehabt, die sie zu deuten wünschte. Mehrere andere Mädchen waren um die 20 Jahre alt. Alle waren unverheiratet.

Von dem Beginn der Heimsuchung gibt es keinen zeitgenössischen Bericht, aber im Februar 1692 waren mehrere Mädchen besessen. Der Ausbruch begann bei Betty und Abigail und ging dann zu den nächsten Nachbarn über, einschließlich der jungen Ann Putnam. Es kam zu allerlei Anfällen mit den folgenden Erscheinungen: starrer Blick, heisere Laute, wie das Bellen eines Hundes, merkwürdige Stellungen, unkontrollierte Sprünge, unzusammenhängendes Schwatzen, Körperdrehungen und heftige Bewegungen. Der Arzt des Dorfes, William Griggs, war sehr erstaunt und übergab schließlich das Problem dem Pfarrer, da es sich um ein Werk des Teufels zu handeln schien.

Samuel Perris rief seine Kollegen zusammen und sie gaben sich viel Mühe, herauszufinden, wer für diese Hexerei verantwortlich war. Schließlich wurden Tituba und zwei Frauen aus dem Dorf benannt, eine war eine Verwahrloste namens Sarah Good, die andere war einigermaßen gutgestellt, hatte aber eine dubiose Vergangenheit und hieß Sarah Osborne. Tituba nahm die Anhaltspunkte von ihren Befragern rasch auf und gestand, daß sie als Hexe verwendet worden war. Sie versicherte jedoch, daß die beiden anderen Frauen verantwortlich seien. Wahrscheinlich nur als Ausschmückung sagte sie, daß neun Hexen einen Pakt mit

dem Teufel geschlossen hätten. Die meisten wären wahrscheinlich froh gewesen, wenn die Angelegenheit mit nur drei ziemlich unwichtigen angeklagten Hexen erledigt gewesen wäre, aber nun weitete sich die Sache aus. Die betroffenen Mädchen wurden nochmals befragt, und die junge Ann Putnam benannte Martha Cory, ein Mitglied der Kirchengemeinde. Sie war eine angesehene Frau, aber nicht sehr beliebt. Zu einer ersten Vernehmung des Magistrats wurde sie in das Gemeindehaus gebracht; die Mädchen, die sie angeschuldigt hatten, saßen auf den vorderen Bänken und die Kirchengemeinde hinter ihnen. Martha stritt alles ab und schlug vor, man solle diesen irregeleiteten Kindern nicht alles glauben. Die Mädchen schrien, schüttelten sich und ahmten jede Bewegung von Martha nach; sie sagten, sie könnten eine Trommel schlagen hören und sehen, wie sich alle Hexen in Essex versammelten.
„Ihr könnt nichts beweisen" rief Martha, ehe sie ins Untersuchungsgefängnis gebracht wurde. Aber diese Feststellung war völlig unerheblich, weil sie und keine der Angeschuldigten beweisen konnten, daß sie keine Hexen waren.
Die Mädchen hatten eine erstaunliche Macht über Leben und Tod erreicht. Nachdem einmal die Barriere der Respektspersonen durchbrochen war, folgten rasch weitere Anschuldigungen: Ann Putnam und Abigail benannten als nächste Rebekka Nurse, eine ältere, taube Dame aus guter Familie mit untadeligem Ruf. Ihre erste Vernehmung trug sich so zu, wie bei Martha Cory. Ann Putnam, die Mutter, erzählte, daß ihre kleinen, längst verstorbenen Nichten in ihren Leichengewändern ihr erschienen seien und erzählt hätten, daß sie von Rebekka getötet worden wären. Als nächste wurden Rebekkas zwei Schwestern, dann John Procter und seine Frau Elisabeth beschuldigt, und so ging es weiter, einschließlich einem früheren Priester des Dorfes, namens Georges Burroughs. Im April waren es 22 und im Mai 39, die angeschuldigt waren. Insgesamt wurden 19 Hexen gehängt und mehr als 100 verdächtigt und ins Gefängnis gesteckt, ehe die Pfarrer und die Öffentlichkeit unruhig wurden. Als die Ehefrau eines der leitenden Pfarrer im Traum eines der jungen Mädchen auftauchte, merkte man, daß die Dinge zu weit gegangen waren. Die Mädchen handelten unüberlegt, sie beschuldigten sogar die Frau des Gouverneurs. Mitte Oktober untersagte dann der Gouverneur weitere Einkerkerungen und Verhandlungen wegen Zauberei.
Marion Starkey, die bei O. H. Mowrer Psychologie studiert hatte, erzählt diese Geschichte mit vollständigeren historischen Details als frühere Autoren. Sie hat sie am Ende des 2. Weltkriegs geschrieben und zieht Parallelen zu zeitgenössischen Ereignissen. Sie erklärt die Ereignisse als typisch hysterische Phänomene, die bei Teenagern auftreten, welche in einer frommen puritanischen

Gemeinschaft aufgewachsen sind, deren Priester zur Epidemie ihre Zustimmung gaben und sie unbewußt weiter förderten. In seinem Schauspiel *The Crucible* beschrieb Arthur Miller ähnliche Geschehnisse während der McCarthy-Ära in den USA.
Die Vorgänge erinnern tatsächlich an Hitler und McCarthy. Sie unterstützen den von Szasz erhobenen Vorwurf, daß man die Hysterie als eine Krankheit bezeichnet hat.

Martha Cory und John Procter wußten, daß die Mädchen die Unwahrheit gesagt hatten und daß eine Tracht Prügel der Sache ein Ende gemacht hätte. Wahrscheinlich waren die meisten der Mädchen in der Lage, ihre „Anfälle" zu kontrollieren, so wie Samuel Parris seinen religiösen Eifer kontrollieren konnte. Sie agierten eher auf einer Bühne als daß sie bewußt logen, und sie hatten ein williges Publikum. Das Verhalten von einigen anderen, beispielsweise der Mutter Ann Putnam und Abigail Williamson, kann nicht so leicht erklärt werden. Sie waren talentierter und vielleicht besser in der Lage, „außer sich zu geraten". Solche Talente gibt es überall, aber sie entfalten sich nur in besonderen Kulturen.

Trotz der bestechenden Erklärung ist die Erzählung Marion Starkeys von der Hysterieepidemie im Neuengland des 17. Jahrhunderts unbefriedigend. Sie erklärt einfach nicht, warum sie zu dieser Zeit und an diesem Ort auftrat. Die Beschäftigung mit den einzelnen Menschen und ihren Motivationen ist etwas einseitig. Historische Ereignisse können nicht lediglich mit psychologischen Begriffen erklärt werden.

Boyer u. Nissenbaum haben kürzlich (1974) eine Analyse der Ereignisse in Salem publiziert, die auf der detaillierten Kenntnis von kirchlichen und städtischen Akten bis zu 20 Jahren vor dem Ereignis beruht. Sie wissen, wie die Kirchengemeinde, eine Frühform der Demokratie, zu wählen pflegte, wer wieviele Steuern zahlte und wer von den Bürgern zu einem öffentlichen Amt gewählt worden war. Sie haben Gemeindepetitionen, Familientestamente, Urkunden, Eigentumsübertragungen, Zeugenaussagen und Bände von Predigten gelesen. Sie stellen heraus, daß die kleinen Untaten, die von Betty und Abigail unter dem Schutz von Tituba begangen wurden, zu dieser Zeit wahrscheinlich über ganz Neuengland verbreitet waren. Zauberei war keine Seltenheit.

Der schlimme Verlauf der Dinge in Salem war aber ungewöhnlich. Nach der Festnahme der ersten drei Frauen hätte normalerweise die Sache vorüber sein müssen. Ein weiterer Fall von Zauberei wurde im Jahre 1692

Hysterie 87

ganz anders behandelt. Das betroffene Mädchen fand viel Aufmerksamkeit, der Pfarrer nutzte aber die Gelegenheit zu weiteren religiösen Erbauungen in seiner Gemeinde. Der entscheidende Faktor war die Interpretation, welche die Erwachsenen den zweideutigen Ereignissen gaben. Die Mädchen hatten ursprünglich nichts über Zauberkraft gesagt. Einige von ihnen schienen die Ereignisse eher mit einem göttlichen als einem dämonischen Ursprung zu verbinden. Nur etwa 10 Mädchen in Salem waren tatsächlich betroffen und nach dem ersten Dutzend Hexen im eigenen Ort benannten sie die meisten aus Gemeinden des übrigen Essex-Bezirks. Wahrscheinlich haben die Mädchen diese Leute gar nicht persönlich gekannt, ihre Namen müssen ihnen zugetragen worden sein. Boyer u. Nissenbaum stellen fest, daß 12 von 14 beschuldigten Dorfbewohnern im östlichen Randbezirk des Dorfes lebten. Hingegen kamen 30 von 32, die als Ankläger registriert waren, aus dem Zentrum des Dorfes. Beim Verfolgen dieser Hinweise konnten sie Feindschaften aufspüren, zwischen denen, die im Zentrum des Dorfes lebten und denen, die unternehmerischere, fortschrittlichere und weitblickendere Bürger des östlichen Teils waren, dessen ökonomische Verbindung stärker mit der Stadt Salem bestand; nach Boston war es die zweitgrößte Stadt in der Kolonie. Es handelte sich um Familien aus dem Zentrum des Dorfes, die von den Putnams angeführt wurden. Sie wollten unabhängig von der Kirche in der Stadt Salem eine eigene Kirche aufbauen. Damit wäre es zu einer Trennung von Dorf und Stadt gekommen. James Bayley, der erste Pastor des Dorfes, war 1672 ernannt worden. Zu der Zeit gab es immer noch zwei Parteien, die miteinander in Konkurrenz lagen. Die eine, die von Nathaniel Putnam angeführt worden war, opponierte gegen Bayley, da er ihn und seine Anhänger nicht ausreichend unterstützte. James Bayley zog sich 1680 zurück und Georges Buroughs wurde an seiner Statt ernannt. Ihm erging es nicht besser. John Putnam hatte ihn wegen Schulden einsperren lassen. Es war der Pfarrer, der später als Hexer gehängt wurde. Burroughs gab 1682 das Amt ab, und der Ruf des streitsüchtigen Dorfes war so schlecht, daß man zwei Jahre brauchte, um mit einem anderen Pfarrer die freie Stelle besetzen zu können; das war Deodat Lawson. Nach trügerischer Ruhe kam es zu neuen Kontroversen. Dieses Mal unterstützten die Putnams den Pfarrer. Wahrscheinlich waren sie es, die seine Wahl arrangiert hatten. Lawson bemühte sich aber, eine völlig unabhängige Kirche im Dorf durchzusetzen. Die Opposition wurde von Mitgliedern einer einflußreichen Familie der östlichen Gegend, den Porters, angeführt. Die Stadt Salem stellte sich auf die Seite von Josef Porter. Lawson verließ nach Ablauf seines Vertrages 1688 diesen Posten. Die von den Putnams angeführte Gruppe hatte zu dieser Zeit die Oberhand im Dorf. Sie setzten Samuel Parris ein. Bezüglich der unabhängigen Dorfkirche waren sie diesmal sehr erfolgreich.

Zwischen den beiden Gruppen der Dorfbewohner hatte es jahrelang Streit gegeben, wobei jedesmal eine Zeitlang eine der beiden Gruppen die Oberhand hatte. Samuel Parris kannte seine Feinde im Dorf, viele von ihnen behielten ihre Mitgliedschaft in den anderen Kirchen. Neben der wirtschaftlichen Konkurrenz der beiden Seiten gab es bittere persönliche Feindschaften. Die Putnam-Familie war auf dem absteigenden Ast, während sich die Porters hocharbeiteten. Im Leben des Seniors Thomas Putnam gab es eine Glanzzeit der Familie mit acht Kindern. Im Alter von 54 Jahren heiratete er jedoch ein zweites Mal. Josef Putnam war das einzige Kind der zweiten Ehe; er und seine Mutter erhielten den größten Teil des Vermögens, als Thomas Putnam senior starb. Über diese Tatsachen waren Thomas Putnam junior und seine Frau Ann sehr enttäuscht. Josef heiratete in die Porter-Familie ein und übertrug das Vermögen dorthin. Die Gefühle von Thomas und Ann und dem Rest der Putnam-Familie kann man sich gut vorstellen.

Das ist der Hintergrund der Ereignisse des Jahres 1692, in denen Samuel Parris und Ann Putnam, die ältere (die Frau von Thomas junior), solch eine zentrale Rolle spielten. Man kann darüber spekulieren, ob die betroffenen Mädchen wußten, daß sie logen. Interessanter ist die Frage, wieviel davon Parris selbst und die leitenden Mitglieder der Putnam-Familie wußten. Es ist unmöglich, aus dem damaligen Aktenmaterial die Vorgänge, die im Stil der Zeit – gespickt mit Bibelsprüchen – dargestellt wurden, genauer zu eruieren. Obgleich viele bezüglich der Hexerei skeptisch waren, haben die Angeschuldigten diese Dinge nicht an die große Glocke gehängt. Rebekka Nurse und ihre Schwestern und John und Elisabeth Procter waren Freunde der Porters, und Isaak Porter versuchte, bezüglich des Falles um Rebekka Nurse, eine Opposition zu mobilisieren.

Die Porters haben erst nach vielen Jahren den Kampf gewonnen. Parris wurde vertrieben, und die Situation der Putnams verschlechterte sich weiterhin. Die Porters erlebten ihren Aufstieg als Vorboten des neuen Kapitalismus.

Es handelte sich um die Verflechtung von ökonomischen, politischen und familiären Interessen sowie Rivalitäten und zufälligen individuellen Motivationen.

Nach Boyer und Nissenbaum ist dieses ein geschichtliches Drama, das auf einer kleinen Bühne gespielt wurde. Wirft es aber neues Licht auf die kleine Gruppe hysterischer Mädchen, die als Ankläger auftraten? Sie müßten über den Zweck des Ganzen Hinweise erhalten haben. Ann Putnam, die Mutter, gehörte zur konservativen Partei, und sie war die Mutter der jüngeren Ann,

die mit den größten Einfluß ausübte. Wie bewußt die Beeinflussung stattgefunden hat, können wir nicht genau sagen; über die Tatsache selbst gibt es aber keinen Zweifel.
Szasz würde wahrscheinlich so argumentieren, daß die Mädchen bewußt gelogen hätten, um Aufmerksamkeit zu erlangen. Die Erklärung ist allerdings etwas zu einfach. Andere Mädchen im Dorf waren nicht in derselben Weise betroffen. Innerhalb der Gruppe war Abigail mutiger als die anderen, und Ann Putnam, die Mutter, eher etwas merkwürdig. Betty Parris hatte wahrscheinlich keine hysterische Persönlichkeitsstruktur. Einige der Mädchen gaben später zu, daß sie wußten, was sie taten. Ihre Rechtfertigung resultierte aus der sozialen Situation, der erhofften Anerkennung und aus weiteren Komponenten. Wir müssen annehmen, daß solche Mechanismen bei manchen Leuten eher als bei anderen möglich sind, aber letztlich in jeder kleinen Gemeinschaft vorkommen können. Ihre Ausprägung hängt lediglich von der Schwierigkeit der Situation und von der Art der gesellschaftlichen Erwartung ab. Die Hexenepidemie in Salem ist einmalig, sie zeigt aber, wie Marion Starkey und Arthur Miller annehmen, daß latente Tendenzen sich ausbreiten und von einem entsprechenden Drahtzieher hochgespielt werden können. Die Hysterie hat gesellschaftliche Ursachen. Was daraus wird, hängt völlig von den Umständen ab. Die Betrachtung erfordert eine grundsätzlich unmedizinische Sichtweise, in der die Fehler von Charcot und Freud vermieden werden. Je mehr wir aber über die möglicherweise biologisch begründete Empfindsamkeit der Persönlichkeit wissen, desto besser ist es.
Unsere mangelnde Kenntnis eines hypothetischen biologischen Substrats bedeutet nicht, daß die Hysterie kein Fall für Ärzte sei. Wenn William Griggs in der Lage gewesen wäre, eine korrekte Diagnose zu stellen, als die Mädchen das erste Mal zu ihm gebracht wurden, und wenn er die gesellschaftlichen Kräfte innerhalb des Dorfes erkannt hätte, dann wäre es wohl zu einer Behandlung gekommen. Natürlicherweise war er selbst tief im puritanischen Denken verhaftet, und seine Schulung in psychologischen und sozialen Dingen war zweifellos mäßig. Ärzte sollten über das Vorkommen solcher Epidemien Bescheid wissen, ebenso wie sie über Typhus (der ja heutzutage auch nur selten auftritt) Bescheid wissen.

Man sollte vom Arzt erwarten können, daß er sowohl von seiner Ausbildung her als auch aus seiner praktischen Erfahrung heraus erkennen kann, wer zu hysterischen Reaktionen disponiert ist. Jaspers Beschreibung des Hauptmerkmals der prädisponierten Persönlichkeit ist folgende:

Will man den Typus irgendwie schärfer fassen, so kommt man immer wieder auf *einen Grundzug:* anstatt sich mit den ihr gegebenen Anlagen und Lebensmöglichkeiten zu bescheiden, hat die hysterische Persönlichkeit das Bedürfnis, vor sich und anderen mehr zu scheinen als sie ist, mehr zu erleben, als sie erlebensfähig ist. Anstelle des ursprünglichen, echten Erlebens mit seinem natürlichen Ausdruck tritt ein gemachtes, geschauspielertes, erzwungenes Erleben; aber nicht bewußt ‚gemacht', sondern mit der Fähigkeit (der eigentlichen hysterischen Begabung) ganz im eigenen Theater zu leben, im Augenblick ganz dabei zu sein, daher mit dem Schein des Echten. Daraus leiten sich verständlich alle weiteren Züge ab. Der hysterischen Persönlichkeit ist schließlich gleichsam der Kern ganz verlorengegangen, sie besteht nur noch aus wechselnden Schalen.

Es lohnt sich, in Jaspers *Allgemeine Psychopathologie* die gesamte Passage zu lesen. Wer nicht davon überzeugt ist, daß man eine solche Persönlichkeit gut definieren kann, der sollte die Beschreibung von Trollopes Lady Eustace lesen. Trollope gab offen zu, daß seine Hauptfigur verlogen war; in diesem Punkte würde er mit Szasz übereinstimmen. Es ist immer schwierig, in einen anderen Menschen hineinzusehen. Auch wenn man ihn gut kennt, kann man nur schwer feststellen, wieweit seine Motivationen bewußt sind. Und besonders schwierig ist es, bei hysterischen Charakterstrukturen zu sagen, wieweit eine bewußte Absicht in ihrem Handeln vorliegt.

Die *Folie à deux* (Verrücktheit zu zweien) ist ein anderes psychopathologisches Phänomen, bei dem ebenfalls Umwelteinflüsse eine Rolle spielen. Gruenberg (1957) berichtet über eine Begebenheit, als ein Polizeiwagen vier Menschen in die psychiatrische Klinik von Massachusetts einlieferte. Ein etwa 60jähriger war manisch. Ein anderer war geistig behindert. „Eine Frau litt an einer Psychose, die man im Hospital nicht sicher klassifizieren konnte. Ein 13jähriger Junge, der in einem sehr schwer gestörten Zustand war, wurde später als hysterisch bezeichnet, und man behandelte ihn mit ungewöhnlichen Rehabilitationsmethoden."

Solch ein Quartett stellt in einem psychiatrischen Krankenhaus nichts Ungewöhnliches dar. Eigenartig war allerdings, daß es sich um eine Familie handelte, einschließlich dem Untermieter, das war der manische Patient. Kurz bevor man sie in die Klinik brachte, waren sie gerade damit beschäftigt, Teufel, die sich in ihren Räumen und in ihren Möbeln versteckt hatten, aufzuspüren und zu vernichten.

Zu dieser Gruppe gehörten noch zwei andere Personen, die man aber nicht ins Hospital gebracht hatte. Die eine war die verstorbene Schwester des Sohnes, sie stand nur mit ihrem Bruder in Kontakt, der Botschaften erhielt, um sie den anderen mitzuteilen. Sie wiederum stand in direkter Verbindung mit Gott, dessen Botschaften sie dem Bruder übermittelte. Auf diesem Wege hatten die Leute erfahren, daß der Untermieter der neue Messias war.

Obwohl Geisteskrankheit mit einer sozialen Desintegration verbunden sein kann, kommentiert Gruenberg hier zutreffend, daß geistige Störungen manchmal mit stark integrativen Komponenten verbunden sind, die durch das Zusammenleben zustandekommen. Ein besseres Beispiel kann man sich kaum vorstellen, bei dem der Begriff Geisteskrankheit irreführend verwendet werden kann. Statt *Folie à deux* sollte man in diesem Fall besser von einer *Folie à quatre* oder einer *Folie à six* (Verrücktheit zu viert oder zu sechst) sprechen. Wenn man einfach die Diagnosen und andere oben angegebene Informationen zusammennehmen würde, könnte man sicherlich genauer erfahren, welche Beziehungen zwischen den vier Menschen bestanden haben. Irgendwie ist jede Gruppe oder Familie betroffen, bei der ein geisteskrankes Mitglied vorkommt. In ähnlicher Weise ist jede Gesellschaft durch Geisteskranke irgendwie mitbetroffen.

Für Ärzte ist die Hysterie besonders wichtig, weil sie viele andere Zustände geradezu imitiert, die bei körperlichen und geistigen Erkrankungen vorkommen können. Bei diesem Rollenspiel besteht offensichtlich eine Abhängigkeit von sozialen Einflüssen, die wiederum grundlegende Fragen über die Natur der Erkrankung aufwirft. Cohn (1975) betont, daß ohne den verbreiteten Glauben an Hexenzauber in einer Gesellschaft die Verfolgung von Hexen nicht stattgefunden hätte, Hexen gibt es tatsächlich nicht. Nur der Begriff, der unter bestimmten Umständen verwendet wird, schafft diese dann. Wenn die Gemeinschaft daran glaubt, kann das Erscheinen einiger Hexen eine Kettenreaktion auslösen. Diese Betrachtungsweise hat Szasz analog auf alle Geisteskrankheiten übertragen und sie deswegen einen Mythos genannt. Seine Argumentation ist gut begründet, wenn er sich auf die Hysterie bezieht. Wir können jedoch mit diesen einseitigen Erklärungen nicht zufrieden sein, die sich nur auf sozialen Druck und entsprechende Etikettierungen begründen. Eine befriedigende theoretische Vorstellung über den Einfluß dieser Faktoren ist der Zukunft vorbehalten. Wenn das so ist, so wären die Vorstellungen Janets über Dissoziation recht weitsichtig gewesen. Im Gegensatz dazu generalisiert Szasz seine These so weit, daß er alle psychiatrischen Syndrome mit Hysterie gleichsetzt. Unter dieser Perspektive sind alle Schizophreniesymptome aus verschiedenen Motiven heraus etwas Künstliches und von Ärzten erfunden, das heißt iatrogen. Wir werden diese Ansicht in Kap. 5 näher diskutieren. Hier wollen wir uns mit der Feststellung begnügen, daß die Beweise dagegen sprechen. Sicherlich ist Szasz in seiner Ansicht zuzustimmen, daß die Entwicklung der psychodynamischen Theorien innerhalb der Medizin von manchen Ärzten so stark abgewandelt werden, daß sie jede Art menschlichen Mißgeschicks als Krankheit bezeichnen. Er übersieht aber dabei, daß es auch andere Ärzte gibt, die speziellere Theorien aufgestellt haben. Sie grenzten die Bereiche ab, in denen man Krankheitstheorien nutzbringend anwenden konnte. Das bedeutet nicht, daß sie denen, deren Krankheitssymptome sich nicht in bekannte Syndrome einpassen lassen, nicht helfen wollen. Das bedeutet nur, daß sie unspezifische Behandlungsarten anwenden (hierzu gehört u. a. die Psychotherapie) oder daß sie den Patienten woandershin überweisen müssen.

Die Versuchung, medizinische Begriffe überzustrapazieren, ist groß. Deswegen ist es besonders wichtig, daß Ärzte gerade diese Gefahr und ihre Folgen kennen.

Aus der Geschichte der psychotherapeutischen Forschung kann folgendes beigetragen werden: Als Freud und Bullitt die Psychopathographie über Woodrow Wilson schrieben, eignete sich Freuds Beitrag nicht zur Erklärung von politischen Ereignissen; außer seinen Schülern würden die meisten Menschen nicht auf die Idee kommen, durch psychodynamische Interpretation die zeitgenössische Geschichte besser verstehen zu wollen. Ganz ähnlich ist es mit den großartigen Analysen von Cohn (1975) über die Zauberkräfte im mittelalterlichen Europa; hierzu können die psychoanalytischen Ideen ebenfalls nichts Wesentliches beitragen. Psychopathographien können interessant sein. Beispielsweise haben Hunter und McAlpine die Geisteskrankheit von George III. mit einer Porphyrie in Verbindung gebracht. Ferner besteht eine Kontroverse über Darwins Leiden, ob es eine Chagas-Krankheit oder eine Hypochondrie gewesen sein mag. Insgesamt kommen aus diesen Quellen keine wesentlichen Beiträge, um uns die Geschichte verständlicher zu machen.

3.8 Häufigkeit von Geisteskrankheiten

Bei der Frage, wieviele Menschen in einer Population an einer somatischen Erkrankung leiden, gibt es nur eine Antwort: Es hängt davon ab, um welche Krankheit es sich handelt. Wenn wir Warzen und Fußpilz mit einbeziehen, so wird die Antwort „100%" sein. Wenn wir ernste Krankheiten zählen, ändert sich das Gewicht der Definition, und wir müssen den Grad der Schwere angeben; je schwerer die Krankheiten sind, desto weniger häufig treten sie auf. Das gilt ebenfalls für psychiatrische Störungen; Fälle, die hinsichtlich ihres Schweregrades Warzen vergleichbar sind, sind sehr verbreitet, neue Fälle von Schizophrenie dagegen sind seltener.
Eine Erhebung aus dem Zentrum von Manhattan (Srole et al. 1962) soll die Schwierigkeiten illustrieren. Besonders geschulte, nichtmedizinische Interviewer führten eine Fragebogenaktion durch, wobei 1660 Erwachsene zwischen 20 und 50 Jahren nach der psychischen Gesundheit befragt wurden. Die erhaltenen Informationen wurden von zwei Psychiatern beurteilt, und jeder Fall wurde der Schwere nach klassifiziert: gut 18,5%, leicht oder mäßig 58,1%, ausgeprägt oder schwer 20,7%, stark eingeschränkt 2,7%. Etwa 25% wurden als deutlich, mehr als 80% als in ihrem psychischen Wohlbefinden leicht beeinträchtigt beurteilt. Hierbei handelt es sich um ein typisch eindimensionales Vorgehen. Die Ergebnisse lassen einige Theoretiker Schlimmes befürchten, und es beginnen Spekulationen über den Verfall der städtischen Zivilisation. Skeptiker halten solche Zahlen hingegen für un-

glaubwürdig. Informationen über die Häufigkeit verschiedener depressiver Erkrankungen, der Schizophrenie oder der Angstzustände erhalten wir auf diesem Wege nicht. Wir erfahren auch nichts über den Umfang der benötigten ärztlichen Hilfe.

Eine andere Möglichkeit, die Prävalenz (Vorkommenshäufigkeit) zu untersuchen, gibt uns der britische National Health Service (N.H.S.). Während eines Jahres besuchen über ⅔ der Londoner Bevölkerung ihren Hausarzt. Shepherd et al. (1966) haben zeigen können, daß bei etwa 10% die Diagnose neurotische Störung gestellt wird. Die psychiatrischen Diagnosen der praktischen Ärzte sind meistens nicht sehr sorgfältig abgesichert. Wir können aber in der oben genannten Anzahl eine ernst zu nehmende annähernde Schätzung der Leute erkennen, deren Krankheitsverhalten so ausgeprägt ist, daß sie zum Arzt gehen. Auf die Problematik des bloßen Auszählens von Ereignissen hat Kessel (1960) hingewiesen. Er untersuchte, wieviele psychiatrische Erkrankungen in der Klientel eines praktischen Arztes aufzufinden waren. Nur 5% der Diagnosen konnten in die Psychiatrische Internationale Klassifikation von Krankheiten eingeordnet werden, 52% hatten aber psychische Symptome, für die weder somatische noch psychosomatische Erklärungen gefunden werden konnten. Bei solchen Erhebungen ist die Fehlerbreite derart groß, daß man keinerlei brauchbare Informationen über die Prävalenz der psychiatrischen Erkrankungen erhält, auch nicht aus der Gegend, wo die Erhebung stattgefunden hat. Noch problematischer sind Vergleiche mit anderen Teilen der Welt, anderen Gesellschaftsordnungen oder früheren Epochen.

Wenn Häufigkeitsangaben aus den Zahlen derjenigen gemacht werden, die zum Psychiater geschickt worden sind, muß man aus verschiedenen Gründen kritisch sein. In Wirklichkeit ist die Zahl viel kleiner, vom praktischen Arzt werden nämlich nur 5% seiner Krankheitsfälle an einen psychiatrischen Spezialisten überwiesen, der dann auch noch genauer auswählt. Es ist unwahrscheinlich, daß immer dieselben Faktoren eine gleichartige Rolle bei der Selektion spielen. Infolgedessen sollten die Schlußfolgerungen, die auf klinischer Beobachtung beruhen, nicht als repräsentativ angesehen und ebenfalls nicht verallgemeinert werden. Bezüglich der erhobenen Fallzahlen besteht eine bemerkenswerte Übereinstimmung. Etwa 1,5%–2% der Bevölkerung aus Ländern mit guter medizinischer Versorgung suchen einmal im Jahr einen Psychiater auf (Wing u. Hailey 1972). Das gilt für Aberdeen (Schottland) und Hawaii, ebenso für städtische Bezirke sowie Baltimore, Rochester (New York) und London (Wing et al. 1967). An diesen Orten sind Register über psychiatrische Fälle eingerichtet worden. Trotz der Übereinstimmungen gibt es einige Detailunterschiede: die Krankenhausaufnahmerate und das Ausmaß der stationären Behandlung gegenüber Tageskliniken oder Ambulanzen. Verglichen mit denen, die beim praktischen Arzt behandelt werden, werden bei den Patienten, die zum Psychiater überwiesen wurden, meistens Diagnosen wie Schizophrenie, affektive Psychosen und organische Erkrankungen gestellt; im Gegensatz dazu werden Neurosen relativ selten überwiesen, es handelt sich um 0,1% der gesamten Bevölkerung im Jahr, im Gegensatz zu den 10%, die beim praktischen Arzt vorkommen sollen. Diese strenge Selektion läßt erkennen, daß nur die schwersten Neurosen zum Psychiater überwiesen werden.

Man beginnt mit Aufstellungen, in denen standardisierte Diagnosetechniken verwendet werden. Hierin ist ein Grenzbereich eingeschlossen, außerhalb dessen die Diagnose schwierig ist und innerhalb dessen die standardisierten Regeln der Klassifikation angewendet werden können (Wing 1976). Dadurch wird es möglich, zufällige Selektionen mit den Fällen zu vergleichen, die zum Psychiater überwiesen werden. Den ersten Ergebnissen ist zu entnehmen, daß in London die Häufigkeit der Depressionen mit dem Schweregrad stationärer Patienten in der allgemeinen Bevölkerung recht niedrig ist. Viele dieser Leute sind zum Psychiater geschickt worden. Es gibt auch einige schwere Fälle, die keine Behandlung erfahren. In der Gesamtpopulation haben etwa 10% leichtere Störungen. Innerhalb des Grenzbereichs gibt es eine weitere Gruppe mit „leichten Depressionen" (7%), und jenseits des Grenzbereiches finden sich viele geringfügige psychiatrische Syndrome. Vermutlich macht diese letztere Gruppe die hohe Morbiditätsrate der Manhattan-Übersicht aus.

Angst- und Zwangszustände von dem Schweregrad, daß sie innerhalb der Grenze gelegen sind, kommen seltener vor als Depressionen. Einzelne Symptome aber gibt es recht häufig. In einer Übersicht aus einer Stadtbevölkerung fand man 28% aller Frauen, die bestimmte Situationen im Zeitraum eines Monats vermieden hatten, um sich nicht unangenehmen Angstzuständen auszusetzen. Nur wenige Frauen waren hierdurch ernsthaft beeinträchtigt, obwohl sie Einschränkungen in Kauf nehmen mußten. Eine Altenpflegerin gehörte zum sozialen Dienst der Gegend; sie vermied es, einen Aufzug zu benutzen und mußte infolgedessen viele Treppen steigen, trotzdem war sie mit der Situation zufrieden. Andere konnten kaum ohne Begleitung von zu Hause weggehen, wenige wünschten eine Behandlung.

Eines der Hauptprobleme der hohen Zahl psychischer Auffälligkeiten besteht darin, daß viele Leute teure und möglicherweise unangebrachte medizinische Behandlungen verlangen; in einem von fünf Fällen des N.H.S. handelt es sich um Verschreibungen von Tranquilizern, Antidepressiva oder Sedativa.

Bezüglich der wirklich schweren Fälle mag die Zahl wohl korrekt sein, da die meisten irgendwann zum Psychiater überwiesen werden. Infolgedessen kann man die offiziellen Statistiken verwenden. In England zählt man jedes Jahr auf 100000 Einwohner 15 neue Fälle von Schizophrenie. Diese *Inzidenzrate* scheint in einigen Gegenden der Welt höher zu sein, beispielsweise in bestimmten Gegenden der USA. Hierbei handelt es sich aber um die Frage der unterschiedlichen Diagnosefindung, wie wir in Kap. 4 sehen werden. Die Prävalenzrate (das ist die Zahl der Fälle, die über einen definierten Zeitabschnitt aus der Gesamtpopulation gezählt werden) scheint dort im Falle der Schizophrenie höher zu sein, da eine Anhäufung von chronischen Fällen besteht. Sie werden auf 0,3–0,4% der Bevölkerung geschätzt. Andere Schätzungen von Prävalenzraten schwerer Erkrankungen sind Schwachsinnige; 0,4% der Bevölkerung hat einen Intelligenzquotienten unterhalb von 50, der frühkindliche Autismus beträgt 0,04–0,05% aller Kinder, die schwere Demenz 6,2% in der Altersgruppe über 65 Jahre. All diese Zahlenangaben können zu einer Gesamtschätzung der Prävalenz von Geisteskrankheiten summiert werden, ohne daß sich hieraus ein praktischer Nutzen ableiten läßt. Wichtiger sind Vergleiche, ob die eine oder andere Erkrankung zu bestimmten Zeiten oder an bestimmten Orten häufiger vorkommt. Theorien der Verursachung können dann genauer überprüft werden. Bisher liegen zu wenige Untersuchungen mit ausreichender Genauigkeit vor; wir müssen uns auf Übersichten beschränken, die methodisch angreifbar sind. Die interessanten Fragen, ob die Bedingungen im modernen Stadtleben die psychiatrischen Erkrankungen vermehren und wie Armut, soziale Klasse und andere soziale Faktoren einzuschätzen sind, werden wir im nächsten Abschnitt besprechen.

3.9 Probleme der Stadtbevölkerung

Viele der heutigen interessanten und großen sozialen Theorien geben sich den Anschein, die psychischen Erkrankungen und andere soziale Probleme erklären zu können. Sie verkünden Programme von gemeinschaftlichem Handeln, womit sie jedermann gesund machen wollen. Wir sind alle schon derartigen Fragen begegnet: „Verursacht die moderne Zivilisation die Geisteskrankheiten?" Solche Aussagen müssen aufgegliedert werden, damit sich die Einzelaussagen genauer definieren lassen. Erst einmal müssen wir wissen, welche Merkmale für die moderne Zivilisation als typisch gelten, zweitens, welche Geisteskrankheiten davon betroffen werden. Die meisten Theorien beschäftigen sich nicht mit organischen Erkrankungen, sondern mit endogenen Psychosen, Neurosen und leichteren psychiatrischen Störungen. Wir wollen mit der scheinbar einfachen Frage beginnen, ob Geisteskrankheiten häufiger werden, da diese Annahme den komplexeren Theorien zugrundeliegt. Die bejahende Antwort wird von der Tatsache gestützt, daß an einem Ende des Spektrums von Erkrankungen schwer beeinträchtigende soziale Bedingungen herrschen. Am anderen Ende des Spektrums kommen geringfügigere Störungen vor, die keine schweren und chronischen Behinderungen darstellen. Wichtig ist, wo auf dem Spektrum (oder den Spektren) die Grenze gezogen wird, ab wann die Betroffenen nicht als krank anzusehen sind. Seltsamerweise spezifizieren die Theoretiker hier nur ungenau.

Spekulativ sind die Schlußfolgerungen über die Verteilung der Geisteskrankheiten in irgendeiner historischen Epoche, von der Steinzeit bis zur Viktorianischen Zeit. Eine Untersuchung beschäftigt sich mit den Patientenaufnahmen des Worcester State Hospitals in Massachusetts über einen Zeitraum von 100 Jahren. In dieser Zeit war es das einzige Krankenhaus der Gegend. Infolgedessen kann man annehmen, daß die schweren Fälle von Geisteskrankheiten hier vorkamen (Goldhamer u. Marshall 1955). Beispielsweise änderte sich die Ersteinweisungsrate der *Dementia praecox* (Schizophrenie) nicht. Andere Studien, die sich mit der Häufigkeit der Schizophrenie in verschiedenen Bevölkerungsschichten befassen, werden wir in Kap. 4 besprechen. Keine der Studien liefert den eindeutigen Beweis, daß die Schizophrenie häufiger vorkommt, wenn die städtischen mit ländlichen Gegenden oder die industrialisierten mit sich entwickelnden Gesellschaften verglichen werden. Bei Menschen, die allein in isolierten Stadtbezirken leben, und bei ledigen ungelernten Arbeitern kommt es häufiger zu stationären Aufnahmen; das läßt sich eher mit der Selektion als mit Streßbedingungen erklären. Es gibt einen unspezifischen Selektionseffekt, durch den Menschen, die ohne eigenes Heim und ohne Angehörige leben, im Erkrankungsfall offensichtlich eher stationär eingewiesen werden. Darüber hinaus gibt es aber spezifischere Effekte. Beispielsweise können sich Menschen, die später eine Schizophrenie entwickeln, zu sozial isolierten Stadtbezirken hingezogen fühlen, bevor die Erkrankung ausbricht.

Es gibt auch einige Wechselwirkungen: Soziale Isolation scheint Beschwerden, die bei der Schizophrenie auftreten können, zu vermehren. Die Isolation kann auf den Stationen der psychiatrischen Krankenhäuser oder in den möblierten Zimmern bestimmter Großstadtgegenden vorkommen. Viele, die Wohlfahrtsdienste in Anspruch nehmen, die auf Parkbänken schlafen oder die in Obdachlosenheimen leben, leiden an einer Schizophrenie. Die meisten waren vor ihrer ersten Aufnahme in eine psychiatrische Klinik noch nicht so weit heruntergekommen. Der Abstieg erfolgte nach der Entlassung. Mit anderen Worten: Wer einmal in Not gerät, gleitet immer weiter ab. Es kommt zu einem Circulus vitiosus aus chronischer Beeinträchtigung und Umweltfaktoren. Es gibt jedoch keinen Beweis dafür, daß die Schizophrenie durch soziale Isolation verursacht wird.

Der Vergleich von ländlichen und städtischen Gegenden erlaubt eine indirekte Übertragung auf Veränderungen, die bei der Verstädterung von Industrieländern aufgetreten sind. Etwa ⅓ der Weltbevölkerung lebt in Städten von mehr als 100 000 Einwohnern. In England sind es fast die Hälfte. Die Komplexität der Probleme, die durch das Wachstum der Großstädte verursacht werden, braucht man kaum hervorzuheben. Hinweise dafür sind der Verkehr, Luftverschmutzung und Lärm; statt Wäldern und Wiesen bedecken endlose Straßen, Häuserblocks und Fabriken das Land; dazu kommen schlechte Wohnverhältnisse, Überbevölkerung und Unsicherheit; es besteht der subjektive Eindruck, daß jeder Mensch, der in einer Dorfgemeinschaft seine Identität bewahren konnte, diese in der Vielfalt der Großstadt zwangsläufig verliert. Riesman (et al. 1950) schreibt dazu:

Die größte Gefahr ... des modernen Großstadtlebens ist das Auseinanderreißen menschlicher Bindungen; das führt zu Isolation und Einsamkeit des Menschen und steigert sich mit der Größenzunahme der Stadt. ... Menschliche Bindungen sind das einzig Mögliche auf der Grundlage des Miteinanderumgehens. Die Komplexität des modernen Großstadtlebens verlangt eine zunehmende Komplexität der Kommunikationssysteme, diese scheinen aber einen Punkt erreicht zu haben, wo die Kommunikation in Wirklichkeit abnimmt. Das Resultat dieses Prozesses ist – die Masse ... In der Masse ist man einsam.

Allgemein glaubt man, daß Städte für den Menschen ungünstig sind und daß sie sich auf die psychische Gesundheit schädlich auswirken. Wenn man versucht, diese Hypothese zu überprüfen, wird deutlich, daß sowohl ländliche als auch städtische Gegenden in sich außerordentlich verschieden sein können. Dörfer sind nicht immer friedlich und wohlhabend, während einige Stadtgegenden durchaus so sein können. Darüber hinaus haben in Industrieländern sogar die Leute vom Lande oft Kenntnis von den Lebensbedingungen in der Stadt. Die meisten Menschen erleben unterschiedliche Umweltbedingungen, zu Hause, am Arbeitsplatz und in der Freizeit. Dieser Wechsel geschieht innerhalb von 24 Stunden und während des ganzen Lebens. Regionale, soziale und bevölkerungsstatistische Faktoren greifen ineinander. Weder Soziologen, die sich mit den Problemen des Stadtlebens befassen, noch Sozialanthropologen formulieren generelle Regeln, die voraussagen können, wie die Unterschiede zwischen kleinen Landgemeinden und Großstadtkernen sind.

Primrose war praktischer Arzt in einem kleinen schottischen Dorf, das wegen seiner Mußheiraten und des hohen Alkoholkonsums bekannt war; 9% der Bevölkerung, meist Frauen, hielt er für „neurotisch", diesen Begriff gebrauchte er eigenwillig (1962). Shepherd et al. (1966) fanden etwa 10% Neurosen in Londoner

Allgemeinpraxen, hier waren die Frauen ebenfalls überrepräsentiert. Leighton et al. (1963) führten im ländlichen Kanada und im ländlichen Nigeria Studien durch. Bei der nigerianischen Landbevölkerung fanden sie etwa 20%, die als Krankheitsfälle definiert wurden, Geschlechtsunterschiede bestanden nicht; bei den kanadischen Männern war der Prozentsatz ähnlich, jedoch wurden 40% der Frauen als Krankheitsfälle angesehen. Wenn man die heutigen Symptombeschreibungen anwendet, finden sich bei 76% der Männer der nigerianischen Dorfbevölkerung und bei 64% der Frauen „neurotische" Symptome und in der kanadischen Studie bei 42% der Männer und bei 60% der Frauen. Diese Prozentzahlen sind sehr hoch, ähnlich waren sie in der oben erwähnten Manhatten-Studie gefunden worden. Eine genaue Übersicht über die Landbevölkerung von Schweden wurde von Hagnell (1966) ausgearbeitet. Wenn man seiner Diagnosestellung folgt, so waren etwa 13% der Bevölkerung „neurotisch". Wenn wir Leightons Kriterien anwenden würden, so wären es 35–40%. Die Schlußfolgerung daraus ist, daß man viele sichere Kriterien anwenden muß, ehe solche vergleichenden Bevölkerungsübersichten verallgemeinert werden dürfen.

Andere Studien haben sich auf bestimmte soziale Faktoren konzentriert, denen man die Verursachung von psychischen Anfälligkeiten nachsagt. Einzelne Faktoren scheinen keine ausgeprägte und dauerhafte Beziehung untereinander zu haben. Als Beispiel wollen wir den Fluglärm herausnehmen, da viele Leute davon überzeugt sind, daß er ein wesentlicher Faktor bei der Entstehung von „Neurosen" sei. Eine Untersuchung an stationär aufgenommenen Patienten aus besonders lauten oder geräuscharmen Zonen ergab, daß signifikant mehr Neurosen aus der lärmbelästigten Gegend kamen (Abey-Wickrama et al. 1969). Als eine ähnliche Studie an diesem Krankenhaus wiederholt wurde, waren die Unterschiede viel weniger eindrucksvoll. Es wurden nämlich kleine Veränderungen bezüglich der Kriterien für die Wohnbezirke vorgenommen, beispielsweise wurde ein Altenheim, das in der lärmbelästigten Gegend lag, aus der Studie herausgenommen (Gattoni u. Tarnopolsky 1973). Es sind somit genauere Lärmbelästigungsstudien notwendig. Solange keine Resultate vorliegen, können keine zuverlässigen Aussagen über den Effekt des Fluglärms auf die psychische Gesundheit getroffen werden.

Ein oft erwähnter anderer Faktor ist das Rentnerdasein. Eine kürzlich durchgeführte Längsschnittuntersuchung (Streib 1975) über die Probleme bei älteren Menschen ergab, daß die Tatsache der Berentung keinen Einfluß auf die Zahl der psychischen Störungen hatte. Es war bedeutsam, wie die Leute selber zu ihrer Zurruhesetzung standen, ob es sich um eine von außen gegebene und unerwartete Direktive handelte, oder ob sie innerlich darauf eingestellt waren.

Ein weiterer, genau untersuchter Faktor sind die Wohnverhältnisse, hier gibt es gewisse spezifische Merkmale. Beispielsweise betont Fried (1964), daß Menschen, die zwangsweise umgesiedelt wurden, um ihr verlorenes Heim trauern wie um einen verlorenen Angehörigen. Ferner wurden die Nachteile, die bei Wohnungen in Hochhäusern für kleine Kinder und phobische Erwachsene bestehen, deutlich herausgestellt. Aus dieser Lektion haben die Architekten wahrscheinlich inzwischen gelernt. Hierfür spricht auch Hewmans (1974) Konzept des „gesicherten Raumes". Wenn nur ein Eingang in einem Haus für viele Leute da ist, so fühlt sich keiner mehr recht sicher.

Andere Studien beziehen sich auf Wohnverhältnisse in Neubauten. Die meisten Leute, die einziehen, sind jung und haben kleine Kinder; in diesem Zustand des Familienaufbaus sind i. allg. die finanziellen Belastungen am größten. Wenn man all diese Faktoren in Betracht zieht, so ist die Häufigkeit der „Neurosen" in neuen Siedlungsgebieten offensichtlich nicht größer als in älteren (Hare u. Shaw 1965). Es gibt eine bemerkenswerte Beziehung zwischen den beiden Faktoren Unzufriedenheit und „neurotische" Symptome. Taylor u. Chave (1964) fassen ihre Resultate wie folgt zusammen:

Unzufriedenheit mit äußeren Umständen kann eine der Ursachen der neurotischen Reaktion sein. Es handelt sich dabei wahrscheinlich um ein Symptom, da manche Leute sowohl unzufrieden sind als auch nervöse Symptome haben. Ganz egal, wo sie leben, die Umgebung kann ein Randfaktor der Verursachung sein. Das klinische Bild wird dadurch geprägt, und diese Faktoren werden vom Patienten besonders hervorgehoben. Alle unsere Befunde deuten aber auf dauerhafte oder konstitutionelle Faktoren hin.

Eine Pilotstudie über Wohnverhältnisse im Südosten von London kann die genannten Schlußfolgerungen noch weiter illustrieren

(Wing 1966). Um drei neuere Arten von Wohneinheiten zu beschreiben, wurden Indizes aufgestellt: erstens ein 13-Stockwerke-Hochaus mit innerem Korridor, zweitens ein Appartmenthaus mit 6 Etagen und äußerem Eingang über Balkone und drittens eine um einen kleinen Platz liegende Gruppe von verbundenen Terrassenhäusern. Das Hochhaus schien am meisten zur Isolierung beizutragen, die Terrassenhäuser förderten offenbar die soziale Interaktion, die 6-Etagen-Häuser lagen dazwischen. Die Nachbarschaft der Hochhäuser war unfreundlich und abweisend im Gegensatz zu den Nachbarschaften der beiden anderen Typen. Andererseits war die Inneneinrichtung der Hochhäuser besser ausgestattet als die der Terrassenhäuser.
Aus den drei Wohnbeispielen wurden jeweils 10 Familien ausgesucht. Keine war aus medizinischen Gründen einquartiert worden. Alter, Geschlecht, Dauer des Wohnens, Miete und Einkommen unterschieden sich nicht überzufällig. In allen Fällen wurde das Interview mit der Mutter durchgeführt. Das Gefühl, sich in dieser Wohnung wohlzufühlen, wurde mit der Qualität und der Ausstattung der Wohnung korreliert; dabei waren die Hochhausbewohner die zufriedensten im Gegensatz zu den Terrassenhausbewohnern. Andererseits war das Gefühl, zu einem Wohnbereich zu gehören, am stärksten in den Terrassenhäusern ausgeprägt und am wenigsten in den Hochhäusern. Ebenso waren die sozialen Interaktionen in den Terrassenhäusern am höchsten und in dem Hochhaus am geringsten. In den drei Gruppen gab es weder bei Erwachsenen noch bei den Kindern Unterschiede hinsichtlich psychischer Auffälligkeiten. Die Resultate scheinen größere Untersuchungen zu bestätigen. Ferner läßt sich folgern, daß bauliche Verhältnisse den Grad der sozialen Interaktionen beeinflussen.
Brown u. Harris (1978) haben nachgewiesen, daß schlechte Wohnverhältnisse einen wichtigen zusätzlichen Faktor darstellen, um psychische Anfälligkeiten bei Frauen herbeizuführen. Die Arbeit hat die Korrelationen zwischen Umgebungsstreß und Neurosen verdeutlicht, die in der Manhattan-Studie gefunden wurden. Die Autoren meinen, daß Streßfaktoren aufgeteilt werden können in viele Einzelfaktoren, die die Anfälligkeit für ein späteres nervöses Leiden verursachen können. Beispielsweise früher Verlust der Eltern, Armut, Wohnprobleme, finanzielle

Schwierigkeiten, chronische organische Erkrankung, kleine Kinder im Haus, Zwangsumsiedlung, Untreue des Ehemanns, plötzliche Krankheit in der Familie usw.; diese letzteren Ereignisse scheinen dieselbe Wirkung zu haben wie akute Verlusterlebnisse, obwohl sie weniger intensiv sind. Genauso wie die ungünstigen müssen die günstigen Faktoren erwähnt werden; eine enge Beziehung zum Ehepartner oder Freund ist besonders schützend, ebenso wie eine feste Arbeitsstelle. Wenn man alle diese Faktoren in Betracht zieht, so können leichtere psychische Symptome oft aus Umweltfaktoren heraus verstanden werden; Frauen der Arbeiterklasse etwa führen weniger glückliche Ehen und sind stärker bedrohlichen Ereignissen ausgesetzt.

Wir müssen uns nun mit den Problemen anderer Gruppierungen befassen. Diese Menschen beklagen sich weniger über ihre psychischen Leiden, obwohl sie das als Reaktion auf ihre sonstigen Probleme gelegentlich tun. Es handelt sich bei ihnen um Kriminalität, Alkoholismus, Drogenabhängigkeit, Suizidversuche, Gewalttätigkeit und Verhaltensstörungen bei Kindern und Heranwachsenden. Wer die schwierigen Verhältnisse Londons aus der Viktorianischen Zeit kennt, wird nicht sagen, daß es sich um neue Phänomene handelt; es ist immerhin ein Zeichen des Fortschritts, daß man so viel Zeit und Gedanken aufwendet, um den Schwierigkeiten vorzubeugen.

Rutter et al. (1977) fanden heraus, daß Schulkinder, die aus der Arbeiterklasse einer Londoner Vorstadt stammten, doppelt so häufig Verhaltensstörungen aufwiesen wie vergleichbare Kinder, die aus einem Mittelklassemilieu der Isle of Wight kamen. Diese Unterschiede zeigten sich bei leichteren psychiatrischen Störungen, Verhaltensauffälligkeiten und Schulleistungen. Die gestörten Kinder in beiden Gebieten kamen aus unglücklichen, zerrissenen und benachteiligten Familien, diese gab es aber bei der Arbeiterklasse häufiger. Somit können Browns Schlußfolgerungen, wonach die Unterschiede innerhalb der Londoner Stadtbezirke teilweise durch schlechte Familienverhältnisse erklärt werden können, dahingehend erweitert werden, daß Klassenunterschiede zwischen den einzelnen Bezirken und darüber hinaus Generationsprobleme bestehen. Einige Schulen in Rutters Untersuchung waren stärker von Verhaltensstörungen betroffen als andere, wie Power et al. (1972) ebenfalls feststellten. West (1973) fand fünf

Faktoren heraus, die die Lebensverhältnisse von Kriminellen besonders kennzeichneten: geringes Familieneinkommen, sehr große Familien, Kriminalität der Eltern, niedrige Intelligenz und schlechtes Vorbild der Eltern. Frühere ökologische Analysen hatten gezeigt, daß Kriminalität besonders in Gegenden mit Arbeitslosigkeit, Überbevölkerung und schlechten Wohnverhältnissen auftrat. Damit schädigt der Faktor Armut diejenigen am stärksten, die schon vorbelastet sind. Robins (1970) fand, daß neurotische Symptome in der Kindheit und bei Heranwachsenden gewöhnlich kurz dauern und psychische Störungen im späteren Leben nicht nach sich ziehen. Verhaltensabweichungen hingegen haben eine ernstere Prognose, denn daraus entstehen in einer Vielzahl von Fällen lebenslang Konflikte mit dem Gesetz, problembehaftete Beziehungen zu anderen Menschen, persönliche Not und Elend, sowie die Unfähigkeit, den eigenen Lebensunterhalt zu verdienen. Wenn man tatsächlich antisoziales Verhalten in der Kindheit wirksam behandeln könnte, dann ließen sich die Probleme der Erwachsenenkriminalität, des Alkoholismus, der Scheidungen und der Dauerarbeitslosigkeit erheblich vermindern."

Die Ausdehnung der Drogenszene bei jungen Leuten weist auf die Wichtigkeit von Therapiegruppen hin; damit ist die persönliche Verbindung zwischen Mitgliedern einer Gruppe gemeint, die ihr soziales Verhalten bearbeiten. Die meisten Leute, die mit leichten Drogen in Berührung gekommen sind, haben natürlich keinen Schaden davon getragen. Einige, die sich und ihren Kreis zum Drogengebrauch bekennen, sind stärker gefährdet.

Die soziologische Analyse sollte uns nicht vergessen lassen, daß es daneben noch biologische Faktoren gibt. In einer amerikanischen Studie wurden zwei Gruppen von herangewachsenen Adoptivkindern verglichen. Die einen stammten von psychiatrisch kranken Eltern ab, die anderen von gesunden. In beiden Gruppen war die Trennung von den Eltern kurz nach der Geburt erfolgt. Es zeigte sich, daß psychiatrische Störungen bei denjenigen häufiger waren, die von psychiatrisch kranken Eltern abstammten. In dieser St.-Louis-Studie werden psychiatrische Störungen, antisoziale Persönlichkeiten wie auch mehr klassische Diagnosen einbezogen. Das Ergebnis könnte einmal auf Streßeffekte in Utero (es handelte sich meistens um uneheliche Schwangerschaften) oder auf Vererbung zurückgeführt werden. Die letztere Erklärung hat einen höheren Wahrscheinlichkeitsgrad, da Hinweise bestehen, daß ein spezieller Typ psychiatrischer Störungen übertragen wurde. Shields (1975) hat andere Belege zusammengetragen, die darauf hindeuten, daß sogar bei Kriminalität die genetische Disposition eine Rolle spielt. Man sollte bei dem, was wir über jeden dieser Faktoren, einzeln und in ihrer Verbindung untereinander, wissen, verbleiben und eine zu weitgehende Verallgemeinerung vermeiden (Rutter u. Madge 1975). Die scharfen Angriffe von Leuten wie Mumford (1966; „Eine Vielzahl uniformer, unpersönlicher Häuser, die monoton an der Straße aufgereiht sind, an völlig gleichartig geformten Straßen, in einem baumlosen von Menschen bewohnten Ödland...") appellieren zwar an den Sinn für Ästhetik, begründen sich aber offenbar mehr auf die moralische Ablehnung des Mittel- und unteren Mittelklassenlebens als auf klare Hinweise dafür, daß die Bewohner solcher Viertel, zumindest in den weiter wegliegenden Vorstädten, wahrscheinlich ängstlicher und depressiver als die Einwohner einer idyllischen ländlichen Gegend sind. Man kann heute sogar annehmen, daß wir nicht so stark unter Streßbedingungen stehen, wie es in früheren Zeiten manchmal der Fall gewesen ist. Orley (Orley u. Wing 1979) hat kürzlich herausgefunden, daß die Population zweier Dörfer in Uganda, die er mit standartisierten Techniken untersucht hatte, eine größere Anzahl depressiver Störungen aufwies als die eines Londoner Stadtbezirks. Im modernen London oder in New York ist der Streß durch Überbevölkerung, schlechte Wohnverhältnisse und Armut nicht größer als er in dem babylonischen Turm der alten sumerischen Stadt Ur gewesen sein mag. Städte sind heutzutage die hauptsächliche Umgebung der meisten Menschen, besonders derer, die ihre Lebensqualität verbessern möchten. Es kommt immer auf das Umfeld an, in dem Streßsituationen sich häufen können, ob dies nun städtische oder ländliche Bereiche sind, ob heute oder in früheren Zeiten. Wenn die Bevölkerung in solchen Gegenden isoliert und arm ist, dann ist die Voraussetzung für psychische Erkrankungen doppelt so hoch. Darüber hinaus nimmt die Umgebung die Charakteristika seiner Menschen an, genauso wie das bei einer Institution der Fall ist. Die in der medizinischen Versorgung beruflich Tätigen begegnen ständig den psychiatrischen Aspekten des „Großstadtproblems" in ihrer täglichen klinischen Arbeit. Es kann sich dabei um die Wirkung einer Halbwüchsigensubkultur in einem neuen Wohnbezirk, der sich ein labiler Heranwachsender ausgesetzt sieht, handeln oder um den Lärmstreß einer Hauptverkehrsstraße, der einen Betroffenen an den Rand seiner Kompensationsfähigkeit bringt. Ferner kann es sich um einen Patienten mit schizophrenem Defektzustand handeln, der von zu Hause weggegangen ist und im inneren Stadtgebiet auf Parkbänken übernachtet. Das sind die üblichen Großstadtprobleme, und die medizinische, pflegerische und soziale Versorgung hat wichtige Aufgaben, diese Probleme zu lösen. Psychiater können ebenfalls helfen, Interaktionstheorien zu entwickeln, die voraussagen können, wie stark verschiedene Aspekte der städtischen Umgebung verändert werden müssen, um die psychische Anfälligkeit zu vermindern. Diese Theorien werden sich wahrscheinlich nicht nur mit Großstadtproblemen befassen können, sondern mit fundamentalen sozialen Faktoren und ihren Wirkungen auf den Menschen. Aus humanitären Gründen ist es wichtig, die Lebensqualität in einigen Stadtgebieten zu verbessern und die Stadtplaner sollten, ohne die Bestätigung des Psychiaters abzuwarten, an die Arbeit gehen.

3.10 Geisteskrankheit im 20. Jahrhundert

In diesem Kapitel haben wir uns mit höheren Standards der Beschreibung und Klassifikation befaßt. Dieser Aspekt wird uns durch das ganze Buch begleiten. Nur wenn wir unsere Techniken verbessern, werden wir unsere Theorien rigoros genug überprüfen können. Kepler wäre nicht ohne Brahe, Darwin nicht ohne Linné vorstellbar. Wenn wir diesen Gesichtspunkt nachdrücklich betonen, dürfte es kaum überraschend sein, daß wir nicht zu einheitlichen Schlußfolgerungen kommen können. Krankheitstheorien der affektiven Psychosen, der Angstzustände und Zwangskrankheiten haben durchaus praktische Bedeutung. Es wäre unklug, sie einfach fallen zu lassen. Andererseits liegt es auf der Hand, daß es sich mit unserer Kenntnis der psychiatrischen Störungen so verhält wie mit einem Eisberg, dessen größter Teil unsichtbar unter Wasser liegt.

Wir alle wissen, daß die Stimmung täglich und auch stündlich

sich in Abhängigkeit von veränderten Umständen ändern kann. Wir wissen, daß wir durch Unglück bedrückt und durch Gefahr ängstlich werden können. Ausdrücke wie „in Armut und Elend leben" machen die Wechselbeziehung zwischen Umgebungsfaktor und Stimmungslage bewußt. Es besteht wenig Klarheit darüber, wieweit diese bekannten Feststellungen auf extreme Fälle übertragen werden und wieweit auch die schwersten psychiatrischen Erkrankungen von entsprechend schweren Umweltbedingungen verursacht sein können. Insgesamt gibt es eine Reihe von Beweisen, die der Auffassung entgegenstehen, daß es in allen Fällen eine „parallele Äquivalenz" zwischen sozialen Ursachen und klinischen Konsequenzen gibt. Wahrscheinlicher ist, daß verschiedene biologische Anfälligkeiten eine wichtige Rolle in der Frage der Verursachung spielen, besonders bei den schwereren psychiatrischen Störungen. Je schwerer diese Erkrankungen sind, desto weniger wichtig sind die sozialen Faktoren, es sei denn, man sieht sie als auslösende Faktoren an.
Andererseits scheinen die Studien über die Verteilung der leichteren psychiatrischen Störungen eine allgemeine Annahme zu bestätigen: Leichte Depressionen oder Angstzustände und die allgemeinen unspezifischen Syndrome wie Ängstlichkeit und Muskelverspannungen sind häufig unmittelbare Reaktionen auf ungünstige Belastungen aus der Umwelt. Diese Belastungen sind besonders verbreitet in Stadtkerngebieten und in Gegenden mit wirtschaftlichem Abstieg, wo soziale Mißstände und abweichendes Verhalten durch den Einfluß bestimmter Familien und andere kleinere Gruppen entstehen können. Allgemeine Feststellungen der Art, daß „Geisteskrankheiten wegen der schädlichen Wirkung der modernen Zivilisation zunehmen", haben wenig Substanz, wenn man sie auf spezifischere Komponenten reduziert und wenn sie empirischen Überprüfungen unterzogen werden. Mit der modernen Zivilisation mag vieles falsch sein, wenn man sie an Idealverhältnissen der Vergangenheit oder auch der Zukunft mißt. Unsere Stellungnahme sollte differenzierter sein und muß im psychiatrischen ebenso wie im moralischen, ästhetischen und jedem anderen geistigen Bereich ihren klaren Ausdruck finden.

4 Schizophrenie

4.1 Wie man ein diagnostisches Etikett nicht verwenden sollte

Rosenhan (1973) beschreibt, wie acht Personen die Aufnahme in verschiedenen nordamerikanischen psychiatrischen Kliniken erreichten. Sie klagten darüber, daß sie von außen her Stimmen hörten wie „leer", „hohl" und „bumm". Außer bei einem wurde in allen Fällen die Diagnose Schizophrenie gestellt, obwohl die acht Personen die halluzinatorischen Erlebnisse nur vorgaben und über andere Symptome nicht klagten. Als sie einmal aufgenommen waren, bemerkten die Pseudopatienten, daß ihr gesamtes Verhalten als abnorm angesehen wurde. Beispielsweise machte eine dieser Personen über alle Vorgänge dauernd Notizen. Eine Krankenschwester berichtete darüber folgendes: „Der Patient zeigte Schreibeverhalten". Ein anderer Teilnehmer in diesem Projekt hatte zu seinen medizinischen Unterlagen Zugang. Er fand seine Angaben über das Verhältnis zu seinen Eltern während der Kindheit und der Adoleszenz in psychopathologische Termini übersetzt. „Die Fakten des Falles waren durch die Behandelnden unbeabsichtigt entstellt, um mit einer populären dynamischen Theorie der schizophrenen Reaktion übereinzustimmen." Die meisten der Eingeschleusten hatten Schwierigkeiten, von Ärzten und Krankenschwestern beachtet zu werden, um berechtigte Fragen zu stellen. Meistens ging der Behandelnde mit abgewandtem Gesicht einfach vorbei. Die Pseudopatienten beobachteten, daß Unhöflichkeit und sogar schlechte Behandlung in einigen der Krankenhäuser fast Routine war.

Das Verwirrende an dieser Studie ist nicht, daß man Psychiater zum Narren halten kann. Das Münchhausen-Syndrom, die Sucht nach medizinischer Untersuchung und Behandlung, ist erfahrenen Ärzten gut bekannt. Einige fallen aber immer wieder darauf herein. Wer die Symptome einer multiplen Sklerose mit Geschick und Ausdauer vortäuscht, könnte unentdeckt bleiben. Es ist sicherlich möglich, eine Schizophrenie oder irgendein anderes Leiden vorzutäuschen, dessen Diagnose hauptsächlich auf klinischen Erscheinungen beruht. In jedem Fall sollten diejenigen, die Hilfe erwarten, einigermaßen ehrlich sein, wenn Ärzte ihre Tätigkeit wirksam ausüben sollen. Viele Ärzte haben Rosenhans auf dieser Einschätzungsgrundlage gezogenen Schlußfolgerungen abgelehnt.

Diese Veröffentlichung wirft drei Probleme auf.

1. Gesetzt den Fall, die Pseudopatienten hätten sich tatsächlich auf das eine abnorme Erlebnis beschränkt und die Diagnose hätte wirklich eindeutig Schizophrenie gelautet, dann wären die Kriterien so gering, daß man den Wert diagnostischer Zuordnungen insgesamt in Frage stellen müßte.
2. Es ist wenig wahrscheinlich, daß jemand, der über solche Symptome klagt, gleich in eine Klinik aufgenommen wird, ob nun die Diagnose Schizophrenie zu Recht besteht oder nicht. Selbst wenn die Diagnosestellung korrekt gewesen wäre, hätte die Behandlung ambulant erfolgen können.
3. Problematisch erscheint auch die Tatsache, daß die Teilnehmer unhöflich und gleichgültig von den Therapeuten behandelt wurden, nachdem sie einmal in der Klinik aufgenommen waren.

Scheff (1966) untersuchte den Einweisungsmodus in psychiatrische Krankenhäuser in einem amerikanischen Bundesstaat des Mittelwestens. Zur Einweisung gehörten eine richterliche Entscheidung und eine Verdachtsdiagnose. Er kam zu dem Ergebnis, daß der Psychiater lediglich die Behauptungen derer, die das Individuum eliminieren wollten, bestätigte, statt unabhängig festzustellen, ob eine geistige Erkrankung überhaupt vorlag. In neuerer Zeit wurden ähnliche Kriterien über die psychiatrische Praxis in der Sowjetunion laut. Allerdings beziehen sich die Berichte mehr auf die Frage, ob abweichende politische Ansichten durch den Gebrauch einer psychiatrischen Diagnose unterdrückt und ausgeschaltet werden. Auf diese Weise ist die Meinung entstanden, „daß die psychologische Kategorisierung von Geisteskrankheiten bestenfalls nutzlos, oder aber geradezu schädlich, irreführend und abwertend sei. Aus dieser Perspektive existieren psychiatrische Diagnosen in den Köpfen der Beobachter, und es handelt sich nicht um gültige Zusammenfassungen von Charakteristika, die an den jeweiligen Patienten selbst gewonnen wurden." Dieses Zitat aus Rosenhans Veröffentlichung (1973) macht deutlich, wie sich die kritische Einstellung verallgemeinert hat. Von Einzelheiten einiger Sonderfälle und gewisser Behandlungsweisen hin zu einer vollständigen Ablehnung des medizinischen Modells, das in der Psychiatrie verwendet wird. Das Krankheitskonzept als solches wurde angegriffen.

Eine Überprüfung des Schizophreniekonzeptes mag deswegen an der Zeit sein. Sämtliche Krankheitstheorien sind ihrer Natur nach begrenzt und zeitbedingt. Sie müssen so gründlich geprüft werden wie nur möglich, um ggf., modifiziert oder verworfen zu werden. Dem Wissenschaftler geht es nicht darum, daß man seine Theorien bevorzugt behandelt. Er weiß, sie müssen kritisiert werden, und gut geschulte Kollegen bemühen sich, irgendwelche Fehler herauszufinden. Alle Theorien sollten aber gleichberechtigt sein. Alternativen müssen genauso geprüft werden wie die eigenen Theorien.

4.2 Entwicklung des Schizophreniekonzepts

Die Grundlage des ursprünglichen Schizophreniekonzepts bestand in der Beobachtung, daß schwere und dauerhafte Störungen der Persönlichkeit und des Intellekts bestanden. Das kam einer *Demenz* gleich, die weder durch eine fieberhafte Erkrankung noch durch eine Kopfverletzung oder ähnliche Geschehnisse erklärt werden konnte. Morel berichtete 1860 den Fall eines Jugendlichen, der in dieser Weise gestört war. Er hielt es für eine ungewöhnlich frühe Demenz. Hecker (1871) beschrieb seine Beobachtungen 1871 aufgrund von Fällen, in denen zur Zeit der Pubertät ähnliche Störungen aufgetaucht waren. Da die betroffenen jungen Leute in ihrer Persönlichkeit verändert waren, nämlich ausgesprochen albern, lächerlich und verhaltensgestört, nannte Hecker dieses Leiden *Hebephrenie*. Kurz danach hat Kahlbaum (1874) ein Leiden beschrieben, das er Katatonie nannte, es war durch Stupor und muskuläre Starre charakterisiert. Kraepelin faßte diese Erkrankungen als *Dementia praecox* zusammen. Der Name wurde wegen des irreversiblen intellektuellen Verfalls (Dementia) und des frühen Alters, in dem das Leiden begann, gewählt. Kraepelin (1909 ff.) erkannte, daß der Krankheitsverlauf nicht in allen Fällen einheitlich war; eine Heilung war möglich, und der Beginn der Erkrankung kam auch im späteren Lebensalter vor. Er hielt die affektiven Veränderungen, die durch Stumpfheit und Antriebsverlust charakterisiert waren, für das Wesentliche. Eine andere Krankheitsgruppe, in der die genannten Symptome geringer ausgeprägt und die durch Wahnbildungen und Halluzinationen gekennzeichnet sind, nannte er *Paraphrenie.* Diese Aufteilung bewährte sich nicht. Als nämlich Eugen Bleuler (1911) den Terminus Schizophrenie einführte, um all diese Krankheitszeichen damit zu erfassen, wurde der Vorschlag sofort aufgegriffen. Weiterhin vertrat Bleuler die Ansicht, man könnte alle charakteristischen Erscheinungen von fundamentalen Störungen der Aktivität und des Denkens ableiten. Bei den Schizophrenen wurden affektive Verflachungen und Denkstörungen, die auf einer Lockerung der Assoziationen beruhten, beobachtet. Andere Charakteristika, wie beispielsweise Wahnbildungen, wurden als akzessorische oder sekundäre Symptome angesehen. Somit erweiterte Bleuler die Grenzen des Kraepelinschen Konzepts, und es wurden leichte Anzeichen von affektiver Verflachung und Denkstörungen, ohne daß andere erkennbare Symptome hinzukamen, mit erfaßt. Durch diese Ausweitung der Definition konnten manchmal auch Vagabunden, Verbrecher und Exzentriker von übereifrigen Klinikern für Schizophrene gehalten werden. Bleuler (1911) führte auch den Terminus *Autismus* ein, um die affektive Sperrung zu beschreiben, die zu einer sozialen Isolation solcher Schizophrenen führt, die in ihrer eigenen internen Welt versponnen sind. „Die Realität der autistischen Welt scheint mehr Gültigkeit zu haben als die Wirklichkeit selbst; die Patienten halten ihre Phantasien für die Realität, die Wirklichkeit für eine Illusion." Diese Art des Autismus ist im Sinne von C. G. Jung (1979) dem Träumen ähnlich, wobei das Individuum dennoch wach ist. Es ist sicherlich möglich, Wahninhalte und Halluzinationen als Auswirkungen eines solchen Zustands zu verstehen. Jedoch verwendete Bleuler den Terminus Autismus in einem viel weiteren Sinne, um über Verhaltensweisen zu berichten, die es sogar bei normalen Menschen gibt. Es gibt noch eine weitere Schwierigkeit, weil nach E. Kretschmer (1961) zwei verschiedene

Formen von schwerem Autismus bestehen können. Die eine nannte er hyperästhetisch oder die Hölderlin-Variante, hier reagiert das Individuum übermäßig sensitiv auf seine Umgebung und zieht sich in seine innere Phantasiewelt zurück. Die andere Form ist die anästhetische Variante, in der einfaches Fehlen von affektivem Mitschwingen, ohne weiteres inneres Erleben, besteht. Der Terminus Autismus wurde später von Kanner (1943) übernommen, um die Krankheit des „frühkindlichen Autismus" so zu benennen. Diese Verwendung ist in zweierlei Hinsicht problematisch, einmal weil das Kanner-Syndrom nichts mit der Schizophrenie zu tun hat, und zweitens, weil das Konzept des Autismus als primäre Charakterisierung der Schizophrenie ohnehin schon sehr kompliziert gewesen ist (Wing, L. 1976).

Die Suche nach einer einzigen Grundstörung, die alle anderen Symptome erklären konnte, ging weiter. Berze nahm beispielsweise an, daß eine Hypotonie des Bewußtseins die Grundstörung sei. Er konnte damit die Schizophrenie aber auch nicht besser erklären als andere.

Gruhle hielt Wahnwahrnehmungen für primär oder autochthon; sie ließen sich nicht weiter von anderen psychologischen Anomalien herleiten; andererseits konnten viele weiteren Symptome als Versuche des Individuums verstanden werden, seine primären Wahnerfahrungen zu interpretieren, (s. Berze u. Gruhle 1929). Jaspers übernahm diese Ansicht, indem er den echten Wahn als Erlebnis definierte, das von anderen Menschen „nicht einfühlbar" sei. Natürlich ist es möglich, ausgeklügelte Theorien post hoc zu konstruieren und Wahninhalte in jedem besonderen Falle verstehbar machen. Solche Erklärungen haben aber wenig Bedeutung, da ihnen der Rang einer wissenschaftlichen Theorie abgeht. So ist es beispielsweise nicht möglich, die Freudsche Interpretation des bekannten Falles Schreber auf alle Schizophrenien anzuwenden. Derartige Erklärungen befriedigen nur denjenigen, der sie abgibt. Der normale Mensch hat solche Erlebnisse nicht und kann auch nicht verstehen, worum es dabei geht. Andere Arten von Wahn, beispielsweise Verfolgungsideen, wie sie bei politischen Flüchtlingen vorkommen können, nannte Jaspers wahnhaft. Kurt Schneider (1959) stellte die *Symptome 1. Ranges* auf, die er als wahrscheinlich für die Diagnose Schizophrenie ansah, wenn eine Epilepsie, Intoxikation oder andere zerebrale Erkran-

kungen ausgeschlossen werden konnten: „Gedankenlautwerden, Hören von Stimmen in der Form von Rede und Gegenrede, Hören von Stimmen, die das eigene Tun mit Bemerkungen begleiten, leibliche Beeinflussungserlebnisse, Gedankenentzug und andere Gedankenbeeinflussungen, Gedankenausbreitung, Wahnwahrnehmung, sowie alles von anderen Gemachte und Beeinflußte auf dem Gebiet des Fühlens, Strebens (der Triebe) und des Wollens."
Kurt Schneider behauptet nicht, daß diese Symptome unmittelbar von einer zugrundeliegenden biologischen Veränderung herzuleiten seien oder daß sie es gestatten, etwas zur Prognose auszusagen. Aber er lieferte die Grundlage für eine gültige Definition eines Syndroms, welches damit für jeden Experten erkennbar wird. In Anbetracht des Rosenhanschen Experiments hat eine solche Reproduzierbarkeit eindeutige Vorteile. Abgesehen davon ist es unmöglich, eine Krankheitstheorie zu überprüfen, wenn nicht die Syndrome klar definiert sind.

4.3 Syndrome der Schizophrenie

Für Kritiker der psychologischen Medizin ist es eine beinahe abgegriffene Tatsache, daß das diagnostische Vorgehen unzuverlässig sei und daß kaum zwei Psychiater übereinstimmen, wenn es darum geht, einen speziellen Fall zu diagnostizieren. Die Probleme der zuverlässigen Beschreibung und Klassifikation psychischer Symptome sind in der Tat sehr groß. Es ist kaum allgemein bekannt, daß es in den letzten zehn Jahren einen erheblichen Fortschritt in diesem Bereich gegeben hat und daß eine Reihe von methodischen Verbesserungen zu zuverlässigen Diagnosen geführt haben. Zur besseren Übersicht werden wir die akuten und die chronischen Krankheitszeichen getrennt abhandeln.

4.3.1 Akute Fälle

Als Beispiele sollen zwei neue groß angelegte internationale Studien skizziert werden. Beide Untersuchungen haben eine spezielle Interviewtechnik als Grundlage, die als Present State Examination (PSE) bekannt ist. Es handelt sich lediglich um eine standardisierte Form einer in Westeuropa üblichen psychiatrischen Exploration, die auf einem detaillierten Glossar differenzierter Symptomdefinitionen beruht. Für Psychiater, die in dieser Interviewtechnik geübt sind, ist es möglich, in bezug auf die Symptome eine erhebliche Übereinstimmung zu erzielen. Wenn eine Reihe von Regeln verwendet werden, die auf klinischer Erfahrung basieren und die genau genug definiert sind, um in ein Computerprogramm eingegeben zu werden, dann ist es möglich, jeden Fall einer Klasse zuzuordnen, was unter bestimmten Umständen einer Diagnose gleichkommt (Wing et al. 1974). In beiden internationalen Studien war die Übereinstimmung zwischen der klinischen Diagnose, die von den teilnehmenden untersuchenden Psychiatern stammte und der Computerklassifikation, als CATEGO-System bekannt, und auf den PSE-Ratings basierend, recht zufriedenstellend. Die diagnostischen Regeln müssen so exakt definiert werden, daß sie in ein Computersystem eingespeist werden können. Die erste (amerikanisch-britische) Studie, die als U. S. –U. K. Diagnostic Project bekannt geworden ist, befaßte sich mit Patienten aus New York und London, die in Kliniken eingewiesen wurden (Cooper et al. 1972). Diese Studie wurde durchgeführt, weil in den USA die Diagnose Schizophrenie häufiger gestellt wurde als in Großbritannien. Die Ergebnisse machten deutlich, daß der Unterschied zu einem erheblichen Teil, wenn nicht sogar ganz auf die verschiedenen Arten des Diagnostizierens in beiden Ländern zurückzuführen war. In der amerikanischen Psychiatrie sind die Kriterien für die Diagnose Schizophrenie sehr viel weiter gefaßt als in Großbritannien.

Die zweite Untersuchung, die International Pilot Study of Schizophrenia (IPSS) (World Health Organisation 1973), wurde unter Aufsicht der Weltgesundheitsorganisation durchgeführt und stellte in vieler Hinsicht eine Ergänzung dar. Die Reliabilität der Symptomratings und die Übereinstimmung zwischen klinischer Diagnose und Computerdiagnose wurden bestätigt. Ferner war die Übereinstimmung auch in solchen Fällen vorhanden, wo man sie nur wenig erwartet hätte. An neun verschiedenen Orten der Welt wurden Interviews mit akut Kranken durchgeführt. Das geschah von Psychiatern, die so verschiedenartige Sprachen verwendeten wie Chinesisch, nordindische Dialekte, Russisch und

Yoruba. Sowohl die Diagnosen Schizophrenie, Manie und Depression als auch die Computerklassifikationen, die durch das standardisierte Interview hergestellt wurden, waren übereinstimmend. Die drei großen klinischen Gruppierungen konnten zuverlässig voneinander abgegrenzt werden, und es war möglich, ziemlich genau festzustellen, durch welche deskriptiven Kriterien jeder Syndromtypus definiert wurde.
Wir wollen uns auf das klinische Bild der Gruppe der Schizophrenien konzentrieren, welche in den Termini des CATEGO-Systems definiert sind. Die zentrale Gruppe (Klasse S in der CATEGO-Klassifizierung) umfaßte etwa ⅔ all derer, bei denen die klinische Diagnose Schizophrenie gestellt worden war. Diese ist durch die folgenden Symptome abgegrenzt: Gedankeneingeben, Gedankenausbreitung und Gedankenentzug, besondere akustische Halluzinationen und Verfolgungswahn. Diese sind alle sehr bezeichnend für die Diagnose Schizophrenie. Wenn sie nämlich vorhanden sind, so ist die Wahrscheinlichkeit der Diagnose höher als 90% (Scharfetter et al. 1976). Das bedeutet nicht, daß es keine anderen Symptome gibt, und schon gar nicht, daß andere Symptome außeracht gelassen werden dürfen. Oftmals stellen die anderen Symptome Reaktionen auf Primärsymptome dar, ein Versuch seitens des Patienten, sie sich selbst zu erklären. Die Symptome, die am besten der Unterscheidung und Abgrenzung dienen, sind für die Diagnosestellung besonders nützlich. Die meisten der Symptome des zentralen Syndroms der Schizophrenie – Klasse S – lassen sich unter den *Symptomen 1. Ranges* finden, wie sie Kurt Schneider beschrieben hat. Dieser Begriff hat keinen besonderen theoretischen Hintergrund; es soll nur hervorgehoben werden, wie wichtig er für das Erkennen der Syndrome ist.
Bei beiden internationalen Studien erwies sich, daß etwa ⅔ der Kranken, bei denen die klinische Diagnose Schizophrenie gestellt wurde, an *Symptomen 1. Ranges* litten. In wenigen Fällen wurden Kranke mit solchen Symptomen *nicht* als Schizophrenien diagnostiziert und es ist lehrreich, über diese Beispiele nachzudenken. Wir wollen das Symptom der Gedankeneingebung untersuchen. Das Wesentliche des Symptoms besteht in der Überzeugung, daß es sich nicht um die eigenen Gedanken handelt, die einem in den Kopf kommen. Das Symptom besteht nicht darin, daß ungewöhnliche Gedanken verursacht wurden (beispielsweise wenn

man denkt, der Teufel gibt einem böse Gedanken ein), sondern daß es die Gedanken selbst sind, die als fremd erlebt werden. Im typischen Fall werden die fremden Gedanken von außen kommend erlebt und zwar durch Radar, Telepathie oder auf andere Weise. Manchmal weiß der Patient nicht, woher die fremden Gedanken kommen, er ist aber sicher, daß es sich nicht um seine eigenen Gedanken handelt. In manchen seltenen Fällen mag er annehmen, daß sie aus seinem eigenen Unbewußten kommen, wobei er sie trotzdem als fremdartig erlebt.

Es gibt viele Möglichkeiten, dieses Symptom fälschlicherweise festzustellen, ohne daß es wirklich besteht. Beispielsweise wenn der Kranke die Frage nicht versteht, wenn das intellektuelle Niveau zu unterschiedlich oder wenn die Verbalisierungsfähigkeit vermindert ist. In diesen Situationen kann der Kranke nicht eindeutig antworten. Andere Symptome können ebenfalls verwechselt werden, wenn der Kranke der Überzeugung ist, daß andere seine Gedanken lesen können. Das kann auf einer Übertreibung ganz gewöhnlicher Phänomene beruhen: man schließt von den Handlungen eines Menschen auf seine Motive. Der Patient erlebt jedoch, daß solche Kräfte auf einer besonderen Fähigkeit des anderen beruhen können, wie beispielsweise Gedankenlesen oder Hypnose. In anderen Fällen mag ein tief religiöses Element in solchen Gedanken enthalten sein, beispielsweise mag der Patient glauben, daß Gott seine Gedanken kennt. Ferner werden normale Gefühle wie Deprimiertsein oder Euphorie intensiv als Erfahrungen und Gedanken, mächtig wie Sonnenstrahlen oder vom Teufel kommend, erlebt. Solche Ideen dürfen *nicht* als Anzeichen für das Vorhandensein des Symptoms „Gedankeneingebung" gewertet werden. Die Gedankeneingebung sollte nur dann als solche anerkannt werden, wenn der Kranke das Erlebnis beschreibt, daß *fremde* Gedanken ihm eingegeben worden sind, Gedanken, von denen er sicher ist, daß sie nicht seine eigenen sind. Dieses Symptom ist etwas Seltenes. Man kann sehr viele Menschen befragen, ohne jemanden zu finden, der je so etwas erlebt hat. Ferner scheint es unbeeinflußt von Alter, Geschlecht, Familienverhältnissen, sozialer Klasse, Kultur oder Nationalität zu sein. Mit anderen Worten: es handelt sich offenbar um ein von sozialen Bedingungen unabhängiges Phänomen. Jaspers nannte es den echten Wahn, der nicht erklärbar und nicht einfühlbar ist. So etwas

kann natürlich vorgetäuscht oder nachgeahmt werden, indem man sich an Beschreibungen derer hält, die tatsächlich solche Erlebnisse hatten. Rosenhans Experiment hat gezeigt, daß man auch mit vorsätzlichen Täuschungen rechnen muß.
Beeinflussungserlebnisse sind ein weiteres Beispiel für ein Symptom 1. Ranges. Diese können ebenfalls nur von dem beschrieben werden, der solche Erfahrungen gemacht hat. Er erlebt, daß sein Wille von irgendeiner anderen Macht ersetzt wird und er seine eigenen Handlungen oder seine eigenen Gedanken nicht mehr kontrollieren kann. Selbst die eigenen Bewegungen und das Schreiben werden gesteuert. Auch hier gibt es viele irrtümliche Interpretationen, wenn die genaue Kenntnis der Symptome fehlt, und wenn der Untersucher nicht vorher schon viele ähnlich gelagerte Fälle kennengelernt hat. In der IPSS-Studie gab es das folgende Beispiel: Eine chinesische Priesterin auf Formosa beschrieb, daß sie in einem Trancezustand von einem Gott „besessen" wurde; er befahl ihr, was sie tun und sagen sollte. Hier handelt es sich um ein Phänomen, das aus dem kulturellen Hintergrund verstehbar ist. Besessenheit dieser Art gehörte zu ihrer priesterlichen Aufgabe. Sie erlebte diese Dinge nicht gegen ihren Willen, im Gegenteil, sie wünschte sie sich stark herbei. Von einer Steuerung ihres Willens kann nicht die Rede sein, wenn sie ihre Erfahrungen auch so ausdrückte; ihr eigenes Wollen wurde in diesem Vorgang erheblich verstärkt. Es war nicht ein Gott, der sie steuerte, sondern sie war es, die zu einem Gott wurde. Ganz ähnliche Erlebnisse werden von Anhängern bestimmter religiöser Sekten auf der ganzen Welt beschrieben. Sie haben mit dem zentralen schizophrenen Syndrom nichts zu tun.
Diese Beispiele zeigen sehr deutlich, wie stark man in einer psychiatrischen Untersuchung auf die subjektive Erlebnisseite eines Menschen eingehen sollte. Diese *Phänomenologie* hat eine lange und reiche Tradition in der Psychiatrie. Somit ist offensichtlich, daß der Psychiater solche Kenntnisse haben muß, bevor er zuverlässige Diagnosen stellen kann. Und es ist nur zu augenscheinlich, daß einige Ärzte von ihren eigenen Theorien so voreingenommen sind, daß sie keine Zeit finden, dem Patient genau zuzuhören.
Alle Symptome 1. Ranges können bei körperlichen Grundkrankheiten vorkommen, beispielsweise bei einem Hirntumor, einer Temporallappenepilepsie oder bei Vergiftungszuständen. In sei-

nem autobiographischen Roman *The Ordeal of Gilbert Pinfold* (dt. G. P. s Höllenfahrt, 1958) hat Evelyn Waugh eine besonders zutreffende und lebendige Beschreibung von Symptomen gegeben, die man als schizophrenes Syndrom klassifizieren könnte, wenn man nicht wüßte, daß diese Symptome nach chronischer Einnahme von Chloral, Bromiden und Alkohol aufgetreten waren. Waugh beschreibt Gedächtnisschwäche und zeitliche Orientierungsstörungen wie sie für eine Schizophrenie ungewöhnlich sind. Wahrscheinlich handelt es sich um den Zustand einer Bromidintoxikation.

Eines der Symptome 1. Ranges, die der Protagonist erlebt, besteht darin, daß er Stimmen von verschiedenen Leuten hört, die über ihn in der dritten Person sprechen. Ein Beispiel:

„Wir werden zu Pinfold sprechen, wenn es uns gefällt und nicht eher".
„Wer soll sprechen?"
„Ich natürlich ..... "
„Na los, laßt uns zu ihm gehen."
„Erst wenn es mir paßt, Fosker, nicht eher."
„Worauf warten wir denn?"
„Wir sollen ihn erst in einen Angstzustand kommen lassen. Erinnerst du dich an die Schulzeit, wo man jemanden erst gehörig warten ließ, bevor man ihn geschlagen hat? Damit er noch mehr davon hätte? Nun, Pinfold soll warten, bis er geschlagen wird."
„Er ist schon ganz steif geworden vor Angst."
„Er plärrt ja schon."

Dieser Auszug vermittelt einen guten Eindruck davon, wie halluzinatorische Erlebnisse, die mit eigenen Erinnerungen und Vorstellungen verwoben werden, erzählerisch wiedergegeben werden. Wie ein Mensch auf solche Erlebnisse reagiert und welchen Inhalt solche Erlebnisse haben, hängt von seiner Persönlichkeitsstruktur ab. Die persönliche Ausgestaltung hängt davon ab, welche Erklärungen beispielsweise herangezogen werden, wie die Erlebnisse sekundär verarbeitet werden, wie stark das eigene Verhalten davon beeinflußt ist und wie der Gemütszustand beschaffen ist. Fast jeder findet solche Erlebnisse bedrückend und wünscht ihr Ende.

In der Psychiatrie beschränkt sich die Diagnose der Schizophrenie nicht nur auf solche Fälle, bei denen Symptome 1. Ranges zu finden sind. Viele Psychiater rechnen andere Wahntypen und halluzinatorische Syndrome mit dazu. Beispielsweise ist die CATEGO-Klasse P durch Verfolgungs-, Größen- und religiösen Wahn definiert. Es handelt sich bei dieser Gruppe um 17% der IPSS-Diagnosen der Schizophrenien oder paranoiden Psychosen. Der Betroffene mag befürchten, eine Bande von Kommunisten sei hinter ihm her, er sei ein Heiliger oder ein religiöser Führer. Manchmal findet sich nur eine einzelne überwertige Idee, beispielsweise, die Nase sei zu groß, wenn auch sonst niemand dieser Ansicht ist. Diese eine überwertige Vorstellung kann sein Leben zerstören, ihn von einem plastischen Chirurgen zum nächsten führen und seine persönliche Bindungen stark beeinträchtigen, ohne daß irgendein Hinweis auf das zentrale schizophrene Syndrom bestehen muß. Es ist in solchen Fällen schwierig, eine Krankheitstheorie aufzustellen. Wie auch immer die Symptome erklärt werden, in jedem Fall ist es notwendig, den Leidenden einem Psychiater vorzustellen. Genaugenommen können alle diese Fälle am besten unter dem Oberbegriff der paranoiden Reaktionen oder manchmal der paranoiden Persönlichkeit eingereiht werden. Die meisten Psychiater grenzen solche Fälle nicht von der Schizophrenie ab; so wurde diese Trennung auch in den meisten Zentren des IPSS, bis auf eine Ausnahme, zwischen Klasse P und Klasse S nicht durchgeführt. In einem einzigen Zentrum wurden die Fälle der Klasse P als paranoide Psychosen angesehen und nicht als schizophrene Psychosen; im allgemeinen ist es klar, daß diese Unterscheidung gemacht werden kann.

Eine andere kleine Gruppe bildet die CATEGO-Klasse O, in der katatone Symptome oder andere von der Norm abweichende Verhaltensweisen vorkommen, die dann als die einzigen psychotischen Phänomene auftauchen. Hierbei handelt es sich um eine ungenaue Kategorie in der CATEGO-Klassifikation, sie umfaßt lediglich 6% derer, bei denen die Diagnose Schizophrenie oder paranoide Psychose gestellt wurde.

Zum Schluß bleiben 10% übrig, bei denen die klinische Diagnose Schizophrenie oder paranoide Psychose gestellt worden war. Sie wurden durch die Computerklassifikation in eine der beiden Klassen „Manisch-Depressive" oder „neurotische Störungen" eingeteilt. Der Unterschied zwischen klinischer und Computerdiagnose war insgesamt recht gering. Das mag diejenigen überraschen, die bisher meinten, daß man eine annehmbare Übereinstimmung gar nicht erreichen könnte. Die kleine Gruppe, bei der Diskrepanzen in der Diagnosestellung aufgetreten sind, ist von hohem Interesse. Es wird noch einmal daran erinnert, daß neun psychiatrische Zentren an dieser Studie teilgenommen haben, welche aufgrund ihrer unterschiedlichen Kultur, Sprachstruktur und psychiatrischen Schulmeinungen ausgesucht worden waren. In sieben von diesen Zentren betrug der Unterschied zwischen der Diagnosestellung Schizophrenie oder paranoider Psychose und den CATEGO-Klassen S, P oder O nicht mehr als 4,5%. Bei den anderen beiden Zentren betrug die Diskrepanz 29,5%. Es handelte sich dabei um Moskau und Washington. In diesen beiden Zentren erkannten die Psychiater die Fälle der Zentralgruppe (Klasse S) ohne Schwierigkeiten. Soweit es die USA betrifft, werden die Ergebnisse des amerikanisch-englischen Diagnoseprojekts bestätigt. Das maßgebende Konzept der Schizophrenie wird in New York viel breiter gefaßt als in London. In New York kommen Syndrome hinzu, die englische Psychiater als depressive Erkrankungen, Neurosen, Persönlichkeitsstörungen und Manien ansehen. Die Entdeckung, daß mit Lithiumsalzen die Manie wirksam behandelt werden kann, zeigt wie wichtig es ist, hier eine genaue Diagnose zu stellen. In der UdSSR findet sich in der Moskauer Schule ein breiteres Konzept der Schizophrenie als anderswo, da man dort spezielle Kategorien wie „schleppende", „periodische" und „umschlagende" Schizophrenie eingeführt hat. Auch anderswo sind relativ einfach definierbare Gruppenkategorien im Gebrauch, die als „latente", „simple", „borderline", „pseudoneurotische" und „pseudopsychopathische" Schizophrenie das Konzept ausweiten (Grinker et al. 1966).

Wir werden auf die Bedeutsamkeit dieser Befunde später zurückkommen. Im Moment geht es uns um die Erkennbarkeit und Reproduzierbarkeit deskriptiver Syndrome der Schizophrenie und nicht um ihre Validität. Es mag möglich sein, daß die am Rande liegenden Fälle, die in Moskau, New York und Washington als Schizophrenien angesehen werden, durch irgendein Außenkriterium doch an die zentrale Gruppe angeschlossen werden können. Hauptsächlich haben wir uns bisher mit der Frage befaßt, ob es möglich ist, die zentralen Gruppen zu erkennen, unabhängig davon, in welcher Sprache die Exploration durchgeführt wurde, aus welchem Kulturkreis der Patient stammt oder von welcher klinischen Schulung der Psychiater geprägt wurde. Es scheint tatsächlich so zu sein, daß es möglich ist. Ehe wir uns dem Problem Validität der Krankheitstheorie nähern, wollen wir uns mit den chronischen Fällen befassen.

4.3.2 Chronische Fälle

Die oben genannten klinischen Syndrome führen oft zur Arbeitsunfähigkeit. Eine primäre Beeinträchtigung wird durch zwei Hauptgruppen von chronischen Symptomen nahegelegt, die verschiedene Schweregrade annehmen können; sie können leicht sein, sie können den Antrieb aber auch völlig lahmlegen. Es handelt sich um sog. Minussymptome, wie Gefühlsverarmung, Verlangsamung des Denkens und der Bewegung, Aktivitätsminderung, Antriebsverlust, Sprachverarmung und die Tendenz, sich abzukapseln. Diese Eigenschaften interkorrelieren hoch miteinander. Wenn eines dieser Merkmale vorhanden ist, sind die anderen wahrscheinlich auch da, und sie können mit Verhaltensskalen zuverlässig gemessen werden. Insgesamt stellen sie ein brauchbares Maß der Schwere einer Art primären Beeinträchtigung dar. Die Stärke der Minussymptomatik korreliert hoch mit Ergebnissen der sozialen Leistungsfähigkeit bei praktisch jeglicher Tätigkeit. Beispielsweise läßt sich dadurch die Fähigkeit voraussagen, wieweit jemand mit anderen verbal oder nonverbal kommunizieren kann. Die am stärksten Beeinträchtigten können nur wenig sprachliche Information mitteilen: Der Gesichtsausdruck ist versteinert, die Stimme ist monoton, Haltung und Bewegung sind steif, die Gestik ist eingeschränkt und die Sprache ist verarmt. Die Betroffenen können dadurch stark behindert sein. Solche negativen Syndrome sind möglicherweise schon vor dem eigentlichen Einsetzen florider Symptome vorhanden, und sie begleiten oft akute Stadien; darüber hinaus sind sie die wesentlichen Charakteristika des chronischen Zustands.

Zu diesen verschiedenartigen primären Beeinträchtigungen kommen inkohärentes Sprechen, ungewöhnliche Assoziationen, persistierende Halluzinationen und Wahninhalte sowie Verhaltensauffälligkeiten hinzu. Diese *zweite Art* der primären Beeinträchtigung kann eine erhebliche Behinderung darstellen, selbst wenn man Symptome wie Wahnbildungen und Halluzinationen wegläßt; denn sie werden oft zwischen den aktuen Stadien vergessen. Sie scheint auf der Verarmung der inneren Vorstellungswelt zu beruhen. Der Kranke scheint nicht in der Lage zu sein, zielgerichtet zu denken, sondern er wird infolge ungewöhnlicher Assoziationen auf zufällige Reize hin abgelenkt. Dadurch wirkt er unklar, zerfahren und zusammenhanglos. Gelegentlich mag dieses den Eindruck von Kreativität hervorrufen. Zweifellos beruht aber die Bezeichnung „das Schöpferische in der Schizophrenie" auf sehr seltenen Vorkommnissen dieser Art. Gewöhnlich ist das Syndrom nämlich einengend und behindernd. Die meisten schöpferischen Menschen, die an einer Schizophrenie erkrankt sind, haben ihre Kreativität verloren und nicht etwa gesteigert. Die beiden Arten der primären Beeinträchtigungen sind nicht ohne Beziehung zueinander. Das Sich-Zurückziehen von anderen Menschen beispielsweise kann teilweise eine Reaktion auf das Erlebnis sein, daß die eigenen Versuche, mit anderen in Verbindung zu treten, auf Ablehnung stoßen. Diese Erklärung ist jedoch keineswegs die alleinige Ursache für die Abkapslung oder andere Erscheinungen dieser Art.

Abgesehen von diesen beiden Arten der chronischen primären Beeinträchtigung sollte die Rückfallgefahr mit den akuten Symptomen, wie wir sie dargestellt haben, ebenfalls als eine Art bleibende Anfälligkeit gesehen werden. Als Folge eines akuten Schubes bleibt die Anfälligkeit für weitere Dekompensationen ähnlicher Art bestehen. Das gilt aber innerhalb von fünf Jahren nur für die Hälfte der Fälle. In etwa einem Viertel dieser Fälle kommt es zu Wiedererkrankungen, und in einem weiteren Viertel kommt es zu chronischen Residualsymptomen (Checkland u. Checkland 1974).

Zu den primären Beeinträchtigungen kommen oftmals sekundäre und tertiäre Schäden noch hinzu, diese werden wir später behandeln. Beide, sowohl die aktuen als auch die chronischen Syndrome, werden gewöhnlich als Schizophrenie diagnostiziert, aber es gibt darüber hinaus natürlich noch viele andere Symptome und Anzeichen. In jedem Lehrbuch kann man sie aufgezählt finden. Hier ging es darum, besonders charakteristische Symptome herauszustellen. Vielleicht sind Erlebnisberichte von Kranken informativer als ein Lehrbuch (Wing 1975). Nun können wir zu unserer nächsten Frage übergehen: Gibt es eine Krankheitstheorie der Schizophrenie, die sich genügend absichern läßt? Welche Untersuchungen sind durchgeführt worden und was folgert aus ihren Ergebnissen?

4.4 Beweismaterial für eine Krankheitstheorie

Seit man Syndrome identifiziert hat, gibt es viele Möglichkeiten, eine Krankheitstheorie zu überprüfen. Die Hinweise werden unter den Hauptgesichtspunkten Epidemiologie, Ätiologie, Pathologie, Biochemie, Psychophysiologie und Therapie berücksichtigt. Da die beschriebenen Symptome keineswegs alle von einer einzigen Vorbedingung abzuleiten sind, sollten wir auch nicht eine einzige Krankheitstheorie erwarten. Es ist in der Medizin hinreichend bekannt, daß ein Syndrom verschiedene Ursachen haben kann. Im Idealfall möchte man eine Theorie der normalen biologischen und psychologischen Verhältnisse entwickeln, die erklären kann, warum die Symptome nicht von der Mehrzahl der Menschen erlebt werden.

Ein Wissen um die Bedingungen, welche Funktionen innerhalb der normalen Grenzen aufrechterhalten werden können, würde die Ursachen der Störung des Gleichgewichtes andeuten können, die das Auftreten der Symptome bewirken. Weiterhin wäre die Erklärung erforderlich, warum die Symptome, die zur Bestimmung der Erkrankung angeführt werden können, so häufig mit anderen zusammen vorkommen, die an sich nicht für die Schizophrenie spezifisch sind, wie beispielsweise der Verfolgungswahn. Ist das einzig und allein eine individuelle Reaktion auf oder eine Erklärung für die „primären" Erlebnisse? Die Erklärung für die Symptome in der Klasse S wäre auf diese Weise gegeben. Als nächstes wäre zu ergründen, warum Kranke aus der Klasse P Verfolgungssymptome und andere Wahninhalte entwickeln, ohne Primärsymptome gehabt zu haben. Wie soll man sich den Mechanismus in solchen Fällen vorstellen? Gibt es dafür vielleicht andere, bisher unbekannte primäre Phänomene, oder kann man die Wahnideen auf eine ähnliche Weise erklären, wie andere fixe Ideen, die offensichtlich unlogisch sind? In einem solchen Fall würde eine Krankheitstheorie kaum aufrechterhalten werden können.

In den folgenden Ausführungen wird angenommen, daß die Forscher den Terminus Schizophrenie hauptsächlich im Zusammenhang mit den Kernsymptomen verwendet haben; das würde ein relativ enges Schizophreniekonzept bedeuten. Diese Voraussetzung konnte nicht immer eingehalten werden, wahrscheinlich waren aber doch die Fälle der Klasse S überwiegend. Zukünftig sollten zuverlässigere Kriterien für die Diagnose verwendet und in den wissenschaftlichen Publikationen mitgeteilt werden.

4.4.1 Epidemiologie

Der Begriff Epidemiologie (Cooper u. Morgan 1973) kann, ähnlich wie der Begriff Schizophrenie, in einem weiteren und auch in einem engeren Sinne verwendet werden. Während das erweiterte Verständnis interessanter ist, aber eher in die Irre führt, ist das engere eher wissenschaftlich. Unter Epidemiologie versteht man die Erforschung der Vorkommenshäufigkeit bestimmter Fälle, beispielsweise der Schizophrenien, in definierten Populationen oder Subgruppenpopulationen (Morris 1964). In diesem Sinne handelt es sich um eine Methode, die die Berechnung der Verhältnisse zwischen der Zahl der tatsächlichen Erkrankungen und der Risikofälle in einer Population ermöglicht. Die Fallzahlen in den unterschiedlichen Gruppen können miteinander verglichen werden, um Hypothesen zu prüfen, die sich mit den Ursachen befassen. Das Resultat besteht beispielsweise in der Einschätzung des relativen Krankheitsrisikos. So haben Übergewichtige ein doppelt so hohes Risiko von Koronarerkrankungen wie Normalgewichtige. Im erweiterten Sinne befaßt sich die Epidemiologie mit dem gesamten Bereich der Beziehungen zwischen Erkrankung und Umwelt; damit ist etwa die Bedeutung der medizinischen Ökologie gemeint.

Unser Wissen über die Vorkommenshäufigkeit der Schizophrenie stützt sich auf die Angaben von Psychiatern, die Patienten ohne standardisierte Bedingungen untersucht und ihre Diagnosen nach eigenen, unspezifischen Kriterien gestellt haben. Die Diagnosestellungen waren unterschiedlich sorgfältig, die untersuchten Populationen unterschieden sich in Alters- und Geschlechtsverteilung, in der sozialen und geographischen Konstanz, in Geburts- und Todesraten und in anderen wichtigen Charakteristika. Es gab wahrscheinlich erhebliche Differenzen in der Zuverlässigkeit der erhältlichen Bevölkerungsstatistiken. Trotzdem war die Schizophrenierate bei der Erwachsenenpopulation in den Risikojahren von 15 bis 45 Jahren ähnlich hoch geschätzt worden, nämlich zwischen 0,5 und 1%.

In England werden auf 100000 Einwohner jährlich etwa 10–15 neue Schizophreniefälle gezählt. Die höchste Vorkommensrate bei Männern ist in der Altersgruppe von 15–24 Jahren zu finden, danach nimmt das Risiko allmählich ab. Bei Frauen liegt diese Rate etwas später, nämlich in der Altersgruppe von 25–34 Jahren, danach ist die Neigung der Verteilungskurve flacher als bei den Männern. In der Gesamtbetrachtung ist der Unterschied zwischen den Geschlechtern gering. Zwei frühe Beobachtungen scheinen sich von den anderen Resultaten erheblich zu unterscheiden. Eaton u. Weil (1955) untersuchten eine anabaptistische Sekte, die Hutteriten, die in kleinen, engverbundenen Landgemeinden in Nordamerika leben. Ihre religiösen Traditionen gehen bis ins 16. Jahrhundert zurück und sind durch lange Perioden von Verfolgung und Flucht gefestigt worden. Das Eigentum gehört allen gemeinsam, und das tägliche Leben ist einfach und asketisch, streng geregelt und fromm. Die Familien sind groß, weil es keine Geburtenkontrolle gibt, Verbrechen und Gewalttätigkeiten kommen nicht vor. Man könnte annehmen, daß durch einen solchen ländlichen Frieden, Gemeinschaftshilfe, harte Arbeit, das Fehlen der städtischen Unruhe und eine gut geregelte Ordnung Bedingungen herrschen, unter denen Geisteskrankheiten kaum entstehen können. Eaton u. Weil untersuchten diese Siedlungen und fanden, daß etwa 6 von 1000 der Gesamtpopulation von 8500 zu irgendeiner Zeit an einer Psychose gelitten hatten. Die Zahl unterscheidet sich von den Ergebnissen der in Europa und Nordamerika durchgeführten Erhebungen kaum. Sie bezieht sich aber überwiegend auf depressive Psychosen, während Schizophrenien relativ selten waren. Die Erhebungsmethoden sind von den früher schon erwähnten klinischen Eigentümlichkeiten geprägt, und es fehlt auch an Sorgfalt. Somit können die Ergebnisse nicht als zuverlässig angesehen werden, zumal den Autoren nicht bekannt war, wieviele Einwohner in den vorangegangenen

20 Jahren von den Hutteritensiedlungen weggezogen waren. Murphy (1968) hat die Ersterkrankungsrate errechnet und fand, daß ihre Schizophrenierate nicht signifikant unterhalb des Durchschnittes lag.

Das zweite Beispiel bezieht sich auf den hohen Norden von Schweden, wo das Klima hart, der Sommer kurz ist und 6 Wochen lang im Winter die Sonne nicht aufgeht. Die Leute ernähren sich von Ackerbau und Holzfällen. Sie haben wenig Verbindung mit den übrigen Teilen von Schweden. Viele Familien leben unter sehr primitiven Bedingungen. Böök benutzte eine Reihe von Quellen, um Krankheitsfälle herauszufinden: Psychiatrische Krankenhäuser, kirchliche Register, Unterlagen der Bezirksärzte und Informationen von Priestern und Lehrern. In allen Fällen stellte Böök (1953) die Diagnose selbst und legte in seinem Bericht die diagnostischen Prinzipien dar.

Gemäß seinen Berechnungen kamen endogene Psychosen dreimal häufiger vor als bei den Hutteriten. Noch überraschender war, daß die Schizophrenie 85% seiner Fälle betrug, während manisch-depressive Psychosen fast nicht vorkamen. Böök interpretierte seine Ergebnisse mit genetischen Hypothesen und mit der Abwanderung der Bevölkerung. Schizoide Persönlichkeitsstrukturen hielt er in diesen Gegenden für überlebensfähiger, während Menschen, die zu manisch-depressiven Erkrankungen tendieren, eher auswandern.

Diese beiden Berichte, mit ihren völlig gegensätzlichen Befunden, sind typisch für die gute und frühe wissenschaftliche Arbeit, wo von einem einzigen Psychiater letztlich die Diagnose gestellt wurde. Keine der beiden Untersuchungen wurde bis heute wiederholt.

Kürzlich berichtete Walsh (1971), daß in Irland die Schizophrenierate wesentlich höher sei als in England, und vom Osten nach Westen hin ansteige. Kramer fand als einer der ersten heraus, daß die Schizophrenierate in den USA, wesentlich höher als in England war. Das amerikanisch-englische Diagnoseprojekt (U. S. - U. K. Diagnostic Project) wurde hauptsächlich durchgeführt, um diese Angabe zu überprüfen. Wie wir gesehen haben, kamen die unterschiedlichen Häufigkeitsverteilungen durch die andersartigen Diagnosestellungen zustande. Das Ergebnis aus Irland wird gerade überprüft.

Odegard (1932) fand heraus, daß die Schizophrenie häufiger bei nach Amerika ausgewanderten Norwegern auftrat als bei denen, die im Heimatland geblieben waren. Die meisten amerikanischen Studien können diese Befunde bestätigen, wenn Emigranten mit der Population des Ursprungslandes verglichen werden. Ebenfalls fand sich eine höhere Rate bei Ungarnflüchtlingen von 1956. Die Schizophrenie war hier bei denen häufiger, die keine politischen Gründe zu ihrer Flucht angaben (Mezey 1960). Ferner besteht allgemeine Übereinstimmung über den Befund, daß die Schizophrenie in Kerngebieten großer Städte häufiger vorkommt. In ihrer grundlegenden Chicago-Studie nahmen Faris und Dunham (1939) an, daß teilweise Armut und soziale Isolation dieser städtischen Zentralgebiete dafür verantwortlich waren. Aber gerade diese Charakteristika lassen sich nicht in den Kerngebieten großer europäischer Städte nachweisen. Die ärmeren Stadtteile sind nicht unbedingt die isolierten und die isolierten Stadtteile nicht unbedingt arm. Es ist die soziale Isolierung und nicht die Armut, die mit den hohen Schizophrenieraten einhergeht. Oft ist es so, daß schizophrene Patienten kurz bevor sie das erste Mal krank werden, in die isolierten Bezirke umziehen. In seiner Detroit-Studie kam Dunham (1965) zu dem Schluß, der Hauptgrund für die hohe Konzentration Schizophrener sei darin zu suchen, daß sie in Stadtgebiete umzuziehen pflegten, wo die Menschen isoliert lebten. Jedoch ist nicht jede Bevölkerungsbewegung in einem Land mit diesem Risiko behaftet. Beispielsweise scheint es in Norwegen so zu sein, daß diejenigen, die umziehen, um ihre Verhältnisse zu verbessern, ein geringeres Risiko haben, als andere, die in eine Großstadt wie Oslo abwandern.

Ein recht ähnliches Resultat ergibt sich aus den ausgedehnten Studien über berufliche Zugehörigkeit und soziale Chancen. Hollingshead u. Redlich (1958) fanden eine höhere Inzidenzrate der Schizophrenie bei ungelernten Arbeitern; diese Beobachtung ist vielfach bestätigt worden. Gewöhnlich erleben die Patienten einen beruflichen Abstieg, bevor sie das erste Mal in ein Hospital eingewiesen werden (Goldberg u. Morrison 1963). Bei Menschen, die später eine Schizophrenie mit floriden Symptomen entwickeln, pflegen schon längere Zeit vorher schulische und berufliche Ausbildung sowie die sozialen und sexuellen Kontaktmöglichkeiten benachteiligt bzw. eingeschränkt zu sein.

Die meisten früheren epidemiologischen Studien haben Informationen über den Verlauf schizophrener Erkrankungen geliefert und weniger Ursachenforschung betrieben. Man fand, daß zu dem Zeitpunkt, wo die Schizophrenie klinisch erkannt wird, sich abnorme Verhaltensweisen nicht das erste Mal manifestieren. Vor dem Auftreten der ersten Symptome kann der Patient schon beruflich, gesellschaftlich oder familiär versagt haben und deswegen isoliert und sozial zurückgezogen gelebt haben.

4.4.2 Ursachenforschung

Meehl (1962) bringt eine Reihe von wichtigen Einschränkungen über seinen Gebrauch des Begriffes Ätiologie, unter dem folgende Argumente *nicht* zu subsumieren sind: Der ätiologische Faktor bringe immer das Syndrom hervor; Form und Inhalt der Symptome seien ausschließlich von der Ätiologie her abzuleiten; der Krankheitsverlauf könne nicht wesentlich durch andere Faktoren beeinflußt werden; dieselben ätiologischen Bedingungen würden bei verschiedenen Menschen dieselben Krankheitsmanifestationen hervorbringen; und die breiteste individuelle Variation der Symptome würde immer durch das ätiologische Agens bewirkt werden. „In der Medizin ist keines dieser Argumente Teil des Konzepts einer spezifischen Ätiologie; diese stellen nur eine notwendige aber keine hinreichende kausale Bedingung für das Auftreten der Erkrankung dar" (Meehl).

Ein Faktor allein genügt nicht, um die Schizophrenie hervorzurufen. In vielen Fällen wird jedoch die *erbliche* Belastung sehr deutlich. Die Schrift von Gottesman u. Shields (1972) belegt dies genauer. Ein Buch, das von Rosenthal u. Kety (1968) herausgegeben wurde, faßt die Ergebnisse vieler Wissenschaftler, die in diesem Bereich arbeiten, zusammen, auch solcher wie Lidz und Wynne, die hauptsächlich Umweltfaktoren erforschen. Letztere akzeptieren ebenfalls, daß ein genetischer Faktor bedeutsam ist. Es handelt sich um eine allgemeingültige Erkenntnis für die, die sich an Fakten halten. Welches Gewicht hat nun dieser Faktor? Kurz zusammengefaßt ist die Häufigkeit des Auftretens der Schizophrenie bei Verwandten 1. Grades in den erfaßten Fällen (Eltern, Geschwister, Kinder) etwa 10%, verglichen mit 3% bei Verwandten 2. Grades (Onkel, Tanten, Neffen, Nichten) und knapp 1% in der Gesamtbevölkerung. Leiden beide Elternteile an einer Schizophrenie, so beträgt die Erkrankungswahrscheinlichkeit der Kinder etwa 40%.

Bei dem Problem, ob Umwelt- oder Erbfaktoren für die Prozentzahlen verantwortlich gemacht werden können, führen Zwillingsuntersuchungen weiter. Eineiige Zwillinge haben wahrscheinlich dieselbe erbliche Belastung in bezug auf Schizophrenie, was man bei zweieiigen Zwillingen nicht annehmen kann. Andererseits werden sich Umweltfaktoren bei eineiigen und zweieiigen Zwillingen wenig unterscheiden. In neueren Studien hat sich herausgestellt, daß eineiige Zwillinge in bezug auf Schizophrenie zu etwa 50% Konkordanz aufweisen, verglichen mit etwa 12% bei zweieiigen Zwillingen.

Man könnte auch annehmen, das gemeinsame Aufwachsen von eineiigen Zwillingen könne das Entstehen einer Schizophrenie begünstigen. Hierzu können Faktoren wie die beeinträchtigte Ich-Entwicklung und die Problematik der Identitätsfindung herangezogen werden. In einem solchen Fall würde man eine höhere Schizophrenierate bei eineiigen Zwillingen erwarten, das ist aber nicht der Fall. Man könnte sich vorstellen, daß die Umwelt eineiiger Zwillinge ähnlicher ist als bei zweieiigen Zwillingen. Diese Frage wurde durch die Untersuchung eineiiger Zwillingspaare näher geklärt, die von Geburt an getrennt aufgewachsen sind. Ihre frühkindliche Umwelt war unähnlicher, als die der zweieiigen Zwillinge einer Familie. In etwa ⅔ der Fälle litten beide Zwillinge an einer Schizophrenie oder an einer ähnlichen Erkrankung.

Ferner gibt es Untersuchungen, bei denen Kinder schizophrener Eltern kurz nach der Geburt von Familien adoptiert und erzogen wurden, wo keine Schizophrenien vorkamen. Die Schizophrenierate bei diesen Kindern unterschied sich nicht von der, die zu erwarten gewesen wäre, wenn sie bei ihren biologischen Eltern aufgewachsen wären.

Man muß schon sehr voreingenommen sein, wenn man die Bedeutung des Faktors Heredität bei der Entstehung der Schizophrenie nicht anerkennt. Kety (1974) drückt das so aus: Wenn die Schizophrenie ein Mythos ist, so handelt es sich um einen Mythos mit einer starken genetischen Komponente. Die Probleme bestehen jedoch weiterhin, da die Mendelschen Gesetze der dominanten oder rezessiven Vererbung nicht zutreffen. In der ersten genetischen Theorie der Schizophrenie hat Rüdin zwei Gene einbezogen. In modernen Arbeiten werden multigenetische Theorien vorgeschlagen. Die Ergebnisse sind aber nicht so eindeutig, daß eine Krankheitstheorie aufgestellt werden kann, die sich allein auf diese Grundlage stützt. Das trifft bei vielen teilweise genetisch bedingten Erkrankungen zu: beim juvenilen Diabetes mellitus, beim idiopathischen Morbus Parkinson, bei der Epilepsie und der senilen Demenz. Die Fälle, die zu genetischen Studien herangezogen werden, sind meistens eindeutig definiert hinsichtlich ihrer klinischen Anomalien.

Die dänischen Untersuchungen und die Studie von Gottesman u. Shields zeigen, daß eine breitere Definition der Schizophrenie für wissenschaftliche Zwecke nützlich sein kann. Weitere Überlegungen und Untersuchungen dieser Art sollten durchgeführt werden. Die chronischen Residualsymptome sind gewöhnlich mit den Kernsyndromen der Schizophrenie verbunden, es handelt sich dabei um die soziale Isolierung, psychomotorische Verlangsamung, affektive Verflechtung und Denkstörungen. Im Nachhinein wird dann deutlich, daß diese negativen Anzeichen oft lange schon dem Kernsyndrom vorauslaufen. Diese Charakteristika werden auch bei einigen Verwandten von Schizophrenen gefunden. Es ist indes fraglich, ob diese Fälle ohne floride und akute Krankheitszeichen als eine Form der Schizophrenia simplex, einer pseudoneurotischen, einer latenten oder einer schleichenden Schizophrenie diagnostiziert werden dürfen. Diejenigen, die ein breiteres Schizophreniekonzept verwenden, pflegen diese am Rande liegenden Fälle als Schizophrenie zu bezeichnen, und zwar nicht nur aus genetischen, sondern auch aus klinischen Gründen. Bleulers breiteres Schizophreniekonzept führte aus diesem Grunde zu den Unterschieden in den einzelnen IPSS-Zentren in Washington und Moskau einerseits und denen in Aarhus (Dänemark), Agra (Nordindien), Cali (Kolumbien), London, Prag und Taipeh andererseits. Wir werden die sozialen Komponenten diskutieren, wenn wir die breitere Definition in Kap. 5 und 6 behandeln; die mit diesem Konzept verbundenen Nachteile machen die wissenschaftliche, d. h. hypothetische Verwendung keineswegs wertlos. Schlußfolgerungen für Therapie und Prognose, die sich auch auf die engere Definition beziehen, dürfen

auf die schleichenden, pseudoneurotischen oder Borderline-Schizophrenien nicht übertragen werden. Die dabei auftretenden ethischen Probleme sind ernsterer Natur als die bei der Behandlung des präsymptomatischen Diabetes mellitus. Das Wichtigste ist dabei, daß den Betroffenen nicht geschadet wird.
Ein gewisser Hinweis für den somatischen Ursprung der Schizophrenie besteht darin, daß eine akute schizophrenieähnliche Symptomatik durch Substanzen wie Bromide, Amphetamine, Alkohol und zerebrale Störungen, wie Temporallappenepilepsie oder Hirntumoren, hervorgerufen werden kann (Davison u. Bagley 1969). Offensichtlich sind diese Faktoren für die Verursachung einer Schizophrenie nicht ausreichend, sie mögen aber einen Hinweis auf die Art der Entstehung beinhalten. Soziale verursachende Faktoren sind ebensogut begründet, und wir werden sie später in diesem Kapitel beleuchten. Die Studien befassen sich mit familiären und sozialen Umweltfaktoren zu der Zeit, da schizophrene Symptome akut ausbrechen. Es ist eine zweifelhafte Sache, vom gegenwärtigen Zustand auf die frühe Kindheit zu extrapolieren und pathoplastische Faktoren aus dieser Zeit anzunehmen. Es gibt einige mutige Theoretiker, die so argumentieren; bis jetzt reicht ihr Beweismaterial aber nicht aus (Hirsch u. Leff 1975, Wynne 1968). Was für die Theorien der Umweltverursachung der Schizophrenie spricht, werden wir in Kap. 5 behandeln.

4.4.3 Pathologie und Biochemie

Für sichtbare Strukturveränderungen, mikroskopischer und makroskopischer Art, gibt es keinen Hinweis in den Hirnen schizophren Erkrankter. Neue Methoden mußten entwickelt werden, um sehr subtilen Veränderungen nachzugehen; die vielversprechendste Forschungsrichtung ist z. Z. die Biochemie. Viele Jahre lang waren Wissenschaftler der Meinung, es gäbe eine spezifische Substanz im Blut, Urin, Schweiß oder in den Tränen. Trotz komplexer und groß angelegter Untersuchungen blieb der Erfolg aus. Substanzen wie Amphetamin, Meskalin und Lysergsäurediätylamid (LSD) stellen einen neuen Ansatz dar, da sie schizophrenieähnliche Erscheinungen hervorrufen können. Über ihre Einwirkung auf die Hirnchemie ist vieles bekanntgeworden. Keine Untersuchung ist aber gut genug abgesichert, um damit eine Krankheitstheorie aufstellen zu können. Dasselbe trifft auch für die Behauptungen aus den USA und der UdSSR zu, daß abnorme Globuline im Blut existieren sollen. Eine der populärsten Behauptungen bezieht sich auf den rosa Flecken („pink spot"), wahrscheinlich weil der Name sich gut einprägt. Er wurde wegen einer Technik, die eine abnorme Urinsubstanz anzeigt, so genannt. Befunde dieser Art können auf alle möglichen exogenen Faktoren zurückzuführen sein, besonders auf die Diätkost. Die „Pink-spot-Story" wurde mit Zurückhaltung aufgenommen, nachdem ähnliche Behauptungen sich als falsch erwiesen hatten.

Es gibt gute Gründe dafür, daß bestimmte Stoffwechseluntersuchungen sorgfältig durchgeführt werden sollten. Irgendeine genetische Prädisposition, auf Streß abweichend zu reagieren, würde wahrscheinlich in bestimmten biochemischen Veränderungen erkennbar sein. Einige der Phenothiazinderivate, beispielsweise Fluphenazin, haben Nebenwirkungen, die den Symptomen von Basalganglienerkrankungen ähnlich sind. Sie sind durch Muskeltremor und Steifheit charakterisiert und werden Parkinsonismus genannt. Die Parkinson'sche Krankheit ist durch ein Dopamindefizit verursacht, dem Mangel eines der Amintransmitter, die Impulse der Nervenzellen untereinander übertragen. Zellen, die in den tieferen Hirnschichten Dopamin enthalten, degenerieren, besonders die Zellen der Substantia nigra. Fasern, die von diesen Zellen ausgehen, hängen mit dem großen System der Basalganglien des Mittelhirns zusammen, die mit der Steuerung des Bewegungsablaufs verbunden sind. Wenn man eine Vorstufe des Dopamins, das L-Dopa, bei Parkinson-Kranken gibt, so nehmen Muskeltremor und Steifheit ab. Da die Phenothiazinderivate Nebenwirkungen hervorrufen, die aber der Parkinson'schen Erkrankung ähnlich sind (Simpson u. Angus 1970), wurde die Hypothese aufgestellt, daß sie als Antagonisten der Dopamine im Nervensystem wirksam sind. Die Schizophrenie könnte deswegen auf eine Überaktivität oder Hypersensitivität eines biochemischen Systems, in dem Dopamin wichtig ist oder in dem ein Dopaminantagonist fehlt, zurückzuführen sein. Solch eine Hypothese würde ebenfalls die Amphetaminpsychose erklären, da Amphetamin die Rezeptoren stimuliert, welche dopaminempfindlich sind (Iversen u. Rose 1973, Snyder 1974).

Ein Teil der aufwärts führenden Fasern geht von der Substantia nigra aus bis hin zum Limbischen System, welches das Stammhirn und den Hypothalamus gerade unterhalb des Kortex einschließt; in diesem Limbischen System sind Gefühlsempfindungen und Gedächtnisleistungen verankert. Eine der interessantesten Spekulationen ist, ob der Dopaminstoffwechsel im vorderen Bereich des Limbischen Systems die anatomische Lokalisation für die Anomalien darstellt, die der Schizophrenie zugrundeliegen mögen.

Diese wissenschaftliche Spur ist nur eine von mehreren, die Fortschritte des Grundlagenwissens erhoffen lassen, das dann möglicherweise zu einer wirksameren Therapie führt.

4.4.4 Psychophysiologie

Vor mehr als zehn Jahren entdeckte Peter Venables, daß Schizophrene mit einem chronischen Residualsyndrom, welches mit sozialem Rückzug einherging, nicht etwa weniger lebhaft und weniger aufmerksam waren, sondern im Gegenteil übererregbar („over-aroused") schienen. Die physiologischen Parameter konnten sowohl zentrale als auch periphere Funktionen messen: a) die Fusionsschwelle zweier Lichtblitze oder zweier Geräusche, ein Parameter, der kortikale Funktionen mit einschließt, b) Hautwiderstandsmessungen an der Hand, wodurch die Schweißdrüsenaktivität gemessen wird. Je mehr die einzelnen Kranken sozial zurückgezogen waren, desto aktivierbarer („aroused") schienen sie zu sein (Venables u. Wing 1962). Dieses paradoxe Resultat regte eine ganze Reihe von weiteren Untersuchungen an, die noch keineswegs abgeschlossen sind. Der Begriff arousal hat viele Bedeutungen und sollte besser vermieden werden. Bei schweren Angstzuständen oder einer akuten manischen Phase kann man beispielsweise von einem hohen arousal sprechen, beide haben aber mit der chronischen Schizophrenie nichts zu tun. Andererseits pflegen chronische Schizophrenie eine schnellere Herzfrequenz und feuchtere Handflächen zu haben als üblich. Sie scheinen „physiologisch ängstlich" zu sein, obgleich sie viel weniger ängstlich als die meisten Menschen wirken, da sie mimisch ausdrucksverarmt sind und ihre Stimme weniger moduliert ist. Ihr nonverbaler Ausdruck ist ebenfalls eingeschränkt. Die Kommunikationsstörung ist der Aphasie und dem frühkindlichen Autismus gar nicht ähnlich, aber trotzdem schwerwiegend. Verbale und nonverbale Kommunikation können so verzerrt und auch eingeengt sein, daß die Menschen in der Umgebung des Patienten manchmal völlig unerwartete Informationen erhalten können. C. G. Jung vermutete, daß eine Beeinträchtigung der Aufmerksamkeit mit dann folgender Überschwemmung durch unbewußte Inhalte viele der beobachteten Phänomene der Schizophrenie erklären könnten. Diese Annahme wurde kaum weiter erforscht. Aber gerade dieser Bereich ist von zentraler Bedeutung und sollte weiter untersucht werden. Außerdem gibt es noch andere erfolgversprechende wissenschaftliche Spuren, wenn akute und chronische Zustände der Schizophrenie miteinander verglichen werden. Manche anderen Untersuchungen haben lediglich frühe klinische Beobachtungen von Emil Kraepelin und Eugen Bleuler illustriert. Mit psychologischen Variablen, wie beispielsweise der Reaktionszeit, hat man die psychomotorische Verlangsamung gemessen, ferner wurden charakteristische Assoziationsstörungen untersucht.

4.4.5 Therapie

Es gibt heute viele Psychopharmaka, die floride schizophrene Symptome mildern und oft sogar völlig unterdrücken können. Die Medikamente, die als Phenothiazine bekannt geworden sind, werden dabei am meisten verwendet. Sie helfen nicht nur im akuten Schub, sie können auch Rückfälle verhüten, wenn sie regelmäßig eingenommen werden. Sowohl die therapeutische als auch die präventive Wirksamkeit der Medikamente wurde in vielen gut kontrollierten Studien nachgewiesen (Hirsch et al. 1973, Leff u. Wing 1971). Die Medikamente heilen die Schizophrenie genausowenig wie Insulin den Diabetes mellitus heilen könnte. Nicht immer gelingt es, mit diesen Medikamenten alle Symptome zu beseitigen, chronische Verlangsamung und Antriebsschwäche können nur geringfügig verbessert werden. Dagegen ist der Effekt bei akuten schizophrenen Symptomen erstaunlich gut und kann nicht auf eine bloße Sedierung zurückgeführt werden (die sog.

chemische Zwangsjacke); sedierende Medikamente werden bei der Behandlung der Schizophrenie selten verwendet. Eine übliche Einnahmeform ist die intramuskuläre Injektion; dabei reicht eine kleine Dosis von 25 mg Fluphenazin gewöhnlich aus, um den Patienten für etwa einen Monat vor Symptomen zu schützen. Bei dieser Dosierungshöhe sind Nebenwirkungen selten. Viele Patienten erleben die erleichternde Wirkung der Phenothiazine positiv, einige spüren unangenehme Effekte, die bei manchen zu dem Gefühl führen, lahmgelegt zu werden. Es gibt auch Patienten, die unter den Medikamenten sehr depressiv werden. Manche glauben, mit ihren abnormen Erlebnissen zurechtzukommen indem sie sich ablenken; diese möchten am liebsten keine Medikamente einnehmen (Wing 1975). Unter bestimmten sozialen Bedingungen kommt man mit weniger Medikamenten aus, wie wir im nächsten Abschnitt sehen werden. Keinesfalls braucht jemand die Medikamente für immer einzunehmen. Auch vor Einführung der Neuroleptika kam es bei einem Teil der Fälle nach einer ersten schizophrenen Episode zu keinem Rückfall. Manfred Bleuler (zit. nach Lewis 1973) ist der Meinung, daß die Zahl der gutartig verlaufenden schizophrenen Psychosen mit vollständiger und lebenslanger Heilung nach einer akuten Episode durch die moderne Therapie nicht statistisch signifikant erhöht worden ist. Was die Nebenwirkungen der Langzeitbehandlung anbelangt, so besteht darüber noch Unsicherheit.
Nicht nur bei der Schizophrenie sondern auch bei verschiedenen anderen psychiatrischen Erkrankungen haben die Phenothiazine einen günstigen Effekt. Das gilt für Manien, Alkoholpsychosen, Amphetaminpsychosen und zerebralorganische Erkrankungen. Die Gefahr des Rückfalls ist aber dann gegeben, wenn die Neuroleptika wieder weggelassen werden. Ferner können Medikamente wie Lithium oder Amitriptylin, die bei Manien und Depressionen wirksam sind, bei Schizophrenen das Krankheitsbild u. U. verschlechtern. Eine reine Spekulation ist die Annahme, daß tiefergelegene Hirnbereiche, wie das Limbische und retrikuläre System (die dem cortical arousal unterliegen), in ihrer ungestörten Tätigkeit für höher integrierte Hirnfunktionen wesentlich sind. Möglicherweise sind Phenothiazine an diesen Lokalisationen biochemisch wirksam, durch das Blockieren von Dopaminrezeptoren kann der normale Funktionszyklus wiederhergestellt wer-

den. Es könnte aber auch sein, daß andere Hirnbereiche ebenfalls gestört sind und nicht von Phenothiazinen erreicht werden oder daß die Phenothiazine im Limbischen System nur einen Teil der Störungen korrigieren können. Wir wollen hoffen, daß diese komplexen Geschehnisse weiterhin aufgeklärt werden.

4.4.6 Schlußfolgerungen

Von gut ausgebildeten Psychiatern können die meisten der floriden klinischen Formen zuverlässig erkannt werden. Die Ätiologie ist nicht bekannt, es gibt aber Hinweise auf eine multigene Vererbung einschließlich der Wahrscheinlichkeit des Auftretens von latenten, subklinischen und asymptomatischen Fällen. Über wirksame somatische und soziale Faktoren ist schon einiges bekannt geworden. Akute Zustände können mit pharmakologischen Mitteln sehr erfolgreich behandelt werden und Methoden der Langzeitbetreuung wurden ausgearbeitet. Solange ein sicheres Bindeglied zwischen klinischen Syndromen und einem zugrundeliegenden homöostatischen Mechanismus fehlt, bleibt eine Krankheitstheorie der Schizophrenie unvollständig. Es müßte sich dabei um einen Mechanismus handeln, der dem des *defekten* Kohlenhydratstoffwechsels beim Diabetes mellitus ähnelt. Die Pathophysiologie des Diabetes mellitus selbst ist jedoch noch nicht bekannt. Wenn wir aber in der Schizophrenieforschung wenigstens schon so weit wären, so hätten wir einen ganz wesentlichen Schritt vorwärts gemacht.

Eine Krankheitstheorie kann man aber wenigstens für die große Zentralgruppe der Schizophrenien unterstellen. Sie ist für eine Diagnose nützlich wegen der erprobten Behandlungsverfahren. Ferner ermöglicht die Diagnosestellung die weitere wissenschaftliche Untersuchung dieser Krankheit. Der Fortschritt, der bis heute gemacht worden ist, erhöht die Wahrscheinlichkeit weiterer Fortschritte, die dann auch unseren Patienten zugute kommen.

Die Hauptalternative zu einer Krankheitstheorie geht davon aus, daß endogene Psychosen nicht qualitativ andersartige Erkrankungen sind, sondern extreme Varianten von Persönlichkeitszügen, die es in der Gesamtbevölkerung geben kann. Das Problem ist dabei, was man in diesem Fall unter Persönlichkeitszügen versteht. Die Symptome 1. Ranges, die wir oben diskutiert haben, sind offensichtlich keine extremen Beispiele von normal verteilten Charakterzügen. Sie sind äußerst selten und treten bei den meisten Menschen im Wachzustand nicht auf. Diese Tatsache verwendete Karl Jaspers als ein diagnostisches Kriterium. Das widerspricht einer eindimensionalen Theorie natürlich nicht, zumal einige zugrundeliegenden hypothetischen Funktionen in der Bevölkerung normal verteilt sein können. Dabei sollte man aber die besonders schwerwiegenden Symptome nicht vergessen, die das Risiko, schizophrene Symptome zu entwickeln, besonders erhöhen, wenn zusätzlich auslösende Faktoren vorhanden sind. Zu dieser Formulierung würde die multigene Hypothese von Gottesman u. Shields und die Beobachtung passen, daß auslösende Faktoren dem ersten typischen schizophrenen Schub genauso häufig vorangehen wie sie einen Rückfall hervorrufen können. Das Ganze ist jedoch etwas spekulativ.

Wer das schizophrene Kernsyndrom entwickelt, scheint durch bestimmte prämorbide Züge charakterisiert zu sein. Solche Persönlichkeitszüge und die, die man bei den Verwandten des Kranken findet, können entweder als ungewöhnliche Denkprozesse (vielleicht als besonders schöpferisch bei manchen Menschen) oder als sog. Minussymptome spezifiziert werden: affektive Verflachung, Sprachverarmung, psychomotorische Verlangsamung, Antriebsmangel, soziale Abkapslung, mangelnde Beurteilungsfähigkeit von komplexen Sachverhalten und Verminderung der verbalen und nonverbalen Kommunikationsmöglichkeiten. Eine bestimmte Verteilung dieser Merkmale bei der „normalen" Bevölkerung anzunehmen, wäre vorschnell, da entsprechende wissenschaftliche Ergebnisse bisher nicht vorgelegt wurden. Einige Eigenschaften, die in der Bevölkerung gewöhnlich vorkommen, können auf die Schizophrenie bezogen werden, obwohl das Lebenszeitrisiko dieser Erkrankung weniger als 1% ausmacht.

Eventuell wird es nötig sein, sowohl psychologische als auch biologische Theorien zu formulieren. Sie sollten sich mit den zugrundeliegenden Funktionen befassen, aus denen dann spezifische schizophrene Symptome entstehen können, wenn sie durch die Einwirkung ätiologischer Faktoren gleichsam aus den Fugen geraten. Die psychologischen Theorien beschäftigen sich mit Abwehrmechanismen, die die meisten Menschen vor Erlebnissen wie Gedankenlautwerden oder Stimmenhören bewahren, und mit dem Problem, wieweit der Zusammenbruch dieser Abwehrmechanismen mit prädisponierenden Faktoren verbunden ist. Die biologischen Theorien sollten sich mit denselben Fragen auf der physiologischen, biochemischen und anatomischen Ebene beschäftigen. Wie wir in Kap. 2 ausgeführt haben, widersprechen sich Krankheits- und mehrdimensionale Theorien nicht. Sie werden sich eines Tages ergänzen.

4.5 Soziale Aktivierung Schizophrener und Wirksamkeit sozialtherapeutischer Maßnahmen

4.5.1 Primäre Beeinträchtigungen

In der klassischen Psychiatrie nahm man i. allg. an, daß der chronische schizophrene Defekt unaufhaltsam sein und man sehr wenig unternehmen könne, den Zustand zu verbessern. Heute wissen wir, daß diese Sichtweise nicht mehr zutrifft. Wenn die Mechanismen, die der Aufmerksamkeit und dem arousal zugrundeliegen, bei der Schizophrenie tatsächlich gestört sind, dann müßte ihre Reaktivierbarkeit höher sein, als bei vielen anderen Fällen, wo es sich um zerebrale Störungen handelt. Einige Psychiater hoben früher die Tatsache hervor, daß es Patienten gab, die offensichtlich auf ihre Umgebung überhaupt nicht reagierten. Sie befanden sich in einem katatonen Stupor und konnten trotzdem später viele Einzelheiten von dem beschreiben, was um sie herum vorgegangen war. Einige schienen in einem Zustand hoher Vigilanz zu sein, mit *überscharfem* Bewußtsein.

Neuere Experimente konnten zeigen, daß die Kranken, die am meisten zurückgezogen leben und stark verlangsamt sind, rasch auf Änderungen in ihrem sozialen Umfeld reagieren können (Wing u. Brown 1970; Wing u. Freudenberg 1961). Die Kranken lassen sich verhältnismäßig rasch zu einfachen Aufgaben und zu sozialen Aktivitäten ermutigen, wenn der Anstoß von bekannten und vertrauten Menschen kommt und wenn Gefühle dabei nicht eine zu große Rolle spielen. Ebenfalls ist dabei wichtig, daß der Patient die Kontrolle des Ausmaßes selbst behält, wie weit er teilnimmt. Sonst setzt er sich einer Menge an sozialen Stimulationen aus, die er nicht ertragen kann. Es geht nämlich darum, kleine und sorgfältig abgestufte Steigerungen zu üben. Weil diese fundamentalen Dinge nicht berücksichtigt worden waren, geschah in den altmodischen Irrenanstalten viel Unheil. Der Eindruck, den schwere Defektzustände vermitteln, läßt den Beobachter annehmen, daß die Versuche einer Kommunikation fruchtlos seien. Es wurden immer weniger Anstrengungen unternommen, an den Patienten heranzukommen, da er unfähig zur verbalen und auch besonders zur nonverbalen Kommunikation schien. So konnte man schließlich sogar behaupten, daß das soziale Umfeld (oder dessen Nichtexistieren) vom Patienten teilweise selbst geschaffen wurde. In einem von uns genauer untersuchten Krankenhaus stellte sich heraus, daß die Patienten die meiste Zeit des Tages absolut nichts taten (Wing u. Brown 1970). Auf diese Weise wurden Antriebsschwäche und sonstige Beeinträchtigungen schlimmer als notwendig verstärkt.

Die vom N. H. S. (dem nationalen Gesundheitsdienst) eingeführten Reformen zeigten in den britischen Spitälern für Geisteskranke, daß viel von diesem Unheil wieder gutgemacht werden konnte. Das bezieht sich auch auf die Zeit vor Einführung der neuen Psychopharmaka im Jahre 1954. Diese Krankenhäuser konnten ihre Patientenzahl abbauen und experimentierten schon mit neuen Methoden der regionalen Fürsorge. Die Phenothiazine bewiesen entgegen jeder Skepsis, daß die Schizophrenie beeinflußbar war; diese Erkenntnis trug viel dazu bei, daß soziale Behandlungsmethoden akzeptiert wurden. Die fortschrittlichsten Krankenhäuser benötigten weniger Psychopharmaka.

Bei vielen Erkrankungen ist es nötig, Medikamente über längere Zeit hinweg vorbeugend einzunehmen. Ebenso muß die soziale Stimulation über lange Zeit aufrechterhalten werden. So etwas kann als eine passive Übung von Funktionen anzusehen sein, zu deren aktiver Übung der Patient im Moment nicht fähig ist; hierbei handelt es sich um ein Grundprinzip der Rehabilitation. Trotzdem verschwinden die negativen Symptome nicht vollständig. Bei unserer Studie einer industriellen Rehabilitationseinheit (Wing et al. 1964) war es leicht, Schizophrene von körperlich Behinderten zu unterscheiden. Jene bewegten sich mühsamer, hatten weniger Antrieb und waren kontaktarm, aber nicht unfreundlich. Eine der wichtigsten Lehren, die aus diesen Störungen gezogen werden kann, besteht darin, daß trotz der unvollständig bleibenden Wiederherstellung immer noch Fortschritte zu erzielen sind. Wenn die angemessene soziale Stimulation hingegen abgebaut wird, kann es rasch zu einer Verschlechterung des Zustands des Patienten kommen. Es ist aber auch möglich, daß er dann für sich selbst sorgen kann. Man sollte niemals von einer dauerhaften Lebensuntüchtigkeit bei der Schizophrenie sprechen.

Heute sind wir sicher, daß diese Prinzipien für alle möglichen sozialen Umweltbedingungen gültig sind. Sie wurden in den fortschrittlichsten Kliniken entdeckt, sind aber auch in allen geschützten Einrichtungen, einschließlich innerhalb der Familie anwendbar. In einer schlecht geleiteten Tagesklinik kann der Patient genauso inaktiv bleiben, wie in einem unmodernen Krankenhaus. Bei reizarmer Umgebung wird der Schizophrene antriebslos; unter diesen Bedingungen kann ein Zustand begünstigt werden, den man Hospitalismus nennt.

Eine weitere chronische Anfälligkeit, nämlich die Rückfallgefahr, ist ebenfalls stark von Umweltbedingungen abhängig. Für diese Menschen werden Ereignisse gefährlich, die Gesunde ohne Schwierigkeiten verarbeiten. Brown u. Birley (1970) fanden heraus, daß auch eine als positiv erlebte berufliche Beförderung oder eine Verlobung zu Rückfällen führen können. Neben neutraleren Beispielen sind es offensichtlich bedrohliche Ereignisse, wie beispielsweise der Tod eines Angehörigen, denen ein akuter Schub mit einer Einweisung ins Krankenhaus folgt. Es handelt sich um eine allgemein verminderte Widerstandskraft gegenüber Erregung oder „Streß" jeglicher Art, dabei gibt es keine spezifischen Ereignisse. Die Dinge des täglichen Lebens beeinträchtigen die Schizophrenen stärker als Gesunde.

Diese Befunde wurden von einer Gruppe des Medical Research Council erarbeitet, die sich auf Sozialpsychiatrie spezialisiert hatte. Andere Projekte haben sich mit den Verhältnissen innerhalb der Familien von Schizophrenen befaßt. Sorgfältige wissenschaftliche Untersuchungen gibt es in diesem Bereich kaum. Demgegenüber sind weitreichende Behauptungen aufgestellt worden, beispielsweise wurden Verwandte als schizophrenogen oder pathoplastisch etikettiert. Wichtiger und interessanter dürften jedoch die Fakten sein. Brown et al. (1972) fanden heraus, daß bei schizophrenen Patienten, die nach einem akuten Schub wieder nach Hause entlassen worden waren, ein wesentlich höheres Rückfallrisiko während der ersten neun Monate bestand, wenn sie mit kritischen, feindseligen oder herrschsüchtigen Familienangehörigen zusammenleben mußten. Je enger der persönliche Kontakt mit solchen Verwandten war, desto eher kam es zu einem weiteren Rückfall. Vaughn u. Leff (1976) haben diese Befunde kürzlich bestätigt. Offensichtlich bedeutet die bewußte Distanzierung zwischen sich und anderen in manchen Fällen für den Kranken einen Schutz. Das kann beispielsweise durch Schlafen am Tage und Wachsein in der Nacht erreicht werden. Wenn jemand in eine Tagesklinik geht, kann die Zeit vermindert werden, in der er sonst mit überfürsorglichen Verwandten zusammen ist, abgesehen von dem sozialtherapeutischen Klima, das dem Patienten helfen kann.

Zu Hause und auch durch andere Umweltbedingungen können aber ähnliche Effekte hervorgerufen werden. Um es noch einmal zu wiederholen, es sind einfach die Prinzipien der *Reaktivierbarkeit* und der *Anfälligkeit,* die verstanden werden müssen. Beispielsweise wurde immer wieder beobachtet, daß chronisch Schizophrene nicht zu plötzlich einer stark stimulierenden Therapie ausgesetzt werden dürfen. Selbst wenn es sich um eine geschützte soziale Umgebung handelte, kann ein solches Vorgehen Rückfälle mit dem Wiederauftreten akuter Symptome hervorrufen (Wing et al. 1964).

Auf der Grundlage dessen, was wir bis jetzt dargelegt haben, können wir annehmen, daß *soziale Überstimulation* ebenfalls, wenn auch anders als die *soziale Unterstimulation,* schädigend wirken kann. Mit anderen Worten, Menschen, die einen akuten schizophrenen Schub erlebt haben, machen eine Gratwanderung durch, bei der auf beiden Seiten die Gefahr der Dekompensation lauert. Wenn man sich psychologischer Begriffe bedienen will, so handelt es sich um eine kognitive Leistungsminderung, die zu Kommunikationsschwierigkeiten führt. Das wird im Zusammenleben mit nahen Angehörigen deutlich und verstärkt sich bei Angst- und Erregungszuständen. Zunächst versuchen die Verwandten dann diesen Zustand zu kompensieren, indem sie auf den Patienten eingehen. Vom Kranken selbst werden diese Erlebnisse, die ihm normal vorkommen, unterschiedlich erklärt, nämlich als Hypnose, Gedankenübertragung, Bestrahlung, Zaube-

reien etc., je nach Kultur. Dabei kommt es meistens zu Angstzuständen, da sich der Patient mit neuen Erlebnissen beschäftigt. Je mehr die Menschen aus der Umgebung auf ihn eingehen, desto weniger kann er sich zurückziehen und die Symptome werden umso stärker provoziert. Im Krankenhaus können die Umweltreize – zur Erleichterung des Patienten – vermindert werden.
Wenn ein Patient mehrere Schübe durchgemacht hat, kann er meistens mit seinen Erlebnissen besser umgehen und bemerkt, daß ein gewisses Maß an Distanz schützend ist. Auch Verwandte können lernen, wie stark die Stimulation sein darf, damit der Zustand stabil bleibt. Die Patienten möchten gewöhnlich nicht ganz allein bleiben, aber die Intensität des Kontakts selbst bestimmen können. Für den Angehörigen ist es schwierig, mit dieser unnatürlichen Art von Distanz und Neutralität umzugehen. Für Leute, die berufsmäßig mit psychisch Kranken umgehen, ist ein solches Verhalten einfacher. Verwandte von behinderten Menschen benehmen sich oft übermäßig beschützend und übermäßig besorgt. Bei der Schizophrenie birgt dieses überbesorgte Verhalten die Gefahr eines weiteren Rückfalls in sich. Gegebenenfalls kommt es zu Gewalttätigkeit, nächtlicher Unruhe, Nahrungsverweigerung oder Wahnideen, die sich auf die Verwandten beziehen. Daraus kann ein Circulus vitiosus entstehen. Die Angehörigen leben dann in der ständigen Erwartung solcher Ereignisse. Das ist die wesentlich wahrscheinlichere Erklärung für solche Zustände als die Annahme, die eigentliche Ursache der Schizophrenie liege in der Familienkonstellation. Die Alternative für den Patienten ist, sich in seine eigene Denk- und Gefühlswelt zurückzuziehen. Wenn man zuläßt, daß sich die Patienten in eine Umwelt der Unterstimulation zurückziehen, werden die negativen Beeinträchtigungen immer deutlicher. Das kann beispielsweise auf manchen Stationen in großen Hospitälern, in schlecht geleiteten Kliniken, Aufnahmezentren oder gar in einem Zimmer zu Hause der Fall sein.
Insgesamt scheinen Neuroleptika eher akute Rückfälle zu bessern und ihnen auch vorzubeugen, als daß sie die Minussymptomatik beeinflussen. Es wird sich günstig auswirken, wenn man den Patienten vor Streßsituationen schützt, allerdings haben Neuroleptika dabei die bessere prophylaktische Wirkung. Die Belastungssituationen können durch alltägliche Ereignisse,

durch die psychosoziale Einwirkung eines überbesorgten Angehörigen oder von überemsigen Rehabilitations- und Resozialisationsexperten hervorgerufen worden sein.
Es bleibt spekulativ, zwischen der klinischen Beeinträchtigung und dem physiologischen arousal eine Verbindung zu sehen, es könnte sich aber um einen Hinweis handeln. Wenn das Erregungsniveau für einen Patienten optimal ist und er in einer strukturierten und stimulierenden, aber emotional neutralen sozialen Umgebung lebt, dann wird er nur wenig Neuroleptika brauchen. Wenn in seiner Umgebung störende Ereignisse auftauchen oder der Druck seiner Umwelt unangenehm wird, dann können Depotneuroleptika die Gefahr von Rückfällen verringern. Wenn es zu einem Rückfall kommt, so ist die Behandlung mit Neuroleptika die schnellste und sicherste Möglichkeit, ein Gleichgewicht wiederherzustellen. Paradoxerweise können Neuroleptika auch nützlich sein, die Übererregbarkeit zu dämpfen, die von einer reizarmen Umgebung hervorgerufen wird. In einem solchen Fall kann der Patient völlig von seiner inneren Vorstellungswelt besessen sein und den Kontakt zur Außenwelt verlieren. Dieser Gefahr kann er am besten entgehen, wenn die obengenannten sozialen Maßnahmen eingeführt werden. Lebt er in einem gutgeführten Hospital oder einer schützenden Familie, dann braucht er auch weniger Medikamente. Wenn diese Aussagen irgendeinen Wert haben sollen, so müssen sich soziale Behandlungsmaßnahmen und pharmakologische Therapie immer ergänzen (Wing 1975, Wing 1978).

4.5.2 Sekundäre Beeinträchtigungen

Bei den sekundären Beeinträchtigungen handelt es sich um individuelle und soziale Reaktionen auf die Umstände des Krankseins. Das gilt sowohl für den Patienten als auch für andere wichtige Personen, beispielsweise Angehörige, Arbeitgeber, Mitarbeiter und andere Menschen des Berufslebens, die dem Patienten seinen Wert und seinen sozialen Status bestätigen. Wenn sie ihn für weniger leistungsfähig halten, dann wird er bald selber so denken. Wenn er hilflos ist, hat er keine andere Wahl als sich von der Umgebung helfen zu lassen. Ein Kind mit angeborener Taubheit muß sich auf andere verlassen, damit man ihm das Sprechen beibringt. Je stärker die primäre, desto unvermeidlicher ist auch die Entwicklung einer sekundären Beeinträchtigung.

Behinderte Menschen möchten sich aus der sozialen Verantwortung zurückziehen. Deshalb müssen andere sich ihrer annehmen. Wenn diese anderen gut geschulte Fachleute sind, so kann sich das entwickeln, was Goffmann eine Therapeuten-Patienten-Spaltung nennt; jede Seite nimmt stereotype Verhaltensweisen gegenüber der anderen Seite an. Je länger der Patient die Abhängigkeit erlebt, desto stärker wird er daran festhalten. Die Behandelnden können ihrerseits die primären Behinderungen verstärken; so kommt es zu einem Circulus vitiosus mit unnötigen, aber auch zwangsläufigen Abhängigkeiten. Das Entscheidende der sekundären Beeinträchtigung besteht darin, daß die Behinderten die Einschränkungen, die eigentlich gar nicht nötig sind, akzeptieren.

Der Hospitalismus ist das beste Beispiel für sekundäre Beeinträchtigungen bei der Schizophrenie. Das Entscheidende ist, daß die Menschen, die in der Institution leben, allmählich zufrieden werden und schließlich anderswo nicht mehr leben wollen (Wing u. Brown 1970). Der Hospitalismus wird teilweise durch die Anschauungen über den Behinderten in seinem veränderten Zustand als Mensch geprägt. Er wird in erster Linie als Patient angesehen, statt als Angestellter, Vater, Kunde oder Partner. Die Rolle des Patienten ist eine eingeschränkte, die viele andere ersetzt, die er sonst ebenfalls ausfüllen könnte. So ist dieser Hospitalismus teilweise durch Eigenschaften bedingt, die vom Patienten selbst ausgehen, nämlich durch seine eigenen Krankheitserlebnisse, sein mangelndes Selbstvertrauen, seine geringen Möglichkeiten, Alternativen zu entwickeln, und seine geringe Entschlußkraft, Unabhängigkeit erreichen zu wollen.

Diese Faktoren wurden durch verschiedene Studien an schizophrenen Patienten in psychiatrischen Krankenhäusern belegt. Das Wesentliche des Hospitalismus besteht darin, daß die Länge der Aufenthaltsdauer einen Entlassungswunsch vermindert. Andere Verhaltensweisen und persönliche Gewohnheiten kommen auf dieselbe Art zustande. Der Patient verliert die ursprüngliche Fähigkeit, unterschiedliche soziale Rollen einzunehmen. Er kümmert sich nicht mehr um die nötigen Informationen, beispielsweise wieviel eine Briefmarke kostet, er benutzt keine öffentlichen Verkehrsmittel mehr; er geht nicht mehr einkaufen; er macht bald keine Zukunftspläne mehr, und wenn er danach gefragt wird, antwortet er nur noch oberflächlich. Er wird immer seltener besucht und, wenn er Ausgang hat, macht er immer weniger Gebrauch davon.

Die einzelnen Krankenhäuser unterscheiden sich erheblich in ihren sozialen Bedingungen. Einer sozial ärmlichen Umgebung ausgesetzt zu sein, bedeutet nicht zwangsläufig, daß sich die negativen Symptome verstärken müssen. Nur bei einer Zwangsuntätigkeit wird deutlich, daß Reizverarmung die Entwicklung sekundärer Beeinträchtigungen verstärken kann. Auf diese Weise tragen Hospitalismus, armselige Umgebung und Vernachlässigung dazu bei, daß die Patienten immer antriebsloser werden. Es soll hier nicht von schlechter Behandlung gesprochen werden, die in englischen Krankenhäusern selten vorkommen soll. Der ganze Aufwand wissenschaftlicher Untersuchungen ist überflüssig, nur um festzustellen, daß Grausamkeit nicht akzeptabel ist (Report of ... 1972). Wenn die Krankenhausleitung solche sozialen Einflüsse kennt, können primäre und sekundäre Beeinträchtigungen der beschriebenen Art in Grenzen gehalten und individuelle Fähigkeiten gefördert werden.

Wenn durch den Hospitalismus erst einmal Verhaltensänderungen aufgetreten sind, ist es schwierig, diese zu beheben. Nur durch besonders gezielte Methoden ist es möglich, die Einstellung des schizophrenen Patienten in Richtung Entlassung oder Arbeit außerhalb der Klinik zu verändern. In einer unserer Untersuchungen haben wir auf diese Weise erfolgreich die Einstellung zur Arbeit gefördert. Wir haben mäßig beeinträchtigte schizophrene Langzeitpatienten nach einer entsprechenden Vorbereitung in industrielle Rehabilitationseinheiten außerhalb der Klinik vermittelt. Diejenigen, die sich bewährten, fanden auch später Arbeitsstellen. Eine Veränderung der Einstellung in bezug auf Entlassung fand allerdings nicht statt. Selbst die, die außerhalb arbeiteten, wollten weiterhin im Krankenhaus wohnen. Diese Haltung kennzeichnet die Situation.

Obwohl diese Analyse der sekundären Beeinträchtigungen hauptsächlich auf den Problemen des Hospitalismus basieren, muß man heute feststellen, daß wesentlich weniger Langzeitpatienten in Hospitälern leben. Trotzdem gibt es eine neue Sorte von Langzeitpatienten in Wohnheimen, Tageszentren und beschützenden Gemeinschaften. Hier können ganz ähnliche Prinzipien am Werk sein, wie die, die den Hospitalismus hervorgebracht haben (Hewett et al. 1975). In mancher Hinsicht sind die Probleme sogar größer. Mann u. Cree (1976) fanden beispielsweise heraus, daß schon nach zwei oder drei Jahren diese neue Art der Langzeitpatienten am liebsten dort verbleiben wollten, wo sie waren. Es handelt sich um einen Selektionsprozeß, der sich auf die konzentriert, die schwere innere und äußere Beeinträchtigungen haben; die beschützende Gemeinschaft wird mehr und mehr zu ihrem „Hospital".

Auch solche, die die meiste Zeit zu Hause bleiben und nicht in einer beschützenden Gemeinschaft leben müssen, können trotzdem sekundäre Beeinträchtigungen entwickeln: diese sind aber anders als der Hospitalismus. Brown et al. (1966) fanden heraus, daß 20% der schizophrenen Patienten, die man 1956 stationär behandelt hatte, ihre Familien in den fünf Jahren danach endgültig verlassen hatten. Die Scheidung ist bei schizophrenen Patienten wesentlich häufiger als bei der Normalbevölkerung. Gleichgültigkeit und Verzweiflung sind Probleme, die aus Arbeitslosigkeit, Einsamkeit, Armut und Elend herrühren. Wer einmal in diesen Strudel gerät, wird immer weiter fortgerissen. Bei Menschen mit einer schizophrenen Beeinträchtigung bildet diese Regel keine Ausnahme.

Es gibt einige, die auf die Dauer zu Hause nicht mehr gelitten werden. Eine Diskrepanz scheint sich zwischen der Einstellung der Angehörigen und der des Patienten herauszustellen: Die Angehörigen sehen den Patienten als gestört an und empfinden das Zusammenleben mit ihm als problematisch, während er selbst seine Umstände als ganz annehmbar betrachtet. Wir haben eine ganze Menge über den Einfluß der Angehörigen auf die Patienten gehört, aber wenig über den umgekehrten Fall.

Zweifellos müssen Patienten und Angehörige im Laufe der Zeit mit einem höheren Maß an Duldsamkeit miteinander umgehen, als sie je zuvor haben aufbringen müssen. Der Angehörige tut dies auf Kosten seiner eigenen Lebensqualitäten. Manchmal ist der Elternteil eines unverheirateten Schizophrenen eine ältliche Witwe, die dankbar für Gesellschaft ist und sich gern beim Einkaufen helfen läßt. Unter solchen Umständen kann die Erkrankung eines Patienten, der häufige Rückfälle gehabt hat, wieder einigermaßen kompensiert werden. Es ist eine andere Art von Hospitalismus und beeinträchtigt erheblich die Aktivitäten und Interessen von Verwandten. Hier wird dem Patienten weniger abverlangt als in einer guten Klinik mit Arbeitstherapie, Freizeitbeschäftigungen und Sozialisationsprogrammen. Von diesen Verwandten beklagen sich aber nur wenige. Ihr Hauptproblem ist die Sorge um die Zukunft des Patienten (Creer u. Wing 1974). Ein Vater bezeichnete diese Sorge als WIAG-Syndrom („When I Am Gone" = „wenn ich mal nicht mehr bin"). Der Zustand ist für das Familienleben und schließlich auch für den unverheirateten Patienten, wenn auch etwas eingeschränkt, so doch zufriedenstellend. Das läßt sich manchmal erst nach einer längeren und kummervollen Zeit erreichen. Es überrascht auch nicht, daß viele Patienten die Wohnung verlieren und schließlich in Obdachlosenheimen und ähnlichen Unterkünften landen (Tidmarsh u. Wood 1972, Wood 1976). Wenn auch pro Jahr pro Bezirk nur wenige Personen betroffen sind, so summiert sich die Zahl derer, die sich in Herbergen der Heilsarmee oder Obdachlosenheimen sammeln, doch zu beträchtlicher Größe. Ferner ist es nicht überraschend, daß die Suizidrate bei schizophren Erkrankten recht hoch ist.

4.5.3 Tertiäre (äußere) Beeinträchtigungen

Das Konzept der von außen kommenden Beeinträchtigung erklärt sich nicht von selbst, wenn wir über die Schizophrenie sprechen. Die epidemiologischen Ergebnisse zeigen nämlich deutlich, daß die Erkrankung häufig lange schon besteht, bevor eine akute Episode ausbricht und die anderen Menschen darauf aufmerksam werden (Schulsinger 1976). Es sind nämlich Abstiege im beruflichen, intellektuellen und sozialen Bereich zu beobachten, die nur einer Frühmanifestation dieser Erkrankung zugeschrieben werden können. Die Beweiskraft dieses letztgenannten Arguments ist stark (Watt u. Lubensky 1976). Einige der Faktoren, die anderswo für umweltbedingt gehalten werden, sollte man eher primäre Faktoren nennen. Die Tendenz zur psychomotorischen Verlangsamung und zum sozialen Rückzug auf der einen Seite und die Gefahr des Durchbruchs akuter Symptome andererseits sind in einigen Fällen vorhanden und möglicherweise auch erkennbar; hierzu brauchen nur bestimmte Umweltfaktoren hinzuzukommen und den bestehenden Zustand über eine bestimmte Schwelle zu heben, um dann den ersten Krankheitsschub auszulösen. Natürlich ist dies nicht immer so der Fall. Manchmal kommt der schizophrene Schub aus heiterem Himmel und die Tragik scheint um so größer zu sein.

Man sollte bedenken, daß viele Faktoren, die wir besprochen haben, mit einer schlechten Prognose der Schizophrenie einhergehen. Dabei handelt es sich um längere Arbeitslosigkeit, soziale und berufliche Beeinträchtigungen, Partnerlosigkeit und soziale Isolierung. All diese Faktoren sind auch für andere Menschen, die keine psychiatrische Erkrankung haben, ungünstige Lebensbedingungen. Darüber hinaus gibt es häufig auch vorher schon existierende zufällige Faktoren, die den Verlauf der Schizophrenie ungünstig beeinflussen oder unnötig verlängern. Es ist wichtig, sie zu erkennen und sie während der Rehabilitationsphase zu korrigieren. Je mehr jemand nämlich seine psychologischen und sozialen Fähigkeiten entwickeln kann, desto besser ist er ausgerüstet, seine Mängel zu kompensieren.

4.5.4 Anpassung und Änderung

Bisher haben wir uns auf die Probleme der schwerer Beeinträchtigten konzentriert, man sollte aber bedenken, daß es mildere Formen der Erkrankung gibt und viele dieser Patienten nach ein- oder zweimaliger Erkrankung wieder völlig geheilt sind. Als Beispiel sei von einem Mann berichtet, der immer noch gelegentlich Symptome bemerkt, aber trotzdem ein glückliches Familienleben mit seiner Frau und seinen vier Kindern führt. Er übt eine befriedigende und verantwortungsvolle Tätigkeit aus. Er hat einige Regeln aufgestellt, die auf einer simplen Konditionierungstheorie beruhen, um Rückfälle zu vermeiden. Wenn er beispielsweise erlebt, daß die Augen der anderen Menschen ihn beobachten und ihn zu bestrahlen scheinen, dann entspannt er sich ganz bewußt und ruft sich in Erinnerung, wohin ihn solche Erlebnisse zu führen pflegen; es hatten sich nämlich früher an zunächst ängstliche

Zustände später voll ausgeprägte Wahninhalte und halluzinatorische Erlebnisse angeschlossen. Er meint, keine Medikamente zu brauchen; er möchte sie nicht als Krücke benutzen, sondern mit der Erkrankung selbst fertig werden. In einem anderen Beispiel tauchten bei gefühlsbeladenen Situationen immer wieder Wahngedanken auf (Wing 1975):

Ich beginne Zufälligkeiten zu bemerken, auf die ich in anderen Fällen nicht geachtet hätte. Dann kann es sein, daß ich anfange, eine Wahnidee zu überprüfen. Dann will ich sehen, ob das Auto, das um die Ecke biegt, mir weiter folgt. Geschieht das, so prüfe ich, ob es einige Straßen weiter immer noch da ist. Dann muß es mir ja folgen. Jetzt fühle ich, daß ich genug von mir selbst weiß und diese Art zu denken gefährlich ist. Ich bin imstande, meine Gedanken ausreichend zu kontrollieren und solche Gedanken abzuwehren, die außer Kontrolle geraten und mich selbst zerstören können.

Es ist nicht bekannt, ob viele Leute eine solch hohe Selbstkontrolle erreichen können. Es ist aber sehr ermutigend, daß es in einigen Fällen vorkommt. Hierbei handelt es sich um eine Art „Selbst-Rehabilitation". Wenn die Erkrankung in sozialer Hinsicht besonders ungünstig verläuft, so kann die Rehabilitation lediglich Anpassung bedeuten, nicht aber eine Veränderung. Das Gegenteil anzunehmen bedeutet die Verleugnung des Vorhandenseins der Beeinträchtigung. Dabei mutet man dem Kranken nämlich zu, die Last der sozialen Reform zu tragen. Das Prinzip, die eigene Schwäche als Anstoß für die Veränderung der Gesellschaft zu benutzen, kann manchmal funktionieren. Indem sich Bernhard Shaw überwand, seine eigene Schüchternheit zu bekämpfen, wurde er ein guter öffentlicher Redner. Solche Methoden sind bei der Schizophrenie selten indiziert. Wenn man nämlich alle psychologischen Probleme ihrer Natur nach als identisch ansieht, dann kann viel Unheil geschehen.

Nun noch ein Wort zum Verlauf der Erkrankung. Es sollte klargeworden sein, daß es keinen „naturbedingten Krankheitsverlauf" bei einem so wenig kalkulierbaren Leiden wie der Schizophrenie gibt. Wenn jedermann zufrieden wäre, würde es wohl kaum schwere Fälle von Schizophrenie geben. In bestimmten Gegenden, beispielsweise in Nigeria oder Mauritius, soll die Prognose der Schizophrenie besser sein; hierzu werden eine Reihe von Gründen angeführt, beispielsweise die größere Toleranz der

Menschen und der geringere soziale Druck (Murphy u. Raman 1971, Sartorius et al. 1978). Wenn das so ist, dürften auch die sozialen und familiären Faktoren, die wir diskutiert haben, dafür mitverantwortlich sein. Viele Menschen würden es als einen Nachteil ansehen, wenn sich niemand mehr anzustrengen brauchte. Menschen, die mehr erreichen möchten als andere, wollen von der Gesellschaft bewundert werden. Sie repräsentieren etwas, was in der menschlichen Natur liegt. Sie gehen jedoch ein größeres Risiko ein, als wenn sie nichts gewagt hätten.

Wenn die Schizophrenie vererblich ist, dann müssen einige Gene in irgendeinem Zusammenhang von Bedeutung sein. Vielleicht kann bei Jägerstämmen der Steinzeit der argwöhnische oder der intuitiv begabte Mann für das Überleben der Gruppe besondere Bedeutung haben. In ähnlicher Weise könnte die genetische Verankerung des Diabetes mellitus in Zeiten der Hungersnot eher von Bedeutung gewesen sein als heute. Spekulationen dieser Art helfen behinderten Menschen nicht. Sie können aber unsere pessimistischen Denkgewohnheiten über Krankheiten korrigieren helfen.

4.6 Stellungnahme der Angehörigen

Erst nachdem man sich eine Meinung über all die Argumente, die in diesem Kapitel angeführt wurden, gebildet hat, kann man sorgfältig an das folgende Problem herangehen: In welchem Ausmaß könnte möglicherweise die Beziehung zwischen Familienmitgliedern, besonders zwischen Erwachsenen und kleinen Kindern, die primäre Ursache der Schizophrenie sein? In Kap. 5 werden wir genauer untersuchen, welche Beweiskraft diese Theorie hat. Die Angehörigen haben sich über diese und andere Fragen ihre eigene Meinung gebildet und sich in Großbritannien in der National Schizophrenia Fellowship zusammengeschlossen, um das Wohlergehen der Leidenden in ihren Familien zu fördern.

„Ein Teil der besonderen Schwierigkeiten für die Angehörigen liegt darin, daß die Schizophrenie irgendwo zwischen den beiden folgenden Arten von Erkrankungen liegt:
Einmal gibt es Blinde, die zwar schwer behindert sind, aber deren persönliche Entscheidungskraft nicht beeinträchtigt ist, und zum

anderen gibt es Schwachsinnige, bei denen eigene unabhängige Entscheidungen überhaupt nicht möglich sind." (Creer u. Wing 1974).
Die Angehörigen der Kranken sind sich sehr wohl darüber im klaren, daß sie sich mit einem Zustand im Übergangsbereich zwischen sozialen und medizinischen Diensten abfinden müssen. Das auf Krankenhausbehandlung beruhende System ist nur noch für Akutkranke sinnvoll. Die heutige Absicht ist, ein System aufzubauen, in dem von den örtlichen Gesundheitsbehörden geschützte Einrichtungen und unterstützende Sozialdienste aufgebaut werden. Die Verkleinerung der Hospitäler in England und in Wales ist eine Tatsache, die Beweiskraft hat. Die Anzahl der belegten Betten hat von über 150000 im Jahre 1954 (354 pro 100000 Einwohner) auf 110000 im Jahre 1971 (225 pro 100000 Einwohner) abgenommen. Der Aufbau der neuen Einrichtungen ist sehr langsam vorangegangen, was auch an der gegenwärtigen Finanznot liegt (Kap. 7).
Von den Angehörigen wird verlangt, daß sie die Hauptverantwortung für die Behandlung der chronischen Schizophrenen tragen, ohne daß man ihnen genaue Hinweise über die Art der Erkrankung gibt. Sie werden über die Bedeutung der Umweltfaktoren, die Indikationen und Kontraindikationen der Medikamente und wie man am besten mit gestörtem Verhalten umgeht, nicht aufgeklärt. Paradoxerweise werden sie oft so behandelt, als ob sie in erster Linie am Zustand des Kranken schuld seien. Es gibt zu wenig Heime und Schlafplätze, von wo die Kranken Tageskliniken und beschützende Werkstätten erreichen können und wo eine emotional neutrale und gemeinschaftliche Atmosphäre, zu der die Angehörigen beitragen könnten, gewährleistet ist. In einem Leitartikel der Zeitschrift *Lancet* stand folgender Kommentar: „Eine Gesellschaft, die im eigenen Interesse entschieden hat, daß Krankenhausabteilungen für chronisch Schizophrene nicht den geeigneten Ort für die Behandlung dieser Kranken darstellen, ist auch verpflichtet, fachmännischen Rat und jegliche Unterstützung denjenigen zu geben, die die Verantwortung übernommen haben."

4.7 Schizophrenie und Verrücktheit

Wir müssen die Prüfung der Vor- und Nachteile der Krankheitskonzepte der Schizophrenie noch aufschieben, bis wir die Alternativen in Kap. 5 überdacht haben. Wir wollen zusammenfassen, was wir diskutiert haben. Die meisten Überlegungen können auf das allgemeine zentrale Syndrom der Schizophrenie bezogen werden und auch auf die chronischen Residualsyndrome. Wie sie auf die verschiedenen Syndrome, die in Klasse P und Klasse O präsentiert sind, bezogen werden können, ist nicht ganz klar. Außerdem besteht Unsicherheit außerhalb der genannten Klassen. Die Beobachtungen, die von Rosenhan et al. angeprangert wurden, hätten auch dann keine Grundlage, wenn die weiteste Definition der CATEGO-Klassifikation angewendet würde. Die Tatsache, daß diese Diagnose bei fast allen Fällen gestellt wurde, weist auf das sehr breite Schizophreniekonzept hin, das in den USA üblich ist. Eine dürftige theoretische Rechtfertigung des breiten Konzeptes kann durch eine multigene Hypothese weiterentwickelt werden. Sie beinhaltet, daß jegliche Absonderlichkeit, die irgendwie entfernt an das zentrale Syndrom oder an die chronischen Beeinträchtigungen erinnert, schizophren sein müsse. Die Erkenntnisse über die Wirkung der Neuroleptika oder die Gefahren der Über- oder Unterstimulation sind für diese peripheren Gruppen von keinerlei Bedeutung. Über solche Spekulationen kann man sich nur wundern. Wenn man so tut, als ob auf diesem spekulativem Wege Beweise zu finden seien, so wird man wahrscheinlich Schaden anrichten. Die merkwürdigen Erfahrungen, wie sie Rosenhan angeprangert hat (wir wollen für einen Moment außeracht lassen, daß die eingeschleusten Pseudopatienten geschwindelt haben), können alle in den Sammeltopf des Begriffs *Verrücktheit* getan werden. Er hat keine wissenschaftliche Bedeutung und schließt jegliches fremde oder ungewöhnliche Verhalten, das nicht auf andere Weise erklärt werden kann, ein. Der Begriff Schizophrenie, wie er hier im wissenschaftlichen Sinne gebraucht wurde, bezieht sich auf ein eingeschränktes Konzept, ist nur innerhalb bestimmter Grenzen verwendbar und hat mit einfachen sozialen Abweichungen nichts zu tun. Man darf es nicht auf Fußballeidenschaft, auf das Verhalten von Politikern, die unter Druck gesetzt sind, auf Drogenabhängige oder Ladendiebe beziehen. Es kann auch nicht für Theorien mit Bezug auf die Kreativität von Künstlern, die Aktivität von Industriemanagern oder Generälen verwendet werden. Ebenso ist es nicht korrekt, alle als verrückt zu bezeichnen, bei denen die Diagnose Schizophrenie gestellt wurde. Vom Laien aus gesehen, können sie völlig gesund wirken. Schließlich ist der wissenschaftliche Begriff Schizophrenie eine Abstraktion, die auf wenigen besonders ausgewählten Erlebnissen und Verhaltensaspekten beruht. Obwohl die Persönlichkeit des einzelnen durch ausgeprägte Symptome betroffen werden kann, bleibt doch jedes Individuum einzigartig. Der Arzt glaubt keineswegs, alles Notwendige über einen Menschen gesagt zu haben, wenn er die Diagnose Schizophrenie stellt. Er hat ein Konzept angewendet, das sich überprüfen läßt. Es würde sich um einen armseligen Doktor handeln (eigentlich gar nicht um einen Arzt, sondern einen Quacksalber), wenn er nicht viele andere Fähigkeiten, einschließlich der sozialen, entwickelt hätte. Das ist gemeint, wenn man sagt, daß die Medizin sowohl Wissenschaft als auch Kunst sei. Der Arzt sollte kreativ sein und Eigenschaften von Sozialarbeitern, Priestern, Psychotherapeuten, Lehrern und Freunden besitzen. Die Kritik an Ärzten ist dort angebracht, wo sie Diagnosen stellen, die nicht medizinisch begründet sind. Dann richten sie nämlich tatsächlich Schaden an. Wenn Ärzte andererseits Krankheitskonzepte ablehnen, die eigentlich angewendet werden müßten, dann sind die Konsequenzen ebenfalls ernst. In Kap. 5 wollen wir die Hinweise hierzu erörtern.

5 Alternativen und Ergänzungen zu medizinischen Modellen

5.1 Terminologie

Wir haben gesehen, daß der Begriff Krankheit zwei recht unterschiedliche Bedeutungen haben kann. In der einen Verwendung wird jemand als krank bezeichnet (oder man hält sich für krank), wenn Erlebnisse oder Verhaltensweisen vorliegen, die vom allgemein akzeptierten Gesundheitszustand in der jeweiligen Gemeinschaft abweichen. Solche Standards variieren stark. Viele farbige Flecken auf der Haut bedeuten in der einen Gesellschaft Gesundheit und in der anderen Krankheit. Die Gesundheitsnormen sind unbestimmt und wechseln, so daß es ein breites Spektrum dessen gibt, was man als ungesund bezeichnen kann. Selbst die spezifischen Begriffe sind immer noch recht allgemein: Müdigkeit, blasses Aussehen, Rückenleiden und allgemeine Schmerzen. In der zweiten Verwendung des Begriffs Krankheit ist eine relativ spezifische und begrenzte Theorie über einen Aspekt des psychischen und körperlichen Funktionierens aufgestellt worden. Von dieser Theorie nimmt man an, daß sie zur Verminderung von erkennbaren Beeinträchtigungen beitragen könnte. Ein Begriff wie Blässe sollte nur dann angewendet werden, wenn man auch nach weiteren spezifischen Charakteristika sucht, die beispielsweise Anzeichen für die Anämie oder eine andere Erkrankung sein können.

Die beiden Bedeutungen weisen auf zwei verschiedene Theorien hin. Die zweite, also die letztgenannte Bedeutung des Begriffes, wurde im Laufe der Jahrhunderte mit wachsender wissenschaftlicher Erkenntnis immer genauer und unterschied sich dadurch wesentlich von der ersten. Es gibt Experten aus allen möglichen Ländern, die in vielen Bereichen der Medizin keine Schwierigkeiten haben, die allgemeinen Standards einer Definition anzuwenden. Die Höhe des Glucosespiegels oder die Konzentration des

Hämoglobins im Blut hängt nicht von unterschiedlichen sozialen Definitionen ab, obwohl die Beurteilung, wann eine medizinische Behandlung notwendig ist, örtlich gebunden sein mag.
Der Begriff Verrücktheit sollte nur in der ersten der beiden Begriffsbestimmungen verwendet werden. Es handelt sich um einen laienhaften Begriff, der einen großen Erlebens- und Verhaltensbereich umfaßt; von der sonderbaren Idee bis hin zur Wahnidee und von der Narrheit bis zur senilen Demenz. Eine gewisse Differenzierung ist durch die Begriffe nervös oder verspannt gegeben, wenn man sie mit den Begriffen verrückt oder doof vergleicht. Diese allgemeinen Bezeichnungen können viele verschiedenen Bedeutungen haben, die vom Kontext abhängen und sich manchmal weitgehend überlappen. In dieser Hinsicht ist der Begriff Verrücktheit im wissenschaftlichen Sinne nicht verwendbar. Es sind eng begrenzte Krankheitstheorien aufgestellt worden, die vom hochspezifischen und gut entwickelten Konzept, wie beispielsweise der Phenylketonurie ausgehen, bis hin zu viel weniger vollständigen Theorien der Schizophrenie oder der depressiven Erkrankungen. Wie in der übrigen wissenschaftlichen Medizin beginnen Experten aus aller Welt, sich über die Standards der Definition zu einigen, die nicht von sozialen Gegebenheiten abhängen. Bei vielen Psychiatern gibt es besondere terminologische Probleme, beispielsweise in den Ländern, wo die psychiatrische Ausbildung stark auf die Lehre der Psychoanalyse zurückgeht. Dort werden Begriffe verwendet, die eine sehr spezifische Bedeutung zu haben scheinen, die aber letztlich nicht präzise definiert werden können. Bekannte Begriffe, wie beispielsweise die Schizophrenie, können in einem besonderen Sinn verwendet werden oder lediglich als Synonym für Verrücktheit.
Neue Erkenntnisse in der Medizin brauchen eine gewisse Zeit, bis sie durchsickern. Manchmal dauert es zehn Jahre, bis sie in die medizinischen Fachbücher eingehen; infolgedessen überrascht es nicht, daß sie noch länger brauchen, bis sie in der soziologischen Literatur auftauchen. In diesem Kapitel werden wir uns mit Begriffen wie Geisteskrankheit befassen, und zwar als Synonym für Verrücktheit oder Nervosität im laienhaften Verständnis. Das hat gewisse Vorteile, da der Soziologe eher an sozialen Normen und krankhaftem Verhalten interessiert ist als an Krankheitstheorien. Man dreht sich jedoch im Kreise, wenn man nicht erkennt,

daß dieselben Wörter auch in einem ganz anderen, streng medizinischen Sinne gebraucht werden können. Diese semantischen Unklarheiten gilt es auszumerzen.

5.2 Soziale Norm und Deviation

Nach Lemert (1951) haben die ersten Soziologen die sozialen Aspekte nach ihren eigenen ethischen Vorstellungen etikettiert, je nachdem, ob sie sie verurteilen oder verteidigen wollten. Für viele entstanden soziale Probleme durch Abweichungen von idealen Verhältnissen: Bodenständigkeit, Grundbesitz, Enthaltsamkeit, Sparsamkeit, Fleiß, Unternehmergeist, sexuelle Diskretion, solide Familienverhältnisse, Nachbarschaftshilfe und Willensdisziplin. Das waren die Ideale des kleinstädtischen Amerika. Seither haben sie sich verändert. Eine ähnliche Aufreihung kann aber für beinahe jede organisierte Gruppierung aufgestellt werden, ob es sich um einen großen Verband wie die Sowjetunion oder um einen kleinen wie die Quäker handelt. Alle solche Aufstellungen beinhalten die Annahme von Wertvorstellungen.

Lemert gehörte einer anderen Generation an. In der ersten Ausgabe seines Buches *Social Pathology* (1951) definierte er die sozialen Probleme lediglich als Situationen, „durch welche viele Menschen sich gestört und unglücklich fühlen." Vermutlich wollte er, ähnlich wie ein Arzt, Probleme studieren, die als sozial bedrückend bezeichnet wurden. Ebenfalls wie ein Arzt, wollte er von wertenden Definitionen des Abnormen wegkommen. Die Prostitution beurteilte er weder als richtig noch als falsch. Er wollte Kriterien aufstellen, die von allen zuständigen Wissenschaftlern angenommen werden konnten. Er interessierte sich besonders für die Prozesse, durch die Probleme als sozial definiert und erkannt wurden, und für die Auswirkungen dieser Prozesse auf das Individuum.

Viele Sozialwissenschaftler, die mit irgendeiner historischen Theorie beginnen, verwerfen diese verallgemeinerten Überlegungen. Sie erklären alltägliche soziale Probleme entweder durch das Abweichen von vergangenen idealen Gesellschaftsverhältnissen oder durch historische Kräfte, die zwangsläufig in ein goldenes Zeitalter führen. Wenn man sich auf beide Perspektiven bezieht,

entstehen die sozialen Probleme durch die Spannungen des Kräftespiels zwischen ihnen. Die Tätigkeit des Wissenschaftlers besteht in der Standortbestimmung.
Lemert selbst machte recht klare Aussagen über diese beiden Theorietypen. Zu seiner Zeit wurden beide als Varianten des Konzepts der sozialen Desorganisation angesehen. Entweder handelte es sich um eine nostalgische Betrachtung vergangener idealer Gesellschaftsformen oder um ein hypothetisches Nachhinken der gegenwärtigen Gesellschaft hinter der ersehnten Zukunft. In besonders nostalgischer Weise beschrieb Lévi-Strauss (1967) den ideal ausgewogenen Zustand einer Gesellschaft wie folgt:

Solche Gesellschaften gibt es in der Geschichte mitunter. Sie scheinen sich eine besondere Klugheit erarbeitet zu haben, die sie befähigt, jeglicher struktureller Veränderung zu widerstehen, die Geschichte machen könnte. Diejenigen, die ihre Eigenart am besten bewahrt haben, scheinen Gesellschaften zu sein, die sich besonders mit der Erhaltung ihrer Existenz befassen. Die Art, in der sie die Umwelt nutzen, garantiert beides: einen bescheidenen Lebensstandard und die Erhaltung der Natur. Die Heiratsgebräuche enthüllen dem Demographen einen allgemeingültigen Sinn, es wird nämlich die Fruchtbarkeitsrate niedrig und konstant gehalten. Ein politisches Leben, das auf allgemeiner Übereinstimmung beruht, möchte die Möglichkeit ausschließen, Kräfte des kollektiven Lebens zu nutzen, nämlich die Vorteile, die sich aus dem Kontrast zwischen Zustimmung und Opposition, Majorität und Minorität, Ausbeuter und Ausgebeuteten ergeben.

Lemert (1951) kritisierte Cooleys soziale Desorganisationstheorie besonders heftig. In dieser Theorie wird das gesellschaftliche Leben als ein organischer Prozeß betrachtet, in den die Interaktion zwischen Gesellschaft und Individuum einbezogen ist. Die Schwierigkeit, bei Cooleys Theorie der Interaktion bestand darin, daß eine große Zahl von Faktoren, sowohl persönliche als auch gesellschaftliche, in permanenter Veränderung postuliert wurde. Das gipfelte in dem Bekenntnis eines offensichtlichen Unwissens darüber, wie die Faktoren zusammenwirken. Vor allem fehlten Hinweise, wie individuelle und soziale Desorganisation aufeinander einwirken, um eine soziopathische Persönlichkeit zu formen; die beiden Ausgangspunkte waren so unklar definiert, daß man nicht wußte, worin sie sich unterschieden. Cooley und seine Nachfolger konnten eigene Wertvorstellungen mit einbeziehen.

158 Alternativen und Ergänzungen zu medizinischen Modellen

Die Theorie der sozialen Desorganisation bezieht sich stark auf Analogien und literarische Andeutungen ... zeitweilig wird es sogar mystisch. Cooleys literarische und philosophische Vorliebe führt bei der Suche nach empirischen Quellenangaben zu erheblichen Schwierigkeiten. Eine Tatsache, die wahrscheinlich für den Mißerfolg seiner Schriften und den Mangel an weiteren wissenschaftlichen Untersuchungen verantwortlich ist (Lemert).

Seit dieser Zeit sind Theorien der sozialen Desorganisation nicht weiterentwickelt worden.

In gleicher Weise lehnte Lemert psychologische und psychiatrische Erklärungen für das abweichende Verhalten ab. Sie beleuchten die kollektiven Aspekte nicht weiter, obwohl sie bei einigen subjektiven Aspekten des Abweichens zum Verständnis beitragen. Kriminalität, Prostitution und Drogensucht können nicht als ein aufaddierter Ausdruck individueller Motive oder pathologischer Persönlichkeitszüge erklärt werden. Lemerts Methode, soziopathisches Verhalten wissenschaftlich zu untersuchen, ist beachtenswert. Er beginnt mit der Vielfältigkeit sozialer Verhaltensweisen, die beispielsweise in sozialer Bestrafung, Zurückweisung und Absonderung bestehen. Ab einem gewissen Maß an Absonderlichkeit nennt er sie primäre Abweichungen. Bestrafungen und aussondernde Reaktionen der Gesellschaft sind dynamische Faktoren, die sich verstärken und auch abflauen können. Wenn die anfängliche primäre Abweichung durch die Reaktion der Gesellschaft verstärkt wird und ein Eigenleben bekommt, dann nennt er sie sekundäre Abweichung. Die Theorie ist in dem Sinne wertfrei, daß Abweichungen nicht als besser oder schlechter gegenüber normalem Verhalten beurteilt werden. Dementsprechend kann das Verhalten eines ungewöhnlichen Athleten, einer besonders schönen Frau oder eines frühreifen musikalischen Genies betrachtet werden. Sie alle haben Schicksale, die teilweise durch die Reaktion der Öffentlichkeit auf ihre Besonderheit mitgeformt werden. In der gleichen Weise können auch Verbrecher, Arme oder Sexualdelinquenten beschrieben werden. Lemert beschäftigt sich aber, wie ein Arzt, hauptsächlich mit den Abweichungen, die von der Gesellschaft als unerwünscht angesehen werden.

Primäre Abweichungen können biologisch begründet sein. Beispiele hierfür sind Taubheit, Blindheit, Lähmung, Gaumenspal-

ten, Spastik und Epilepsie. Solche Behinderungen können durch gesellschaftliche Vorurteile verstärkt werden und erst aus den kulturell bedingten Klischees resultiert ihre „soziale Bedeutung".
Das Ausmaß, in dem die primäre Abweichung für andere sichtbar wird, ist ein wichtiger Faktor für die Reaktion der Gesellschaft. Wenn jemand sich gelegentlich betrinkt, wird man davon keine Notiz nehmen, wer aber ständig im Vollrausch ist, wird fast überall auffallen. Die Abweichungen werden erst bedeutsam, wenn sie in die Persönlichkeit eingebaut sind und zur aktiven Rolle beitragen. Dann stellen sie die sozialen Kriterien für einen zugewiesenen Status dar. Die Reaktionen auf die eigenen Verhaltensaberrationen werden in das persönliche soziopsychologische Verhaltensmuster eingebaut. Die Abweichungen bleiben primär oder symptomatisch und situationsgebunden, solange sie rational erfaßt werden oder auf andere Weise als Funktionen sozial akzeptierbarer Rollen gelten. Man spricht von einer sekundären Deviation, wenn jemand sein abweichendes Verhalten oder seine darauf begründete Rolle beispielsweise als Mittel der Verteidigung, des Angriffs oder der Anpassung an offene oder verdeckte Probleme zu gebrauchen beginnt. Das ist der Beginn einer abweichenden (devianten) Karriere, zu der er kommt, wenn ein kritischer Punkt in der Entwicklung erreicht wurde.
Die von Lemert angeführten Beispiele sind instruktiv. Blindheit und Sprachstörungen stellen biologische Ursachen dar. Die sekundäre Abweichung kommt hinzu, wenn das Ididuum sich selbst im Sinne der gesellschaftlichen Ansichten als behindert ansieht und sein Leben danach einrichtet. Lemerts Analyse betrifft etwas Ähnliches wie die Analyse der Beeinträchtigung in Kap. 2. Die eigentliche, primäre Beeinträchtigung führt zu sekundären Abnormitäten, wie beispielsweise zu den bekannten Verhaltensweisen eines Blinden. Der Blinde hat sich nun mal auf die sozialen Gegebenheiten einzustellen, er muß die Erwartungen von seiten der Gesellschaft berücksichtigen und mit in sein Verhalten einbeziehen. Für jemanden, der von Geburt an blind ist, wird die Anpassung sehr früh stattfinden.
Andererseits gebraucht Lemert den politischen Radikalismus als Beispiel einer Karriere, die sich nicht aufgrund primärer biologischer Defekte entwickelt hat. Er sagt, daß es in jeder Gesellschaft immer eine Gruppe von beharrlichen Kritikern gegeben hat, die

als Agitatoren, Ungläubige, Heretiker, Rebellen und Radikale galten. Die bestrafende Reaktion der Gesellschaft auf solche Gruppen ist verantwortlich für historische Ereignisse. Der primäre Radikalismus kann aus Widerstand gegen Traditionen, aus der Identifikation mit einem rebellierenden Vater oder aus einem speziellen sozialen Trauma heraus entstehen. Solche Menschen können zwanghafte Denkgewohnheiten und rigide Reaktionsweisen entwickeln. Sie lehnen Vorschläge und Gruppenmeinungen ab, sie geben nicht nach und schließen keine Kompromisse. Es kommt zu einem bestimmten Sekundärverhalten: Sie suchen Unterstützung in Philosphien und Bundesgenossen, die sie in ihrer gesellschaftlichen Außenseiterrolle stärken. Die darauf folgenden Reaktionen der Gesellschaft lassen sie noch radikaler werden. Verbrechen und Prostitution sind weitere Beispiele von Karrieren, die hauptsächlich auf sozialen Faktoren beruhen.

Irgendwo zwischen den genannten Extremen liegen Lemerts anderen Beispiele: der Alkoholismus und die Geisteskrankheit. Er hält alle geistigen Störungen, ob neurotisch oder psychotisch, für abnorme Varianten des Ausdrucks der eigenen Persönlichkeit. Die Schizophrenie kann beispielsweise die Folge des verlorengegangenen Selbstvertrauens sein. Geht das unaufhaltsam weiter, kommt es zu einer Schizophrenia simplex, sich dagegen wehren führt zu wahnhaften Fehlinterpretationen, und bei Panikzuständen kommt es zur Hebephrenie. Diese einfachen Herleitungen illustrieren uns lediglich, wie das Konzept der primären Abweichung auf Geisteskrankheiten übertragen werden kann. Prinzipiell erfolgen die sekundären Anpassungen in der gleichen Art wie bei anderen Formen der sozialen Abweichung. Je schwerer die innere primäre Abweichung oder Beeinträchtigung ist, desto unvermeidlicher ist die sekundäre Anpassung.

Es gibt zwei Theorien der sekundären Abweichungen. Eine mäßige und eine radikale. Die *gemäßigte Form* ähnelt der Theorie der primären und sekundären Beeinträchtigungen, die wir in Kap. 2 besprochen haben. Hier besteht ein ursprüngliches Verhalten, das aus biologischen, psychologischen und sozialen Ursachen herleitbar ist. Solchen Menschen wird von der Gesellschaft eine stereotype Rolle zugeschrieben. An dem Punkt, wo der einzelne diese soziale Definition in sein Selbstbild integriert, wird die Abweichung sekundär und es kommt zu einem devianten Lebensweg.

Hierfür ist der Hospitalismus bei schizophrenen Patienten ein Beispiel (Wing u. Brown 1970). Wer aufgrund der Reaktion der Gesellschaft auf seine primäre Abweichung hin hospitalisiert wird, wird im Laufe von Jahren die soziale Umgebung dieser Institution allmählich als seine angemessene Welt akzeptieren. Die entsprechenden Verhaltensweisen verstärken sich und es kann soweit kommen, daß Entlassungswünsche oder das Interesse an der Außenwelt verlorengehen. Der Hospitalismus ist nicht die Ursache der Schizophrenie. Im Gegenteil, es handelt sich um eine sekundäre Antwort auf gesellschaftlichen Druck, der seinerseits auch schon eine Reaktion ist. Hospitalismus kann natürlich leichter bei bestimmten primären Deviationen auftreten, bei schweren körperlichen Behinderungen, der Schizophrenie, dem Schwachsinn, sehr passiven Personen usw. Es handelt sich um eine interaktionale Theorie, bei der die Komponenten recht genau spezifiziert werden können.

Die *radikale Form* der Theorie unterstellt, es gäbe keine primäre Deviation oder die sekundäre Komponente sei so überragend, daß für jede praktische Zielsetzung primäre Elemente als trivial vernachlässigt werden können. Das ist die Labellingtheorie (Etikettierungstheorie); die Abweichung ist das Etikett. Beispielsweise kann die Geisteskrankheit erst als solche benannt werden, wenn einflußreiche Leute diesen Begriff (dieses Etikett) dafür verwenden.

Die radikaleren Formulierungen von Lemerts Theorien sind von seinen Nachfolgern weiterentwickelt worden, zwei Beispiele sollen sie illustrieren. Das eine ist die Delinquenz, für die es gewöhnlich kein medizinisches Modell gibt, und das andere ist die Geisteskrankheit, über die man sich streiten kann.

5.3 Die neue Kriminologie

Kritiker nehmen an, daß die Anwendung der Bezeichnung Delinquenz vor einem Jugendgericht schon die Annahme einer Bewertung darstellt; Verbrechen müßten nämlich durch Eigenschaften verursacht sein, die in dem betreffenden Individuum selbst liegen. Demgegenüber kann primäre Deviation auch allein durch die gegebenen Umstände, in denen sich das Individuum befindet, bedingt sein. Unter diesem Aspekt sollte nicht das Individuum, sondern die Gesellschaft verändert werden. Bezeichnet man einen solchen Menschen als kriminell und zwingt ihn, sich selbst so zu sehen, dann macht man aus ihm bloß einen Berufsverbrecher, ohne sich mit den tieferliegenden sozialen Ursachen zu befassen. Wenn man die Theorie in solche kompromißlosen Formeln drängt, hat es den Vorteil, daß man sie überprüfen kann. West (1973) untersuchte eine Gruppe von Jungen, die in einer Armen-Gegend von Süd-London lebten. Etwa 20% von ihnen waren vorbestraft. West untersuchte bei allen Jungen dieser Gegend Verhaltensmerkmale, die man sonst bei Vorbestraften findet. Er fand zwischen Vorbestraften und Nicht-Vorbestraften keinen Unterschied. Damit stellt ein erstes Gerichtsurteil vermutlich nicht den ersten Schritt in einem Stigmatisationsprozeß dar, wenn es sich um Knaben handelt, die sich von ihren Gleichaltrigen nicht weiter unterscheiden. Es sieht eher so aus, als ob es von früher Kindheit an schon vorbelastete Kinder gibt, die später eher straffällig werden. Die hauptsächlich belastenden Faktoren sind die fünf folgenden: niedriges Familieneinkommen, große Familie, Kriminalität der Eltern, niedrige Intelligenz und schlechtes Vorbild der Eltern. Je stärker diese Faktoren ausgeprägt sind, desto eher kommt es zur Kriminalität und desto größer ist die Wahrscheinlichkeit zu einer Verbrecherkarriere. Da man bei Kindern im Vorschulalter aus diesen Merkmalen Voraussagen machen kann, meint West, daß man die radikale Form der Labellingtheorie nicht unterstützen könne. Die Hypothese einer primären Deviation konnte nicht entkräftet werden, da die Hauptfaktoren, die eine Verbrechenskarriere herbeiführen können, schon da sind, ehe eine Reaktion sich von seiten der Gesellschaft auswirken kann. Damit ist die erste Verurteilung gemeint.

Durch bestimmte soziale Verhältnisse, Bandenbildung und schlechte Einflüsse, kann eine kriminelle Karriere verfestigt werden. Beim Heranwachsenden sind diese Faktoren wahrscheinlich stärker wirksam. West konnte die Zunahme der Devianz in vielen Fällen dieser Art belegen. Deswegen ist die „gemäßigte Form der Labellingtheorie" (Lemerts Formulierung) anwendbar. Hinsichtlich der Karrierebahnung und der Reaktion von seiten der Gesellschaft ist schwierig zu erklären, daß die benachteiligten 20% von Wests untersuchter Gruppe bezüglich der oben genannten

Faktoren nicht nur kriminell wurden, sondern auch als anfällig bezeichnet werden konnten, lange bevor irgendeine offizielle Etikettierung von seiten der Gesellschaft bestand. Die anderen, weniger vorgeschädigten 80% – alle kamen sie aus derselben Gegend und besuchten dieselben Schulen – zeigten nicht dieses primäre abweichende Verhalten und wurden auch nicht kriminell.

Der Rezensent des Buches von West (1973) im *Times Literary Supplement* vom 1. März 1974 gab sich große Mühe, etwas von der Anschauungsweise der neuen Kriminologie zu retten. Er versuchte nicht, die Ergebnisse zu diskutieren, sondern wählte in seinem Artikel beliebige Sätze aus dem Buch aus, die seiner Meinung nach die konservativen und bürgerlichen Vorurteile bestätigten. Nach Popper ist dies die typische Reaktion des Pseudohistorikers: Um unpassende Tatsachen auslassen zu können, wird nach versteckten, gleichsam konspirativen Motiven gesucht. Der Rezensent konnte nur besonders schwer verdauen, daß die Autoren nicht klar herausstellten, ob die Eigenschaft Kriminalität im Täter selbst oder innerhalb des sozialen Definitionsprozesses gelegen war. Aber die extreme Version der Labellingtheorie war genau das, was die Autoren widerlegt hatten. Durch verschiedene andere Untersuchungen wurden Wests fünf Kausalfaktoren gestützt. Shields (1975) hat die Hinweise für einen genetischen Einfluß zusammengefaßt. Dieser Einfluß ist zwar nicht prädominant, er muß aber immerhin in Betracht gezogen werden. Ferner sind körperliche Gebrechen und Ernährungsstörungen von Bedeutung. Diese wissenschaftlichen Studien weisen auf die Vielzahl der zugrundeliegenden soziologischen und biologischen Prozesse hin.

5.4 Geisteskrankheit als soziale Abweichung

Die Labellingtheorie der Geisteskrankheit ist am klarsten von Thomas Scheff (1963, 1966) formuliert worden. Im Sinne Lemerts sieht er in der Gesellschaft Muster festgelegter Reaktionen auf die Verletzung sozialer Normen, das heißt auf abweichendes Verhalten. Es kommt zu Etikettierungen wie pöbelhaft, dumm, sündig oder kriminell. Wer häufig die sozialen Normen verletzt, pflegt auf diese Weise abgestempelt zu werden. Es gibt aber auch Abweichungen, die unverständlich sind. Diese pflegt man der Zauberei, Besessenheit, Geisteskrankheit zuzuschreiben oder als Exzentrizität zu bezeichnen. In den Anfangsstadien wird Abnormität übersehen oder verleugnet. Kinder haben manchmal Wutausbrüche, Kopfschlagen, Phantasiegefährten oder merkwürdige Befürchtungen, diese sind aber gewöhnlich vorübergehend und werden nicht als Zeichen einer psychischen Erkrankung angesehen. Wenn man Scheff folgt, gibt es eine kleine Gruppe von Abweichlern, die nur aufgrund der Reaktionsweisen von seiten der Gesellschaft zu devianten Karrieren tendieren. Bei den übrigen kann die verbleibende Devianz stabilisiert werden, wenn sie als Erscheinung einer Geisteskrankheit definiert wird und/oder wenn der Abweichler von der Gesellschaft in eine deviante Position gestellt wird und die Rolle eines Geisteskranken zu spielen beginnt. Im Gegensatz zu Szasz glaubt Scheff, daß dieses Rollenspiel überwiegend unfreiwillig geschieht. Bei den Klischees der Geisteskrankheit handelt es sich vielfach um falsche Vorstellungen, die schon in der Kindheit gelernt werden. In Massenmedien und in der täglichen Umgangssprache („Du bist wohl verrückt") werden diese Klischees ständig verstärkt.

Wenn jemand einmal als geisteskrank abgestempelt ist, konzentrieren sich wegen des Bestrafungs- und Belohnungssystems der psychiatrischen Institutionen die Erwartungen der Gesellschaft darauf, wie er sich benehmen sollte. Wenn jemand die deviante Rolle einmal angenommen hat, so wird er sich, wie jeder Geisteskranke, auch so verhalten und damit seinen Status verfestigen. Auf diese Weise können die meisten Geisteskrankheiten als Ausdruck einer sozialen Rolle betrachtet werden; durch sekundäre Devianz ist die künftige Laufbahn vorgezeichnet.

Die Aufgabe des Psychiaters besteht in diesem Prozeß darin, daß er von Berufs wegen diese neue Rolle festlegt. Den Prozeß der Einweisung in psychiatrische Krankenhäuser in Wisconsin (USA) untersuchte Scheff zu einer Zeit, als alle stationären Patienten gerichtlich eingewiesen werden mußten. (Inzwischen sind die Gesetze geändert worden.) Er kam zu dem Schluß, daß der Psychiater häufig eher als Vertreter des Gesetzes denn als Arzt handelte, indem er das Etikett, das dem Patienten zugeschrieben war, bestätigte; i. allg. handelte es sich dabei um die Schizophre-

nie, ohne daß er sich die notwendige Zeit zu einer sauberen Diagnosestellung ließ. In einer 1964 durchgeführten Studie über ein psychiatrisches Krankenhaus in Wisconsin untersuchten wir alle Patienten, die als schizophren diagnostiziert und länger als zwei Jahre stationär zwangseingewiesen waren (Wing u. Brown 1970). Alle Patienten waren zwangseingewiesen, einen freiwilligen Aufenthalt gab es nicht. Niemand durfte allein in die Stadt gehen, und nur 5% der Frauen ließ man ohne Begleitung in den Gärten spazierengehen. Bei den in diesem Projekt untersuchten Spitälern in England war es in dieser Hinsicht anders. Fast keiner der erfaßten Patienten war aufgrund richterlicher Verfügung eingewiesen. Fast alle konnten in den Gärten spazierengehen wie sie wollten und waren dann praktisch ohne Aufsicht. Alle 44 amerikanischen Patienten, die die Auswahlkriterien erfüllten, wurden mit einem standardisierten Interview untersucht. Nur bei 29 von diesen 44 Fällen war es möglich, die Diagnose Schizophrenie zu bestätigen. In weiteren neun Fällen waren die diagnostischen Anzeichen weniger prägnant, aber andere Diagnosen konnten als Alternativen nicht positiv belegt werden. In den verbleibenden sechs Fällen konnten gemäß dem britischen Diagnosesystem relativ sicher andere Diagnosen gestellt werden: zwei Patienten hatten ein Delirium tremens und vier depressive Störungen.
Aus den Ergebnissen des U.S.-U.K. Diagnostic Project und in der WHO IPSS (International Pilot Study of Schizophrenia), die wir in Kapitel 4 (s. 4.3.1) beschrieben haben, wird ersichtlich, daß einige als Schizophrenien eingewiesene Patienten diese Diagnose anderswo nicht bekommen hätten. Die Veröffentlichung von Rosenhan zeigt, daß das Etikett Schizophrenie sehr leicht in einer psychiatrischen Klinik in den USA angeheftet werden kann, wenn die Aussagen von Leuten akzeptiert werden, die von vornherein Lügen erzählen, um ihre reformerischen Absichten zu begründen. Der Bericht von Leonid Pljuschtsch (s. Kap. 6) weist darauf hin, daß es ähnliche Vorgänge auch in der UdSSR gibt. In England kann so etwas ebenfalls passieren, obwohl die Diagnosekriterien hier gewöhnlich strenger sind und die stationäre Behandlung weniger eingreifend ist.
Was Scheffs Ansicht betrifft, so liegt die Hauptbedeutung dieser Studien in folgendem: Wird jemand einmal in ein psychiatrisches Krankenhaus mit der Diagnose Schizophrenie eingewiesen, so

sinkt die Chance seiner Entlassung mit jedem Jahr, das er länger in diesem Krankenhaus verbleibt.

Goffman (1961), dessen Formulierung der moralischen Laufbahn des Geisteskranken der Scheffschen Version in groben Zügen entspricht, greift die althergebrachten psychiatrischen Kliniken als „totale Institutionen" an. Die beiden Faktoren: große Patientenzahl (viele Zwangseingewiesene zu jener Zeit) und wenige, mangelhaft geschulte Therapeuten, führten zwangsläufig zur Verallgemeinerung von Maßnahmen, die eigentlich nur für wenige potentiell gefährliche oder gestörte Patienten galten. Die hauptsächliche Tätigkeit bestand darin, den Geisteskranken davon abzuhalten zu entweichen sowie sich selbst oder andere zu gefährden. Überwachungs- und Kontrollsysteme wurden entwickelt, bei denen nichts dem Zufall überlassen bleiben durfte; es wurden Gitter, abgeschlossene Fenster und die Trillerpfeife der Wärter eingeführt. Wie Goffman betont, kann viel Zeit und Mühe gespart werden, wenn man die schmutzige Wäsche aller Insassen zusammennimmt und die gewaschene Kleidung einfach der Größe nach verteilt, unabhängig davon, wem sie gehört. Nach Goffman sind unter diesem Gesichtspunkt die psychiatrischen Krankenhäuser charakteristisch für die Art der Organisation, die er die totale Instutition nannte, zu der Gefängnisse, Waisenhäuser und Konzentrationslager gehören, also alle Orte, wo unüberwindbare Barrieren zwischen Innen- und Außenwelt bestehen. Personal und Insassen kommen jeweils zu stereotypen Vorurteilen gegenüber der anderen Gruppe, und alle möglichen Arten von institutionellen Ritualien entstehen aus dem System von Belohnung und Strafe. Ein spezieller Jargon wird zum Merkmal einer isolierten Sozietät.

Goffmans Stil ist eher literarisch als wissenschaftlich. Er ist ein Meister der Polemik und der Anekdote. Seine Schriften sind spannend zu lesen und haben viele Menschen davon überzeugt, daß psychiatrische Kliniken „böse Orte" sind. Lesenswert ist auch sein Bericht über die Darbietungen von Künstlergruppen im Hospital, den alljährlichen offenen Tag, das Verhalten der Insassen zu den Kalfaktoren, die Art, wie Mitglieder der Verwaltung ihre Pflichten tun, pompös oder pathetisch, aber immer hilflos angesichts der institutionellen Routine. Niemand, der am „Innenleben" einer großen Institution teilgenommen hat, kann die Bril-

lanz seiner journalistischen Einsichten leugnen. Goffman zählt Klöster, Schlachtschiffe und Internate dazu. Aber eine wissenschaftliche Betrachtung ist eigentlich etwas anderes.
King et al. (1971) verwendeten Goffmanns Ideen, um eine Reihe von Faktoren zu quantifizieren (Rigidität, Massenabfertigung, Entpersönlichung und soziale Distanz). Auf diese Weise verglichen sie verschiedene Einrichtungen für schwerbehinderte Kinder. Sie fanden heraus, daß Heime, die von örtlichen Trägern geleitet wurden, eher kindgemäß waren als stärker institutionalisierte Hospitalabteilungen. Größe und bürokratische Einrichtung spielten dabei keine Rolle. Ein wichtiger Faktor war die Anwesenheit von Krankenschwestern, die meistens offizielle Pflichten zu versehen hatten und ihre Zeit nicht mit den Kindern verbringen konnten. In den städtischen Einrichtungen waren die Betreuer eher autonom und in ihrer Organisation weniger hierarchisch gegliedert. Die Oberschwester mußte beispielsweise wegen offizieller Pflichten die meiste Zeit im Büro verbringen, während Hausmütter ihre Zeit flexibler handhaben und sich den Bedürfnissen der Kinder besser anpassen konnten. Kushlick (1973) hat behauptet, daß berufliche Begrenzungen nicht wesentlich seien und daß Krankenschwestern die Rolle einer Hausmutter übernehmen können, wenn sie entsprechend geschult sind. Aber die Tatsache bleibt bestehen, daß die Ausbildung einer Krankenschwester für einige Arbeiten nicht ausreicht, genauso wie eine Hausmutter nicht in einem Operationssaal verwendbar ist.
Eine andere britische Studie (Wing u. Brown 1970), versuchte die Hypothese zu überprüfen, inwieweit die soziale Umgebung der psychiatrischen Krankenhäuser in ihren unterschiedlichen klinischen Bedingungen für den chronischen Patienten ebenfalls meßbare Unterschiede erbringen könnte. In den frühen 60er Jahren war die Überprüfung dieser Hypothese in England deswegen möglich, weil die unterschiedlichen Behandlungsergebnisse zwischen den klassischen Häusern vom Typ der totalen Isolation bis hin zur Therapeutischen Gemeinschaft verglichen werden konnten. Man sollte allerdings auch bedenken, daß die Verbesserung der Situation schon vor Goffmans Bericht über die totale Institution begonnen hatte. Die Änderung war auf die Pionieranstrengungen einer Reihe von Sozialpsychiatern zurückzuführen, die die neuen Möglichkeiten nutzten, die durch die Einführung der

nationalen Gesundheitsdienste gegeben waren. Es wurden nämlich die psychiatrischen Kliniken in allgemeine Krankenhäuser eingegliedert (s. Kap. 7). Die Reform ging in zwei Hauptrichtungen: Erstens wurden neue Pläne verwirklicht, die sich auf Rehabilitation und soziale Behandlungsverfahren bezogen, und zweitens ging es um frühere Entlassung und Rückfallprävention. Einige Hospitäler machten schnellere Fortschritte als andere; so ließen sich ohne weiteres drei herausfinden, die sich deutlich voneinander unterschieden. Standardisierte Messungen bestätigten, daß besonders eines mit den dürftigsten Außenreizbedingungen für Schizophrene vorgesehen war. Die Diagnose war nach strengen Kriterien erstellt worden. In diesem Hospital befanden sich Patienten mit den schwersten Defektzuständen. Im Verlauf eines achtjährigen Untersuchungsprojektes konnten neue Maßnahmen sozialer Stimulierungen eingeführt werden. Sie bewirkten eine Verringerung schwerer Beeinträchtigungen. Auf diese Weise schienen wenigstens in einem gewissen Ausmaß die primären Beeinträchtigungen auf Veränderungen der sozialen Umgebung anzusprechen. Darüber hinaus änderte sich die Einstellung der Patienten zu Entlassungen und Aufenthaltsdauer: Je länger jemand in einem Hospital gewesen war, desto stärker wünschte er dort zu verbleiben. In dieser Hinsicht kam es auch während der acht Jahre der Untersuchung kaum zu Veränderungen. Nur ganz spezielle Umerziehungsmaßnahmen konnten hier Erfolge bringen. Das Kernstück des Hospitalismus besteht in der allmählichen Gewöhnung an das Hospitalleben und in dem allmählichen Lösen der Verbindung mit der Außenwelt, so daß der Insasse letztlich keine Entlassungswünsche mehr hat.

So mag es in der Vergangenheit gewesen sein. Allerdings ist es auch heute noch möglich, daß jemand, der in seinem Verhalten vielleicht nur vorübergehend und nicht schwer gestört ist, in eine psychiatrische Klinik aufgenommen, seine Krankheit als Schizophrenie diagnostiziert und dann für Jahre dort behalten wird. In dieser Zeit können sekundäre Beeinträchtigungen hinzukommen, so daß er nicht mehr entlassen werden möchte. Die Unterstellung, der Hospitalismus werde nur auf diese Weise ingang gesetzt, ist in mancher Hinsicht subjektiv. Über in diesem Sinne vergleichbare Maßnahmen, beispielsweise eine Inhaftierung, gibt es keine Untersuchungen. Es gibt auch keine Studie darüber, was

mit dem einzelnen geschehen wäre, wenn ein solches Ereignis der Einweisung nicht stattgefunden hätte. Wenn wir jedoch den obigen Bericht für korrekt halten, so würde die Hypothese Scheffs bestätigt worden sein.
Wir müssen jedoch zwischen zwei Krankheitskonzepten unterscheiden: der sozialen Attributionstheorie und dem begrenzten Krankheitsmodell. Scheff entschied sich für das erstere. Er befaßt sich nur mit einer einseitigen Laienperspektive der Verrücktheit. Wenn der Psychiater formalerweise ein Etikett wie beispielsweise die Schizophrenie verwendet, tue er nichts anderes, als eine von der Gesellschaft ausgehende Definition zu legitimieren. Eine medizinische Begutachtung sei dabei überflüssig. Wenn wir weiterhin zustimmen, daß das Endstadium des Hospitalismus selbst manchmal als diagnostisches Kriterium für die Schizophrenie angesehen werden könne, so sind alle Glieder in der Kette von Scheffs Erklärung komplett. Die Gesellschaft hat die Schizophrenie hervorgebracht. Eine besondere Auslegung der radikalen Form von Lemerts Theorie der sozialen Abweichung hat auf diese Weise mehrere Prüfungen überlebt, ohne widerlegt worden zu sein.
Es gibt aber noch viel darüber zu sagen. Zur Zeit scheint leidenschaftliches Engagement die Vertreter der Theorie zu blenden, so daß sie hierin lediglich eine Waffe sehen, mit der sie Feinde bekämpfen können. Die Theorie könnte jedoch sinnvoller eingesetzt werden.
Dann müßte allerdings die absolute Behauptung einer ausschließlichen Erklärung der psychiatrischen Störungen als soziale Abweichungen aufgegeben werden. Im Falle einer teilweisen Annahme der Theorie müßte eine Reihe von exakten Bedingungen aufgestellt werden, von denen aus Vorhersagen überprüft werden können; das ist bisher aber noch nicht geschehen. Darüber hinaus sollte man überlegen, welche Alternativen gegeben sind. Menschen, die zu irgendeiner öffentlichen Einrichtung geschickt werden, pflegen arm, einsam, geschieden, alt und ohne gesellschaftliche Verbindung zu sein. Je stärker die ungünstigen Faktoren ausgeprägt sind, desto länger bleiben diese Menschen in den Institutionen, unabhängig davon, welche Gründe zur Einweisung geführt haben mögen. Eine demographische Analyse wurde von Kramer (1969) durchgeführt. Er untersuchte Men-

schen, die in englischen Allgemeinkrankenhäusern wegen diverser Erkrankungen, wie beispielsweise Hernien oder Duodenalulcera, eingewiesen worden waren. Die Analyse zeigt in bemerkenswerter Weise das Gewicht der sozialen Faktoren, welche zu Entscheidungen beitragen, die rein medizinisch zu sein scheinen; dieser Einfluß mag ja auch völlig verständlich sein. Die radikalen Labelling-Theoretiker sollten aber zeigen, unter welchen Umständen die Einweisung in eine Institution eher schädlich als günstig ist. Wir haben gesehen, daß etwas Ähnliches in einigen Kliniken in den USA geschehen konnte, als das Etikett Schizophrenie unkorrekt gehandhabt wurde. Wir wissen jedoch nicht, was geschehen wäre, wenn bei denselben Menschen anstelle der unkorrekten Schizophrenieetikettierung irgend eine andere Behandlungsweise erfolgt wäre.

Es hängt von einer präziseren Spezifizierung und genaueren empirischen Forschung ab, ob die radikale Form der Labelling-Theorie sich in ihrer Erklärungskapazität als sehr begrenzt erweist oder ob sie sinnvoll auf eine große Bandbreite sozialer Situationen angewendet werden kann. Sie kann natürlich nicht alle Einweisungen in psychiatrische Kliniken erklären, wie in Kap. 4 dargestellt. Genausowenig kann die Theorie jegliche Attribute der Verrücktheit, selbst wenn das betroffene Individuum nicht in eine Klinik eingewiesen wird, erklären. Beispielsweise kann nicht bewiesen werden, daß Kinder, die ungewöhnliche Ängste, Bewegungsstereotypien oder sonstiges Verhalten, wie es Scheff erwähnte, zeigen, nach einem Aufenthalt in der Kinderklinik eher chronische Beeinträchtigungen haben, wenn sie als Verhaltensstörung oder Neurose etikettiert worden sind. Die meisten Kinder, die wegen neurotischer Symptome behandelt werden, haben später als Erwachsene keine Beschwerden, das gilt auch für neurotische Kinder, die keiner Behandlung unterzogen wurden (Robins 1970, 1973). Ob nun eine Behandlung oder eine Etikettierung erfolgt, das Ergebnis unterscheidet sich nicht wesentlich. Die Argumente gegen eine generelle radikale Labelling-Theorie der Kriminalität sind sehr ähnlich.

Die gemäßigte Form der Theorie der Devianz paßt jedoch gut mit den begrenzten Theorien über Geisteskrankheit oder Behinderung zusammen; dieser gemäßigten Form der Theorie zufolge konnte auch für Lemert Blindheit eine primäre Abweichung sein.

Entsprechend können Symptome und Beeinträchtigungen bei der Schizophrenie als primäre Abweichung betrachtet werden; die Theorie der sekundären Abweichung kommt dann noch hinzu. Bei einem im engeren Sinne diagnostizierten Schizophrenen kann es zum Hospitalismus kommen. Wahrscheinlich kann sich der Hospitalismus bei ihm eher entwickeln als bei denen, die noch keine Kernsymptome aufweisen. Wir bevorzugen die Terminologie primäre, sekundäre und tertiäre Beeinträchtigung, wie in Kap. 2 beschrieben. Es handelt sich dabei um eine flexiblere und semantisch unproblematischere Beschreibung, als wenn man nur von primärer und sekundärer Devianz spricht.
Zwei Faktoren tragen zu der Erklärung bei, warum die Labelling-Theorie als Ersatz für eine Krankheitstheorie so ausgeprägt betont wird, beide sind typisch nordamerikanisch. Nach dem bekannten klinischen Psychologen Lorr (1966) wird in der amerikanischen Psychiatrie häufig die formale Diagnose tatsächlich ignoriert und als relativ unwichtig, unmodern, undynamisch und sinnlos diskreditiert. Er entwickelte sein eigenes System der Klassifikation, indem er auf Zuverlässigkeit überprüfte Fragebogen und statistische Methoden verwendete, die ihm empirische Gruppierungen ermöglichten. Das Merkwürdige war dabei, daß die so erhaltenen Kategorien dem diagnostischen System ähnlich waren, das er hinter sich lassen wollte. Der zweite Faktor ist die Organisation der praktischen klinischen Tätigkeit in Nordamerika. Nach David Mechanic (1968) gehen die, die es bezahlen können, zu einem privaten Psychiater und werden dort mit irgendeiner Art Psychoanalyse behandelt, während die ärmeren psychisch Kranken gezwungen sind, die staatlichen psychiatrischen Häuser in Anspruch zu nehmen, die zugegebenermaßen ein Zweiteklassesystem darstellen. Gewiß hat es viele Ausnahmen gegeben. Es muß aber früher schwierig gewesen sein, die Form der Psychiatrie zu vertreten, die wir in diesem Buch befürworten.

5.5 Das Modell der Familienkonstellation

Theodore Lidz (1975, Lidz et al. 1965) ist der führende Vertreter einer Schule, die die Entwicklung der Schizophrenie als ein unvermeidliches Risiko ansieht, das in gewissen Familien entstehen kann. Die Ehen der schizophrenogenen Eltern sind nach Lidz als *gespalten* oder als *asymmetrisch* charakterisiert. Im Falle der Spaltung befinden sich die Eltern in einem offenen Konflikt, jeder verfolgt selbstsüchtig seine persönlichen Ziele und nimmt auf die Bedürfnisse der anderen Familienmitglieder keine Rücksicht. Im Falle der Asymmetrie akzeptiert ein Partner passiv, aber mit innerem Widerstand, die dominante Abnormität des anderen und der Konflikt bleibt eher verdeckt. In beiden Fällen ist die normale Entwicklung von Selbstbewußtsein und Individualität des Kindes behindert, da die Eltern unfähig sind, dem Kind die Entwicklung einer eigenen Identität zuzugestehen oder es sogar dazu zu ermutigen. Die Mutter kann ihre eigenen Gefühle und Bedürfnisse von denen des Kindes nicht klar genug abgrenzen. Solch ein Versagen von seiten der Mutter soll besonders bei Jungen Schädigungen setzen. Ein vergleichbares Verhalten bei Vätern soll sich bei Mädchen ungünstig auswirken. Bei all diesen Familien werden Autonomiebestrebungen der Kinder unterdrückt zugunsten der Ehe der Eltern.

In ihren Schriften, zusammengefaßt in dem Buch *Origin and Treatment of Schizophrenic Disorders*, haben Lidz et al. die Ergebnisse ihrer Studien, die an der Yale Universität über mehr als zwanzig Jahre durchgeführt wurden, niedergelegt. Die von Gregory Bateson et al. in Palo Alto, Kalifornien, entwickelte *Doublebind-Theorie* hat dabei erheblichen Einfluß. Das Kind, das später eine Schizophrenie bekommt, soll ständig elterlichen Kommunikationen ausgesetzt sein, die direkt oder indirekt miteinander unvereinbar (incompatibel) sind und dennoch vom Kind eine Antwort verlangen, die für die Eltern akzeptabel ist. Lidz hat eine recht komplexe Version dieser Hypothese entwickelt, um zu erklären, wie verzerrte Kommunikationen zur Schizophrenie führen können.

In seinen publizierten Arbeiten hat Lidz nirgends seine Theorie überprüft. Sein Gedankengebäude wurde auf die Grundlage der Beobachtung von 17 Familien gestellt. Fast alle waren reich genug, um für die Patienten eine langdauernde Psychoanalyse im Hospital zu bezahlen. Es scheint möglich, daß diese in hohem Maße unrepräsentativen Familien, teilweise nach Maßgabe der Störung in der Beziehung ihrer Mitglieder untereinander ausgesucht worden waren. Darüber kann man ohne epidemiologischen Kontext wenig aussagen. Ferner ist die Art der Störung nur allge-

mein beschrieben. Es gibt keine präzisen Kriterien, mit Hilfe derer andere Untersucher diese Beobachtung wiederholen und überprüfen könnten. Egozentrisches Verhalten, auf das Lidz seine Theorie stützt, ist etwas sehr Allgemeines, die Schizophrenie hingegen ist etwas sehr Seltenes. Wir brauchen mehr als eine persönliche Intuition eines Therapeuten, ehe derartig generelle Theorien auf eine sichere Plattform gestellt werden können, besonders wenn andere Experten der Meinung sind, daß noch ganz andere Charakterzüge der Eltern schizophrenogen sein können.
Die Double-bind-Theorie ist besser überprüfbar. Für zwei Untersucher sollte es recht einfach sein, unabhängig voneinander ein Tonbandinterview anzuhören und zu übereinstimmenden Beurteilungen zu kommen, wann und wie oft „Double-binds" aufgetreten sind. Dann könnte man mit einiger Sicherheit demonstrieren, ob sie nur oder hauptsächlich in Familien mit einem schizophrenen Mitglied auftreten. Das folgende einfache Beispiel, wie man eine Double-bind-Falle stellen könnte, wurde von Greenburg gebracht: „Gib deinem Sohn als Geschenk zwei Sporthemden. Wenn er eines davon zum ersten Mal trägt, muß du ihn traurig ansehen und mit tiefer Stimme sagen: Magst du das andere nicht?" Wenn eine intensive Beziehung zwischen Mutter und Sohn besteht und der Sohn unfähig ist, die Zweideutigkeit anzusprechen, dann gibt es keine Antwortmöglichkeit, ohne die gutmeinende Mutter zu enttäuschen.
Hirsch u. Leff (1975) haben viele Studien durchgesehen um festzustellen, ob Experten übereinstimmend urteilen, wann ein Double-bind vorkommt und ob Double-binds häufiger in der Beziehung zwischen Eltern und schizophrenen Kindern auftauchen. Die Ergebnisse sind enttäuschend negativ. Die Experten stimmen nicht in der Beurteilung einer Double-bind-Kommunikation überein und die Häufigkeitsuntersuchungen sind methodisch unzureichend. Die vorläufigen Ergebnisse legen nahe, daß Double-bind-Interaktionen nicht spezifisch sind für Eltern von Schizophrenen.
Wynne u. Singer (1963) haben in einer Serie von experimentellen Studien die erweiterte Theorie, daß die Schizophrenie von den Eltern auf das Kind mittels abweichender Kommunikationsformen übertragen werden kann, überprüft. Die Double-bind-Interaktion ist davon nur ein Beispiel. Sie verwendeten eine Reihe von

Tests, um Abweichungen der Organisationsformen des Denkens zu zeigen und fanden, daß sie objektiv und zuverlässig durch unabhängige Beurteiler festgestellt werden konnten. Die Beobachter waren in der Lage, sehr klar zwischen Eltern von Schizophrenen, von Neurotikern oder Normalen zu unterscheiden. Tatsächlich gab es nur eine falsche Zuordnung bei 89 Fällen. Die Eltern von 25 Patienten mit den Symptomen einer Borderline-Schizophrenie konnten nicht zugeordnet werden. Hirsch u. Leff (1975) kritisierten diese Untersuchung aus methodischen Gründen. Sie meinten, die in der Untersuchung getesteten schizophrenen Patienten seien stark ausgelesen, möglicherweise wegen der Abnormitäten ihrer Familienverhältnisse. Wahrscheinlich würde man bei strengerer Definition viele nicht als Schizophrenie diagnostizieren. In ihrem Replikationsversuch, bei dem sie ein strenges experimentelles Design, unausgewählte Patienten und spezielle diagnostische Kriterien verwendeten, konnten sie die klare Unterscheidung, wie sie Wynne u. Singer gefunden hatten, nicht reproduzieren.

Hirsch u. Leff faßten aus der Literaturübersicht und aus ihrer eigenen Untersuchung zusammen, daß offensichtlich mehr Eltern von schizophrenen Patienten psychiatrische Störungen haben als die Eltern von Gesunden; ferner haben sie häufiger Konflikte und Disharmonien und verhalten sich häufiger besorgt und protektiv. Alle diese Faktoren können genauso durch eine genetische Theorie wie als Reaktion auf die Abnormität des Kindes erklärt werden. Wenn man dieses und was in Kap. 4 beschrieben wurde zusammenfaßt, läßt sich der Einfluß der vorhandenen Umweltfaktoren auf den Verlauf der Schizophrenie aufzeigen. Es wird deutlich, daß wir nicht sicher behaupten können, das ätiologische Modell der frühkindlichen Umweltfaktoren sei valide.

Die Behauptungen von Lidz klingen selbstsicher. Der Grund dafür mag seine tautologische Definition der Schizophrenie sein, die wohl auf eine Internalisierung der Prozesse, die selbst undefiniert sind und von denen er annimmt, daß sie die Schizophrenie verursachen, zurückzuführen ist. Für Lidz ist die Schizophrenie ein übermäßiges egozentrisches Aufsichbeziehen. Der Patient glaubt typischerweise, daß das, was andere tun oder sagen, sich auf ihn beziehe. Er sei das Zentrum von Ereignissen, die in Wirklichkeit zufällig sind. Diese Definition ist derartig ausgeweitet,

Das Modell der Familienkonstellation 175

daß nur der Experte – und letzten Endes nur Lidz selber – uns sagen kann, wer an einer Schizophrenie erkrankt ist. Als Beispiel hat Lidz Isaac Newton, Tennesee Williams und Eugene O'Neill auf diese Weise diagnostiziert. Die Vorteile solcher Definitionsflexibilitäten sind für den Theoretiker offensichtlich, wir sollten aber auch die Gefahren für andere nicht übersehen. Hier können Labellingtheoretiker sinnvollerweise kritisch sein.

Lidz ist davon überzeugt, daß die Familien von schizophrenen Patienten in grober Weise versagen, eine adäquate Persönlichkeitsentwicklung ihrer Kinder zu garantieren. Er betont, daß sie sich nicht selbst helfen können. Ihr schädigender Einfluß auf die Patienten sei nicht böswillig, sondern eher das Produkt ihrer eigenen persönlichen Tragödie und ihrer egozentrischen Orientierung. Die Wirkungen, die solche Feststellungen auf Verwandte von Kranken haben können, kann man sich vorstellen.

Laing (1967) hat auf den Ideen von Lidz und anderer Amerikaner aufgebaut. Leben und Verhalten, das als schizophren etikettiert wird, *sei ohne Ausnahme eine spezielle Strategie, die ein Mensch erfindet, um in einer unerträglichen Situation zu überleben.*

Laing sagt über das Krankheitskonzept der Schizophrenie ebenfalls, daß es als eine legitime Hypothese anzusehen sei, aber er diskutiert nicht die ausführliche Literatur, die sich mit der Überprüfung dieser Hypothese befaßt. Der einzige Beweis, den er aufstellen konnte, ist eine Reihe von Fallbeschreibungen, die er im Jahre 1964 in *Sanity, Madness and the Family* publiziert hat (Laing u. Esterson 1964). Das Material besteht aus einer Reihe von Extrakten aus Interviews unterschiedlicher Zusammensetzungen von Familienmitgliedern, Zusammenfassungen und Beschreibungen anderer Teile der Interviews und einem verbindenden Kommentar. Für jeden von seinen elf Patienten gibt es 14–50 Interviewstunden.

Die Studie zählt zu der großen Gruppe unkontrollierter Untersuchungen, in denen eine große Menge von Informationen in unstandardisierter und unsystematischer Weise über eine sehr kleine Gruppe gesammelt wurden. Aus diesem Material wurde eine persönliche Auswahl vorgenommen, um eine hochkomplexe theoretische Interpretation zu veranschaulichen. Die Extrakte der Interviews sind eingeschoben als Demonstration einer Theorie, deren Wahrheit als bereits erwiesen angesehen wird. Eine

Überprüfung findet nicht statt. Laing u. Esterson unterstellen beispielsweise, daß die Eltern Schizophrener in rigider Weise Disziplin verlangen. Das beziehen sie auf die Sauberkeitserziehung, die Einschränkung der sozialen und sexuellen Aktivitäten. Dadurch beschränken sie ihren Kindern die Möglichkeiten, eigenständige Individuen zu werden. Alle diese Faktoren sind für eine gewisse Definition und Quantifizierung geeignet, so daß ihre Häufigkeit in verschiedenen Typen von Familien gemessen werden könnte. Tatsächlich hat niemand zeigen können, daß sie bei Eltern von schizophrenen Menschen häufiger sind als bei anderen Eltern. Dasselbe gilt für den Prozeß, den Laing Mystifikation nennt; er besteht darin, daß Reden und Handeln der Eltern nicht übereinstimmen und man vom Kind erwartet, daß es eher auf das Gesagte als auf das Getane reagiere. Das ist eine Version des „double-bind". Laing hält es nicht für nötig, Beweise anzuführen, ob der Prozeß bei Familien mit einem schizophrenen Mitglied tatsächlich häufiger ist.

Laing hat einige bittere Anklagen gegen seine eigenen Kollegen erhoben und die Versuchung, in der gleichen Weise zu reagieren, ist stark. Lidz (1972) bemerkt:

In seiner Schrift *The Politics of Experience* besteht Laings Philosophie eher in Hoffnungslosigkeit ... Laing sagt, es sei unmöglich zu lieben – das ist wohl ein persönliches Problem von ihm. Überhaupt ist das Problematische an dem genannten Beitrag, daß der Autor seine persönlichen Erlebnisse zu stark generalisiert ...
Ein Therapeut, der von seinen eigenen verheerenden Erlebnissen mit einer besitzergreifenden Mutter auf die Mütter der ganzen Menschheit generalisiert, ist genauso egozentrisch orientiert wie die Eltern seiner schizophrenen Patienten.

Dieser sophistische Kampf im eigenen Lager bringt kein Licht in Laings Theorien. Die Wahrheit der Theorien hängt nicht von persönlichen Eigenschaften ab, und der Irrtum kann nicht durch die Enthüllung psychologischer Idiosynkrasien demonstriert werden, die der Kritiker nicht mag. Notwendig ist der Beweis; ob Laings Ideen nicht falsch sind, sollte erst nach einer adäquaten Überprüfung entschieden werden.

Szasz und Herbert Marcuse sind zwei andere gut bekannte Autoren, die über das Thema Geisteskrankheiten geschrieben haben. Sie versuchen genausowenig wie Laing Beweise für ihre begrenz-

ten Krankheitstheorien zu berücksichtigen, die in Kap. 3 und 4 zusammengestellt sind. Die Art, in der Szasz argumentiert, wird in seiner 1976 erschienenen Publikation über die Schizophrenie sehr deutlich. Er zitiert sehr allgemeine Kriterien, die absichtlich in die internationale Pilotstudie der Schizophrenie aufgenommen wurden, um sicherzugehen, daß eine große Bandbreite von Krankheitsfällen berücksichtigt würde (einschließlich einer Gruppe, die evtl. nicht schizophren sein würde), als ob es sich dabei im wesentlichen und ausschließlich um diejenigen Kriterien handelte, mit denen die an der Studie beteiligten Untersucher die Schizophrenie definiert hatten. Der Bericht kommt in der Tat zu einer völlig entgegengesetzten Schlußfolgerung; ganz spezielle und eingeschränkte Kriterien genügen nämlich, um innerhalb eines breiten Spektrums die meisten Fälle, die vom Psychiater als Schizophrenie an neun verschiedenen Orten der Welt benannt wurden, (vgl. Kap. 4) zu identifizieren. Die Ausführungen von Szasz über das, was der Bericht aussagt, sind völlig falsch. Die wohlwollendste Erklärung dafür wäre die, daß Szasz prinzipiell nichts liest, was ihm klarmachen könnte, daß er sich geirrt hat. In einer Kritik des Artikels stellte Roth (1976) heraus, daß Szasz innerhalb von 30 Jahren viele Verlautbarungen über Umgang und Behandlung mit Patienten gemacht, jedoch in keinem Fall seine Gesichtspunkte formalen Tests zur Überprüfung unterworfen hat.
Es ist merkwürdig und erscheint fast wie Zufall, daß Szasz hin und wieder beinahe doch den Kern der Sache trifft. Manche Leute, unter denen auch Psychiater sind, gebrauchen die Terminologie der Krankheit, obwohl sie die gesamte Krankheitsklassifikation und den diagnostischen Prozeß als einen Zeitverlust ansehen. Solche Psychiater brauchen eine gute weitere Ausbildung, um sicherzugehen, daß sie nicht Krankheitsetikette verwenden, wenn eine Krankheitstheorie gar nicht angewendet werden darf. Sie sollten in der subtilen Handhabung der Diagnostik Fortschritte machen, anstatt die Diagnosen abzuschaffen. Dieser Vorschlag wendet sich besonders an Psychoanalytiker, wie beispielsweise Szasz selbst. Laings Schüler (Barn u. Berke 1971) brachten beispielsweise die Hysterie mit der Schizophrenie durcheinander. Das tat auch Szasz, als er den bekannten Bericht über die Heilung einer sog. Schizophrenie durch die Laingsche Methode schrieb. Stärker als irgendein anderer Kritiker hat Herbert Marcuse (1968)

politische mit pseudowissenschaftlichen Gedankengängen kombiniert. Er diskutiert in seinem Buch *Negations* die physiologischen und die psychologischen Konzepte des Normalen und nimmt dabei an, daß der Arzt eine positive Gesundheitsdefinition aufzustellen versucht, statt sich auf bloße Behandlung und Prävention der Störungen zu konzentrieren. Diese Formulierung erlaubt ihm darzulegen, daß jede Definition des Normalen eine soziale sei und der Psychiater deswegen als Anwalt oder Saboteur des sozialen Systems handele. Aber angenommen die Gesellschaft selber ist krank?

... wir können sagen, eine Gesellschaft ist krank, wenn ihre wichtigsten Einrichtungen und ihre Struktur so angelegt sind, daß sie den Gebrauch ihrer Möglichkeiten für die optimale Entwicklung und Befriedigung persönlicher Bedürfnisse nicht erlaubt. (Marcuse)

Das ist ein klassisches Beispiel von Nichtdefinition. Alles hängt davon ab, wie der Begriff *optimal* gebraucht wird. Es handelt sich um einen besonders bedeutungsschweren Begriff, und Marcuse trägt zu seinem Verständnis nichts bei. Er nimmt in simpler Weise an, die Gesellschaft sei krank. Daraus entwickelt er die Theorie einer übermäßigen Repression, von der er glaubt, daß sie erklärt, wie bestimmte Interessengruppen das Volk kontrollieren.

Diese Situation kann weder innerhalb des Rahmens einer individuellen Psychologie und Therapie, noch innerhalb irgendeiner Psychologie gelöst werden. Lösung kann nur auf politischer Ebene angestrebt werden: im Kampf gegen die Gesellschaft. Um sicher zu gehen, könnte die Therapie diese Situation aufzeigen und den geistigen Hintergrund für solch einen Kampf vorbereiten – aber dann wäre die Psychiatrie ein subversives Unternehmen. (Marcuse)

Diese Kette von umfangreichen Argumenten bringt Marcuse zu dem Punkt, an dem er die Psychiater wegen ihres Versagens anklagen kann, da sie seine politische Philosophie nicht angenommen haben. Die Idee, daß der Arzt sich darauf beschränken sollte, Störungen zu beheben und die Definition der Gesundheit seinem Patienten zu überlassen, ist bestenfalls als stille Übereinstimmung mit dem bürgerlichen Kapitalismus und im schlimmsten Fall als kriminelle Verschwörung zu beurteilen. Ähnlich wie mancher Psychoanalytiker kann der Marxist jede gegenteilige Meinung als Beweismittel für seine eigene Theorie verwenden, als einen pathe-

tischen Versuch der Verteidigung gegenüber offensichtlicher Wahrheit. Wie von gewissen Praktikern dargelegt (keinesfalls von allen), liegen die beiden Philosophien gar nicht so weit auseinander, wie es den Anschein hat. Beiden fehlt es an Validitätskriterien. Die Einstellung zu beiden kann deswegen lauten: Nimm sie an oder nicht, auf welcher Seite stehst du?
Diese zweifelhaften und unlogischen Ansichten wurden jedoch so bekannt, daß es Mode ist, sie zu zitieren. Das tut derjenige, der den Eindruck erwecken möchte, er sei intellektuell und sozial auf dem laufenden. Vor langer Zeit beschrieb Popper (1945) diese Tendenz und ebenso ihr Gegenmittel:

Es scheint, daß der Irrationalismus im Sinne einer Doktrin oder eines Glaubens zusammenhängende und debattierbare Argumente nicht beweist, sondern eher Aphorismen und dogmatische Feststellungen darstellt, die eben einfach verstanden werden müssen. Der Irrationalismus pflegt Eigentum eines esoterischen Zirkels seiner Anhänger zu werden. ... Wir müssen uns der Mühe unterziehen, die Systeme detailliert zu analysieren; wir müssen zeigen, daß wir verstehen, was der Autor meint, aber daß seine Meinung eigentlich nicht der Mühe wert ist, verstanden zu werden.

Anmerkung (P. Hartwich)

Um einem möglichen Mißverständnis vorzubeugen, sei erwähnt, daß Wing in diesem Zusammenhang den Marxismus keinesfalls in seinen Auswirkungen als totalitäre Staatsform meint, sondern lediglich als Philosophie einer Wissenschaft. Allerdings ist hier die ideologische Perspektive gemeint, die Marcuse und einige Vertreter der Frankfurter soziologischen Schule verkünden. Nur in diesem speziellen Sinn ist der Vergleich mit psychoanalytischen Theorienbildungen zu sehen, die von einigen ihrer Anhänger in die Nähe von Ideologien gerückt werden. Auf dieser Basis haben Marcuse und auch Laing versucht, sozialistisches und psychoanalytisches Gedankengut zu verbinden. Somit wird deutlich, daß sich die Bemerkung Wings keinesfalls auf die seriös angewandte Psychoanalyse bezieht.

5.6 Medizinischer und soziologischer Expansionismus

David Mechanic (1968) hat die zwei Hauptgebrauchsformen des Begriffs Krankheit ähnlich analysiert, wie wir ihn in diesem Buche verwendet haben:

Einerseits bezieht er sich auf ein begrenztes wissenschaftliches Konzept. ... Andererseits bezieht er sich auf irgendeinen Krankheitsfall, der den einzelnen veranlaßt, sich selbst mit seinen Symptomen zu beschäftigen und Hilfe zu suchen. Der Begriff „Krankheitsverhalten" bezieht sich auf jegliches Verhalten, das im Zusammenhang mit der zweiten allgemeineren Interpretation steht. Wenn wir den Prozeß der Krankheit verstehen wollen, ist es notwendig zu wissen, was vor sich geht, ehe jemand den Arzt aufsucht.

Krankheitsverhalten kann positiv oder negativ sein. Im positiven Falle denkt jemand, er sei krank und verhält sich dementsprechend. Im negativen Falle vermeidet man das Verhalten, welches auf die Krankheit hindeuten könnte. In beiden Fällen kann das Verhalten mit dem, was ein Arzt denken könnte, übereinstimmen oder davon abweichen. Im abweichenden Fall wird der Arzt die Beschäftigung mit Krankheitssymptomen als inadäquat ansehen. Wenn die Betroffenen mit dem Arzt übereinstimmen, wird er ihr Verhalten billigen, da sie Ratschläge suchen und akzeptieren werden, wenn es Hinweise auf eine Krankheit gibt. Sie werden sich keine Sorgen machen, wenn kein solcher Hinweis vorhanden ist. Der kompetente Arzt hat selbst Vorurteile, mit denen ein intelligenter Laie mit Recht nicht einverstanden sein könnte. Die möglichen Verwechslungen bei einer genauen soziologischen Analyse sind deswegen zahlreich.

Ein Weg, die soziologischen Veränderungen zu analysieren, besteht darin, die Umstände zu untersuchen, unter denen Menschen den Doktor aufsuchen und unter welchen nicht. Wenn eine Konsultation stattgefunden hat, sollte untersucht werden, unter welchen Umständen Ratschläge akzeptiert werden. Ein bemerkenswerter Wissenschatz ist auf diese Weise zusammengekommen (s. z. B. Mechanic 1968 und Tuckett 1976).

Die medizinische Soziologie und die Sozialmedizin beschäftigen sich mit demselben Hauptthema. Ihre unterschiedlichen Theorien ergänzen sich aber. Die medizinische Soziologie gebraucht Theorien der sozialen Norm, die Abweichung davon nennt man

Devianz. Sozialmedizin ist letztlich auf den Theorien normaler biologischer Funktionen begründet, Abweichungen davon können zur Krankheit führen. Es gibt immer einen bestimmten Anteil wechselseitiger Abhängigkeit zwischen sozialen und biologischen Faktoren, nicht allein in der Verursachung der Devianz oder der Erkrankung, sondern auch in der Behandlung, in der Prävention und im Umgang mit Kranken. Wegen der vielen Fälle, in denen die Krankheit am deutlichsten mit klaren biologischen Begriffen angegangen wird, (was bezüglich der Krankheitsursachen und der therapeutischen Mittel selbstverständlich ist), halten einige Ärzte die medizinische Soziologie immer noch für bedeutungslos, obwohl soziale Wirkungen, bezüglich des Verhaltens des Patienten selbst sowie der sozialen Gruppe, zu der er gehört, heute hinreichend geklärt sind. Analog dazu gibt es viele Fälle, in denen deviantes Verhalten eindeutig soziale Ursachen zu haben scheint und bestimmte soziale Interventionen verlangt, weshalb – umgekehrt – viele Soziologen meinen, daß biologische Krankheitstheorien mit der sozialen Devianz kaum etwas zu tun hätten.

Sowohl praktisch als auch theoretisch ist es wichtig, daß sich die Ärzte darüber im klaren sind, aus welchen Motiven der Patient zu ihnen kommt. Genauso wichtig ist es, daß Sozialarbeiter, die eine Erstversorgung vornehmen, einigermaßen kompetent unterscheiden können, wann die sozialen Probleme sekundärer Art sind. In jedem Fall liegt das Entscheidungsproblem darin, wie man dem Patienten oder Ratsuchenden am besten helfen kann, mit seiner Krankheit, seiner Behinderung oder seiner Störung fertig zu werden. Sowohl medizinische als auch soziale Faktoren sollten zusammenwirken. Vom medizinischen Standpunkt aus ist die Terminologie der primären, sekundären und tertiären Beeinträchtigung angemessen. Vom sozialen Standpunkt aus kann der Faktor, der aus der Krankheit entstanden ist, häufig sekundär oder tertiär sein. Das Konzept der sozialen Behandlung und Rehabilitation vereinigt die beiden Gesichtspunkte, da es notwendig ist, die Ziele aller Beteiligten ständig zu überdenken: die des einzelnen Betroffenen, die der sozialen Gruppe, der er angehört, sowie die der professionellen Helfer.

Medizinische Maßnahmen sind in den letzten Jahren kritisiert worden, weil einige Psychiater einen Begriff wie Schizophrenie

nicht im medizinischen, sondern im laienhaften Sinn benutzten. Je breiter ihr Konzept der Schizophrenie ist, desto eher können sie solche Fehler machen. Das geschieht besonders in den Teilen der Welt, wo historizistische Theorien sehr einflußreich gewesen sind. Hier wurde der wissenschaftliche Diagnoseprozeß gering bewertet und paradoxerweise die Terminologie der Krankheit vorschnell auf soziale Devianz angewendet. Das hat zu einem psychiatrischen Expansionismus geführt, den man tatsächlich kritisieren sollte. Einige Soziologen, die diese Tendenzen beobachtet haben, sind vorschnell zu dem Urteil gekommen, daß überhaupt keine Krankheitstheorie angewendet werden könnte. Hier wird aber das Kind mit dem Bade ausgeschüttet. Was sie aber wirklich verurteilen sollten, ist der Mißbrauch von Krankheitsetiketten. Sie sollten sich für bessere Diagnosen einsetzen und nicht Diagnosen abschaffen wollen. Andererseits tendieren die Soziologen nicht minder zum Expansionismus und sind, was die Verminderung von Störungen und Leiden angeht, ebenso irrational und schadenstiftend wie diejenigen, die sie kritisieren.
Krankheitstheorien von geistigen Störungen sollten, wie andere wissenschaftliche Theorien, speziell eingegrenzt und nicht übertragbar auf außermedizinische Verallgemeinerungen sein. Es handelt sich nicht um Theorien über die Geisteskrankheit im allgemeinen und noch weniger über psychische oder soziale Gesundheit. Es gibt in einer solchen Diagnose nichts, was Veranlassung zu folgenden Maßnahmen geben könnte: Trennung von Verwandten oder Freunden, Entmündigung, jahrelange Isolation und Gleichsetzung mit Armen, Kriminellen oder Entrechteten. Ehe wir diese wichtigen Dinge im Detail diskutieren und den Nutzen überlegen, den die wissenschaftliche Partnerschaft zwischen Psychiatrie und Soziologie ergeben mag, sollten wir uns sorgfältig mit einem Beispiel beschäftigen. Das nächste Kapitel wird der Kritik der sowjetischen Psychiatrie gewidmet sein. In Kap. 7 werden wir dann in der Lage sein abzuschätzen, wieweit eine begrenzte, aber wissenschaftlich begründete Psychiatrie zur Lösung von ernsten sozialen Problemen etwas beitragen kann.

6 Psychiatrie und politische Dissidenten

6.1 Die Sichtweise der westlichen Welt

In den letzten Jahren sind in Westeuropa und in den USA viele Berichte veröffentlicht worden, die sich mit der Internierung von politischen Dissidenten in psychiatrischen Kliniken in der Sowjetunion beschäftigen. Über den Mißbrauch der Psychiatrie in der UdSSR ist viel geschrieben worden, obwohl es ähnliche Praktiken in anderen Ländern auch gegeben haben soll. Viele Angaben sind den Berichten der Untergrundzeitschrift Samisdat (= „Eigenverlag") entnommen. Den sowjetischen Psychiatern wird hauptsächlich vorgeworfen, bewußt die politische Unterdrückung zu fördern. Sie sollen in manchen Fällen Geisteskrankheiten diagnostizieren, auch wenn sie wissen, daß eine Erkrankung nicht vorliegt. Die Öffentlichkeit im Westen hat auch von politischer Unterdrückung aus Berichten von Alexander Solschenizyn, Jewgenja Ginsburg, Anatoli Martschenko und anderen erfahren. Der Verfasser hat sich aufgrund seines Interesses an der Auswirkung von Institutionen jeglicher Art auf ihre Insassen intensiv auch mit der obengenannten Literatur beschäftigt.

In solchen Fällen ist es schwierig, die spezifisch medizinischen Fakten von ihrem politischen Kontext zu trennen. Vor diesem Hintergrund unterstellt man leicht den offiziellen Stellen, die sich mit politischen Dissidenten befassen, absichtlich repressiv zu sein. Schon unser Bemühen um die medizinische Beurteilung solcher Probleme bringt die Gefahr mit sich, mißverstanden zu werden. Daher war die Versuchung groß, eine dem Verfasser angebotene Teilnahme an einer 1973 in der UdSSR veranstalteten Tagung der World Psychiatric Association (WPA) zum Thema Schizophrenie abzulehnen und von London aus einen Protest zu formulieren. Das wäre jedoch unfair gewesen. In der öffentlichen Diskussion im Westen wurde von niemanden vorgeschlagen, in die UdSSR zu gehen und die sowjetische Seite kennenzulernen.

Die beiden bekannten Russen Andrei Sacharow und Schores Medwedew wiesen jedoch auf diesen Gesichtspunkt hin und formulierten eine Reihe von Fragen, die beantwortet werden sollten. Aus diesem Grunde entschied sich der Verfasser, in die Sowjetunion zu reisen und die Gelegenheit zu nutzen, diese Themen anzusprechen. Wahrscheinlich sind deswegen die Ergebnisprotokolle nie publiziert worden.

Während des Besuchs wurden mehrere Wissenschaftler, so auch der Verfasser, in das Serbski-Institut eingeladen, um an einer „freien wissenschaftlichen Diskussion über den vermeintlichen Mißbrauch der Psychiatrie in der Sowjetunion" teilzunehmen. Mehrere Fälle von prominenten Dissidenten wurden diskutiert. Eine zusammenfassende Darstellung erfolgt unten. Bevor wir aber zu den Fällen selbst kommen, müssen wir uns mit zwei grundsätzlichen medizinisch-juristischen Problemen befassen:

1. die Definition des Verbrechens gegen den Staat, und
2. die Definition der Geisteskrankheit, besonders der Schizophrenie.

Diese beiden Definitionen bestimmen, wann jemand eines Verbrechens beschuldigt wird und man ihn aufgrund einer Geisteskrankheit nicht für verantwortlich hält. Die Öffentlichkeit befaßt sich hauptsächlich mit dem Problem der Verantwortlichkeit. Hier wird deutlich, daß sich die sowjetische Praxis von der westlichen unterscheidet.

6.2 Verbrechen gegen den Staat

In der Sowjetunion werden öffentliche Aussagen, die als politische Verleumdung gelten, so streng verfolgt wie ein Staatsverbrechen (Reddaway 1972). Die Auffassung scheint den alten Ansichten über die Ketzerei ähnlich zu sein. Am 25. August 1968 haben sieben mutige Leute am Roten Platz in Moskau Fahnen gehißt und gegen die sowjetische Invasion in der Tschechoslowakei protestiert (Gorbanewskaja 1970). Diese ruhige und ordentliche Demonstration fand auf einem Teil des Platzes statt, der für den öffentlichen Verkehr gesperrt war, und dauerte nur wenige Minu-

ten. Die Demonstranten taten nichts anderes als es jeder Hyde-Park-Redner in London, zu jeder Zeit und so lange wie er will, tun kann. Sie behaupteten, keine russischen Gesetze zu brechen. Sie wurden aber der vorsätzlichen Verleumdung des sowjetischen politischen Systems angeklagt. Die fünf, die für schuldig befunden wurden, verurteilte man zu zwischen drei und fünf Jahren Gefängnis oder Exil. Wadim Delone, Konstantin Babizki und Larissa Danijel wurden verurteilt und nach Ablauf der Strafzeit entlassen. Wladimir Dremljuga wurde erst kürzlich freigelassen, nachdem seine dreijährige Strafe in einem sibirischen Arbeitslager wegen angeblicher verleumderischer Äußerungen verdoppelt worden war. Pawel Litwinow wurde nach seiner Entlassung aus der Sowjetunion verbannt. Natalja Gorbanewskaja und Wiktor Fejnberg wurden wegen einer Schizophrenie für nicht zurechnungsfähig gehalten. Sie mußten eine gleichlange Zeit in einem speziellen psychiatrischen Hospital verbringen, ehe man ihnen erlaubte zu emigrieren. Ihr Schicksal und das vieler anderer, denen es ähnlich erging, hat zu der Anschuldigung geführt, die betreffenden Psychiater seien durch politische Erwägungen in ihren Diagnosen beeinflußt worden und unterstützten bewußt die Repression. Die Staatsanwaltschaft behauptete nicht, daß die sieben Demonstranten Gewalt geplant und angewendet hätten. Ihre Untat bestand in der öffentlichen Erklärung politisch abweichender Meinungen; per definitionem eine gesellschaftlich gefährliche Handlung.
Viele westliche Länder sind allmählich tolerant gegenüber politisch anders Denkenden geworden. Die Möglichkeit, etablierte Ansichten öffentlich zu kritisieren, wird für das eigentliche Fundament der politischen Demokratie in Großbritannien und in den USA gehalten. Absonderliche Ideen, die frei geäußert werden, erschrecken uns kaum, wie es im 17. Jahrhundert noch gewesen wäre. Für uns besteht keine Notwendigkeit, Begriffe wie Verrat, Ketzerei oder Krankheit in solchen Fällen anzuwenden. Die letzten beiden, die wegen Verrats in Großbritannien bestraft worden sind, waren William Joyce und John Amery (West 1965). Sie hatten während des Krieges für die Nazis Rundfunksendungen produziert. Psychiatrische Gesichtspunkte spielten keine Rolle. Das Gesetz über Landesverrat ist altmodisch und problematisch, da ja automatisch die Todesstrafe verhängt wird und es kaum in Frie-

denszeiten angewendet worden ist. Es gibt aber auch Anklagen wegen Geheimnisverrats, wenn besondere Informationen fremden Regierungen übergeben werden, die die Sicherheit und die Interessen des eigenen Staates beeinträchtigen bzw. schädigen können. Wir versuchen, zwischen Vergehen dieser Art und politischer Aktivität zu unterscheiden, obwohl das manchmal schwierig ist und eine Regierung deswegen kritisiert werden kann. Selbst wenn die politische Aktivität sich z. B. auf die Befürwortung eines unabhängigen schottischen oder walisischen Staates beziehen würde, wären keine gesetzlichen Maßnahmen erforderlich. Es ist jedem freigestellt, eine Partei zu gründen, friedliche Treffen und Demonstrationen abzuhalten und die Pläne der Regierung zu kritisieren.

Für einen Bürger der westlichen Welt, der das sowjetische medizinisch-juristische Vorgehen verstehen möchte, sind die Handlungen, für die die Dissidenten eingesperrt werden, in keiner Weise kriminell und scheinen auch dem Staat keinen ernsthaften Schaden zuzufügen. Damit erhält zwangsläufig die Beurteilung ein politisches Gewicht, darüber hinaus wird eine historische Betrachtungsweise notwendig. Ein geschichtliches Beispiel eines Freidenkers ist Galilei. Die durch ihn hervorgerufene Bedrohung der religiösen Welt des 16. Jahrhunderts läßt sich mit der Kritik an den Dogmen des Marxismus und der gigantischen Bürokratie in der Sowjetunion vergleichen.

Georgio de Santillana (1958) sagt von der katholischen Kirche jener Zeit: „Die Tätigkeit der großen Verwaltungen ist hauptsächlich das Resultat von Routine, kleinen Boshaftigkeiten, selbstsüchtigen Interessen, Achtlosigkeit und einfachen Fehlern. Nur ein kleiner Bruchteil ist Gedankenarbeit". Manche Leute lernen mit dem System umzugehen, manche protestieren und die meisten sind Mitläufer. Viele progressiven Kirchenleute und Wissenschaftler sind wegen Ketzerei angeklagt worden; manche haben die Anklage vermeiden können, je nachdem wie geschickt sie ihre neuen Ideen anbrachten. Galilei forderte die Kirche auf ihrem eigenen Felde heraus, und seine meisterhaft ausgedrückte Kritik traf tief ins Mark. Dabei war er für die Angriffe seiner konservativen Feinde offen. Santillina schreibt: „In Wahrheit haben einige Leute die Ereignisse um Galilei manipuliert, um eine Lösung zu erreichen, die ihnen paßte. Die Kirche, einschließlich des Groß-

inquisitors, mußte von der Anklage eines falschen Glaubens freigesprochen werden.".
Einer der Demonstranten auf dem Roten Platz, Dr. Pavel Litwinow, hob den schwachen Punkt aller totalitären Systeme hervor (zit. nach Gorbanewskaja 1970). Bei seiner Gerichtsverhandlung sagte er, Artikel 125 der sowjetischen Verfassung sei unkorrekterweise angewendet worden; darin stehe:

... daß im Interesse der Werktätigen und mit dem Ziel das sozialistische System zu stärken, Bürgern der UdSSR die freie Rede, freie Presse, freie Versammlung und Demonstrationen garantiert seien! Aber in der Version des Staatsanwalts sind diese Freiheiten nur insoweit garantiert, als sie zur Stärkung des sozialistischen Systems beitragen. ... Wollte man solch eine Interpretation akzeptieren, müßte man fragen: wer entscheidet, was im Interesse des sozialistischen Systems ist und was nicht? Der Genosse Staatsanwalt vielleicht?
Der Ankläger nennt das, was wir getan haben, eine ungesetzliche Versammlung, und wir nennen es eine friedliche Demonstration. Der Staatsanwalt spricht mit Zustimmung, fast mit Zuneigung von den Handlungen derer, die uns verhaftet, beleidigt und geschlagen haben. ... Offensichtlich entscheiden diese Leute, was Sozialismus und was eine Konterrevolution ist. Das erschreckt mich. Das habe ich bekämpft, und das will ich auch weiterhin mit allen gesetzlichen Mitteln, die mir bekannt sind, bekämpfen.
Für den Rest des Kapitels will der Verfasser politische Kommentare vermeiden und sich stattdessen auf psychiatrische Bereiche konzentrieren. Diese sind wichtig geworden, weil einige Dissidenten als geisteskrank diagnostiziert worden sind (Reddaway 1972).

6.3 Das Konzept der Schizophrenie

Die internationale Pilotstudie der Schizophrenie (World Health Organization 1973) zeigte, daß es zwischen Psychiatern in den verschiedenen Teilen der Welt wenig Unterschiede gab, insoweit als ein relativ enges diagnostisches Konzept verwendet wurde. Das traf für Moskau genauso zu wie für andere Orte. Während sich in sieben Orten die Psychiater selbst auf das relativ enge Schizophreniekonzept beschränkten, gebrauchten sie in zwei Städten – in Moskau und Washington – einen weiter gefaßten Begriff. Dadurch wurden Persönlichkeitsveränderungen und andere abweichende Verhaltensweisen mit einbezogen.

Als Beispiel soll die folgende Fallkurzfassung dienen: In Moskau lebte eine 27jährige arbeitslose Frau von ihrem Ehemann getrennt. In der Familie waren keine Geisteskrankheiten vorgekommen. Die Eltern waren geschieden. Kindheit: motorische Entwicklung verlangsamt, Dunkelängste im Alter von 3-7 Jahren; monotones und sich wiederholendes Spielen, stundenlanges Hin- und Herschaukeln; sie war zurückgezogen und hatte wenig Kontakt. Die Leistungen in der Schule waren bis etwa zum 11. Lebensjahr gut, dann verlor sie das Interesse und schwänzte die Schule ohne Wissen der Eltern. Sie verhielt sich eigensinnig und ungezogen; ging oft mit Jungen bis spät in die Nacht aus, rauchte und trank. Die Mutter war überfürsorglich, sie schnitt dem Mädchen die Haare ab, was Grobheit, Obszönität und Gewalttätigkeit provozierte. Als von der Schulleitung das Schwänzen festgestellt wurde, brachte man sie in ein psychiatrisches Krankenhaus. Sie war damals 14½ Jahre alt. Sie lehnte die Behandlung mit Phenotiazinen ab. Zwei Monate später wurde sie entlassen. Die Diagnose lautete: abnorme Persönlichkeit. Nach der Entlassung schlief sie tagsüber und ging abends aus. Sexuelle Beziehungen begannen mit 16. Danach kam es zu einer Periode relativer Besserung; sie beendete die Schule und begann als Näherin zu arbeiten, fiel aber bald in ihre früheren Auffälligkeiten wieder zurück. Sie wurde schwanger, lehnte eine Unterbrechung ab, kümmerte sich dann aber nicht um ihr Baby, das von der Großmutter versorgt wurde. Im Alter von 25 Jahren hatte sie ein zweites Kind, das sie in ein Kinderheim gab, wo es starb. Dann interessierte sie sich für Hippies, solche „in komischen Kleidern und mit auffälligen Bärten." Kurz danach wurde sie ins Hospital aufgenommen, und zwar wegen aggressiver Ausbrüche gegen ihre Mutter. Damals hatte sie (nicht zum ersten Mal) einen Tripper.

Die Diagnose lautete: schleichend verlaufende Form einer Schizophrenie, Heboidophrenie. Ein amerikanischer Psychiater, der mit dem gesamten Fall vertraut war, stellte die Diagnose: Pseudoneurotische oder Borderlineschizophrenie. In England wäre eine solche Diagnose ziemlich unwahrscheinlich, aber nicht unmöglich. Die frühe Lebensgeschichte zeigt, daß das Mädchen bis zum Alter von 11 Jahren in der Schule ganz gut mitkam; danach enttäuschte sie wegen kognitiver Beeinträchtigungen die sozialen und familiären Erwartungen. In einer Sonderschule hätte sie sich vielleicht besser entwickelt, wenn man auch noch der Mutter geholfen hätte, ihre Schwierigkeiten zu verstehen. Diese diagnostischen Probleme haben mit politisch abweichenden Meinungen nichts zu tun, und in diesem Falle war davon auch nicht die Rede. Nachfolgend geben wir die klinische Beschreibung einer milden progressiven Form von schubförmiger Schizophrenie wieder. Sie stammt aus einer Schrift über das Subklassifikationssystem, wie es von Prof. A. V. Snezhenvsky im psychiatrischen Institut in Moskau gebraucht wird:

Die Erkrankung beginnt häufig während der Pubertät, zur Zeit der emotionalen Labilität, wo es um Selbstfindungsprobleme und Beschäftigung mit dem Sinn des Lebens geht. Neurotische und zwanghafte Symptome, überwertige Ideen und paranoide Phänomene treten auf, zunächst nur zeitweise, später kommt es zu länger andauernden paranoiden und überwertigen Ideen, die zu sensitiven Beziehungsideen werden. Hinzu kommen methaphysische Berauschtheit und unrealistische Beschäftigungen mit speziellen philosophischen Theorien, ohne daß dafür eine besondere Begabung vorliegt. In den ersten Jahren sind echte Wahnbildungen selten. Zeitweilig treten depressive und hypomanische Stimmungsschwankungen auf, die letzteren zusammen mit expansiven Wahnideen (Erfindungswahn, Reformierungswahn, Größenwahn). Etwa nach dem 15. Lebensjahr wird eine affektive Verflachung deutlicher, die Patienten sind aber arbeitsfähig.

Jeder, der etwas über die Geschichte der Psychiatrie weiß, kennt diese klassifikatorischen Übungen, die es in der Fachliteratur aller Länder mit psychiatrischer Tradition gibt. Wir wollen sie beispielsweise mit der folgenden Beschreibung einer „Schizophrenia simplex" aus einem englischen Fachbuch (Slater u. Roth 1969) vergleichen:

Das Krankheitsbild ist über Jahre progredient und führt langsam zum Persönlichkeitsdefekt. In frühen Phasen fehlt manchmal nur die Rücksichtnahme auf die Familie, oder es kommt zu Verwahrlosungstendenzen. Der Patient kann sogar zu Fremden eine farblose Freundlichkeit aufrechterhalten, alle tieferen Gefühle scheinen verlorengegangen. ... Viele erfolglose, talentlose und dilettantische Menschen, sowie Anhänger von harmlosen Sekten und Philosophien sind Fälle von Schizophrenia simplex. ...

Auf wissenschaftlich arbeitende Psychiater machen die detaillierten Systeme der Subklassifikation einen unmodernen Eindruck. Die klinischen Beschreibungen sind voll von unklaren Begriffen, die schwierig operational zu definieren sind und sich daher nur schwer zuverlässig festlegen lassen. Validitätstests sind über eine 15-Jahresperiode hinweg kaum möglich. Insgesamt bewegen wir uns jedoch auf vertrautem klinischen Boden. Der Zusammenprall von modernen klinischen Wissenschaftlern und traditionellen Ärzten mit jahrelanger Erfahrung findet sich überall, häufig sieht man beide Tendenzen in einer Person repräsentiert.

Man könnte solche Argumente als akademisch betrachten, wenn es sich nicht um die folgenschwere Diagnose Schizophrenie handeln würde, wie wir sie in Kap. 5 diskutiert haben: Einweisung ins Hospital, möglicherweise zwangsmäßig, der Gebrauch von stark wirksamen Medikamenten und das Ausgeliefertsein an eine möglicherweise autoritäre Klinikleitung, die ihre eigenen Wertmaßstäbe den Insassen aufzwingt und sie damit in die Rolle des Kranken drängt; all das kann zu Abhängigkeitsgefühlen und zur Schwächung des Selbstbildes beitragen. Solche Überlegungen sind natürlich nicht so problematisch, wenn die Diagnose aufgrund eines akuten Schubes gestellt wird, der durch die Kernsymptome charakterisiert ist, wie sie von Psychiatern weltweit anerkannt werden. Ohne Behandlung ist in solchen Fällen der Schaden größer als mit Behandlung. Anderseits führt eine breitere Definition zu einer Diagnose, wie sie in der obigen Fallkurzfassung beschrieben wurde; sie schließt zwangsläufig Verhalten und Erleben ein, das sehr viel schwieriger vom Normalen zu unterscheiden ist. Wenn die Diagnose einmal gestellt ist, kann es vorkommen, daß Entscheidungen über die Behandlung folgen, die denen einer viel schwereren Störung entsprechen. Genau dieser Punkt wurde in Filmen wie *Family life* und *Einer flog über das Kuckucksnest* übertrieben betont. Man fürchtete allgemein, daß die Schizophrenien schlechthin und auch alle anderen Geisteskrankheiten auf diese Weise diagnostiziert würden. Diese Unterstellung ist nicht gerechtfertigt; aber eine Tatsache bleibt bestehen. Psychiater stimmen über eine große Kerngruppe von Schizophrenien überein. Sie unterscheiden sich aber, wieweit der Kreis der Schizophrenien erweitert werden soll. Darüber hinaus ist die weitere Definition in einigen Teilen der Welt stärker verbreitet als in anderen. Deshalb ist es wichtig, zwischen der Kerngruppe, die überall als schizophren angesehen wird, und den Randgruppen zu unterscheiden.

Aufgrund von neuesten Forschungsergebnissen ist es möglich,

die zentrale Gruppe der Schizophrenien mit großer Zuverlässigkeit einzugrenzen. Wenn standardisierte Tests verwendet werden, lassen sich einige Formen der paranoiden Psychosen ebenfalls zuverlässig bestimmen. Die Diagnose einer paranoiden Persönlichkeitsstruktur ist dagegen problematischer. Trotzdem gibt es in diesem Bereich Fälle, wo die meisten Psychiater doch übereinstimmen. Der Querulantenwahn ist ein solches Beispiel. Ein sensitiver, starrer und Ich-bezogener Mensch kann an einer eingebildeten oder manchmal sogar echten Ungerechtigkeit leiden. Er verwendet allmählich seine gesamte Energie darauf, sein Recht zu erkämpfen. Dieser Kampf wird dann sein einziger Lebensinhalt. Sein gesamtes Hab und Gut kann er evtl. für Prozesse ausgeben. In vielen Lebensbereichen, beispielsweise in der Politik, kann es zu absonderlichen Ideen kommen. Der Betroffene läßt sich nicht davon beeinflussen, daß keiner ihm zustimmt. Ist er nun abnorm oder psychotisch? Wenn er etwas Unerlaubtes im Zusammenhang mit seinen ungewöhnlichen Ideen tut, – ob nun politisch oder nicht – kann er dann als verantwortlich angesehen werden? In solchen Fragen sind Psychiater oft zur Begutachtung herangezogen worden und zu unterschiedlichen Beurteilungen gekommen. In der Literatur gibt es ebenfalls berühmte Fälle, wie beispielsweise Kleists *Michael Kohlhaas* und Trollopes (1815–1882) *Robert Kennedy*.
In einem Brief, der in The Guardian am 29. September 1973 veröffentlicht wurde, haben 21 führende sowjetische Psychiater alle Vorwürfe, die gegen sie erhoben wurden, zurückgewiesen. Sie haben dabei ein wohlüberlegtes Argument vorgebracht:

Es gibt einige psychische Störungen wie Verwirrtheitszustände, Paranoia und andere psychopathologische Syndrome, die zu antisozialen Handlungen führen können. Sie fallen in die Kategorie der strafbaren Handlungen, wie z. B. Störung der öffentlichen Ordnung, Verbreitung von Verleumdungen, öffentliche Ankündigung aggressiver Absichten usw. Es ist charakteristisch, daß die Menschen trotz der psychischen Störungen sorgfältig geplante und geschickt ausgeklügelte Handlungen durchführen können. ... Auf ihre Umgebung machen sie offensichtlich nicht den Eindruck von Geisteskranken. Meistens handelt es sich um Menschen, die an einer Schizophrenie oder an einer pathologischen paranoiden Persönlichkeitsentwicklung leiden. Diese Fälle sind sowohl den sowjetischen als auch ausländischen Psychiatern bekannt. Die scheinbare Gesundheit solcher Menschen wird von der antisowjetischen Propaganda zu der verleumderischen Behauptung benutzt, daß diese Personen nicht an einer Geisteskrankheit leiden würden. Die Sowjets waren aber der Meinung, daß einige ideologische Abweichler an Störungen dieser Art litten und daß ihre antisozialen Meinungen und Aktivitäten eher Ausdruck von Geisteskrankheit waren als ein Prozeß intellektueller politischer Analyse und vernünftig begründeter Kritik (Minstry of Health of the UdSSR 1964). Damit meinten sie Natalja Gorbanewskaja, Schores Medwedew und Leonid Pljuschtsch, nicht aber Pawel Litwinow, Roy Medwedew und Wladimir Bukowski. Wenn diese Behauptung zuträfe, bestünden zur westlichen rechtsmedizinischen Praxis kaum Unterschiede. Es ist schwierig, diese Angaben westlichen Verhältnissen gegenüberzustellen, da das Konzept des „Verbrechens gegen den Staat" praktisch nur zu Kriegszeiten angewendet wurde. Andererseits gibt es aber zwei beispielhafte Fälle, der eine wurde vor einem amerikanischen und der andere vor einem norwegischen Gericht verhandelt. Bei beiden Angeklagten wurde die Schuldfähigkeit aufgrund psychischer Störungen als vermindert angesehen. Im weiteren werden wir drei der bekannten russischen Fälle gesondert besprechen.

6.4 *Ezra Pound*

Ezra Pound war ein genialer Poet, ein kreativer Übersetzer und ein außerordentlich erfolgreicher Förderer anderer talentierter Dichter (Stock 1970). Seine Ansichten über den Wucherzins, den er für die Ursache aller menschlichen Probleme hielt, überkamen ihn in der Art einer geistigen Erleuchtung im Jahre 1916. Er fing an, antisemitische Ansichten über die Kontrolle der Geldwirtschaft zu äußern. Er ging nach Rapallo; faschistische und nationalsozialistische Ideen begannen ihn zu faszinieren. Er sagte: „In der Zukunft gibt es viele Aufgaben anzugehen, die nur ich und Mussolini lösen können". Während des 2. Weltkriegs lebte er in Italien und wirkte an über 100 Radiosendungen im Sinne der Mussolini-Regierung bei faschistischen Programmen mit. In einer Sendung, die nach England ausgestrahlt wurde, sagte er: „Ihr habt die Juden in euer Reich gelassen, und sie vernichten es euch". Im Juli 1943 wurde er wegen Verrats angeklagt. Als 1945 die Alliierten in Norditalien einmarschierten, ergab sich Ezra

Pound und wurde in die USA zurückgebracht, um vor ein Gericht gestellt zu werden. Als ihn am 8. Mai 1945 ein amerikanischer Reporter interviewte, verteidigte er seine Ansichten folgendermaßen: „Wenn jemand zu seiner Überzeugung steht, ist er auch bereit, dafür zu sterben, und wenn die Überzeugungen etwas wert sind, sollte man sie auch verkünden" (Heymann 1976).
Als Pound vor Gericht gestellt wurde, besprach sein Rechtsanwalt mit ihm die Möglichkeit, auf Geisteserkrankung zu plädieren und Pound machte keine Einwände. Vier Ärzte sollten ihn untersuchen, drei waren vom Gericht und einer von der Verteidigung ausgewählt. Die Untersuchung dauerte eine Woche und der Bericht war einstimmig, daß Pound krank und nicht zur Verantwortung zu ziehen sei:

Zur Zeit besteht bei ihm eine herabgesetzte Einsichtsfähigkeit in seine Situation, einschließlich der Anklagepunkte. Er besteht darauf, daß seine Sendungen keinen Verrat darstellen und alle seine Aktivitäten von einer selbsternannten Mission herrührten, die „Verfassung zu retten". Er ist grandios, expansiv und überschwenglich, hat einen verstärkten Sprachantrieb, ist weitschweifig und leicht ablenkbar; unserer Meinung nach nahm seine Persönlichkeitsstörung mit fortschreitendem Alter zu, so daß er jetzt an einem paranoiden Zustand leidet, der ihn unfähig macht, den Ratschlag seines Rechtsbeistandes anzunehmen oder einen vernünftigen Beitrag zu seiner eigenen Verteidigung zu leisten. Er ist geisteskrank, verhandlungsunfähig und bedarf der Behandlung in einer psychiatrischen Klinik.

Pound wurde in das St.-Elisabeth-Hospital eingewiesen und lebte dort mit Geisteskranken zusammen. Seine Krankenstation bezeichnete er als die Hölle. Die Gerichtsverhandlung fand am 13. Februar 1946 statt (Cornell 1966). Pounds Rechtsanwalt hat einen Bericht darüber verfaßt. Die Staatsanwälte nahmen die vier Ärzte ins Kreuzverhör, sie konnten ihr Urteil aber nicht erschüttern. Dr. Wendell Munie war der von der Verteidigung ausgewählte Psychiater. Er hatte keinen Zweifel, daß Pound an einem systematisierten Wahn litt, der seine Weltanschauung und seine persönliche Macht zum Gegenstand hatte. Sein Rechtsanwalt sagte später, verschiedene Ärzte des St.-Elisabeth-Hospitals hätten Pound lediglich als exzentrisch angesehen, und somit wäre er doch in der Lage gewesen, vor Gericht zu erscheinen; sie waren jedoch nicht geladen worden.

Der Poet wurde für geisteskrank gehalten und verblieb 12 Jahre in dem Hospital. Später wurde die Anklage aufgehoben und man entließ Pound im Alter von 72 Jahren. Im November 1972 starb er in Venedig, 26 Jahre eher hätte er eine Hinrichtung riskiert, wenn man ihn des Landesverrats für schuldig befunden hätte. Der Beweis, daß Pound so schwer geisteskrank war und die Verhandlung nicht hätte durchstehen können, ist nicht schlüssig. Seine Ansichten über Politik und Wirtschaft waren exzentrisch. Selbst die italienischen Faschisten, die er bewunderte, hielten ihn für einen Sonderling. Das ist aber kein Beweis für eine Geisteskrankheit. Man kann nicht genau sagen, inwieweit der medizinische Bericht über Pound durch das Wissen um seinen Genius und die Schwere der Bestrafung für Hochverrat beeinflußt war. Auf dem klinischen Urteil der vier Ärzte lastete eine große Verantwortung. Weitere Diskussionen sollen zunächst zurückgestellt werden, bis die anderen vier Fälle dargestellt sind.

6.5 Knut Hamsun

Der norwegische Schriftsteller Knut Hamsun wurde 1945 wegen Landesverrats angeklagt; speziell weil er Mitglied der Quisling-Partei war und intensive Propaganda für die Partei und für die deutschen Invasoren gegen die norwegische Regierung betrieben hatte. Im Juni 1945 wurde er festgenommen und wegen seines Alters (86 Jahre) in ein Krankenhaus und später in ein Altersheim gebracht. Nach vier Monaten wurde er in die Osloer Psychiatrische Universitätsklinik überwiesen. Die vorläufige Untersuchung ergab leichtere geistige Veränderungen, wie sie im Senium auftreten können. Somit bestand Zweifel an seiner strafrechtlichen Verantwortlichkeit. (Herrn Prof. Onulv Odegard sei für den Bericht über diese Vorgänge gedankt.) In jedem Falle ist es unwahrscheinlich, daß man ihn wegen seines Alters zu einer Gefängnisstrafe verurteilt hätte. Er hätte sonst eine Strafe von 2-4 Jahren bekommen. Die endgültige psychiatrische Begutachtung kam zu dem Schluß, daß Hamsun nicht geisteskrank gewesen sei, obwohl es einige Altersabbauzeichen gab, die auf eine verminderte Einsichtsfähigkeit in seine politischen Aktivitäten während der Besetzung hindeuteten. Diese Fakten hatten wahrscheinlich wenig

Einfluß auf das Gerichtsurteil. Er wurde des Landesverrats für schuldig befunden und mit einer Geldstrafe belegt.
Aus prinzipiellen Gründen ist dieser Fall interessant. Hamsun wurde nicht als geisteskrank angesehen und deshalb verurteilt. Wenn sein Vergehen die Todesstrafe erfordert hätte, hätte dann vielleicht das Urteil der Psychiater anders gelautet, oder hätte das Gericht einen Weg gefunden, die Strafe für einen alten Mann von 86 Jahren zu mildern? Es ist schwierig vorherzusagen, wie die Beteiligten reagieren werden, wenn es sich um ein politisches Vergehen handelt, die Strafe schwer ist und die Beweise für eine Geisteskrankheit auf schwachen Füßen stehen. Sicherlich werden ihre persönlichen Ansichten dabei eine Rolle spielen. Man nahm an, daß die politischen Aktivitäten von Hamsun mit seinem Geisteszustand zusammenhingen.
Wir werden uns nun mit den drei russischen Fällen befassen. Die betreffenden Leute haben ihre Erlebnisse aufgeschrieben, so daß kein Zweifel an der Echtheit der Berichte besteht. Alle drei wurden auf einem Treffen von westlichen und sowjetischen Psychiatern im Serbski-Institut für forensische Psychiatrie in Moskau am 15. Oktober 1973 diskutiert.

6.6 *Schores Medwedew*

Der Fall Schores Medwedew (1971) ist wahrscheinlich der bekannteste von denen, die im Westen publiziert wurden. Dieser bekannte Biologe hat in seinen weitverbreiteten Büchern den Genetiker Lysenko kritisiert und sein Unbehagen über die Beschränkungen der Kommunikation mit ausländischen Wissenschaftlern geäußert. Er hält die Entlassung aus seiner Position als Leiter eines Laboratoriums des Instituts für medizinische Radiologie für unrechtmäßig. Danach wurde er zwangsweise in eine Psychiatrische Klinik gebracht, obwohl er nicht krank und keines Verbrechens beschuldigt war. Auf die Intervention einflußreicher Freunde hin wurde er entlassen. Die Diagnose in der Fallbeschreibung war „beginnende Schizophrenie". Die psychiatrische Kommission stellte die Diagnose einer psychopathischen Persönlichkeit mit paranoiden Tendenzen. Es wurde von Medwedew erwartet, daß er sich in einer psychiatrischen Nachsorgeklinik be-

handeln ließ. Das tat er aber nicht. Im Laufe der Zeit wurde ihm gestattet, eine Einladung nach England anzunehmen, um dort zu arbeiten. Während er dort war, wurde ihm seine sowjetische Staatsbürgerschaft entzogen.
Im Serbski-Institut lautete der Bericht in großen Zügen ähnlich, aber die Interpretation war anders. Die Begründung, daß man ihn zu einer Untersuchung einbestellt hatte, bezog sich darauf, daß er lange arbeitslos gewesen war. Es ist in der Sowjetunion nicht erlaubt, längere Zeit beschäftigungslos zu sein. Man wollte feststellen, ob er eine Invalidenrente bekommen sollte. Als er sich weigerte, kam es zu einem Versehen der zuständigen Ärzte. Sie hätten ihn nicht zwangsweise hospitalisieren, sondern vorsichtiger behandeln sollen. Bei der Einweisung war keine Gewalt angewendet worden. Die Polizei war nur da, weil Medwedews Ehefrau sie gerufen hatte. Die psychiatrische Kommission empfahl seine Entlassung, und er verließ das Hospital nach drei Wochen. Schores Medwedew (1974) bleibt bei seiner ursprünglichen Darstellung. Die beiden Brüder Medwedew erklärten die Gründe, warum Psychiater in diesen und anderen Fällen einbezogen worden sind, wie folgt:

1. um politische Dissidenten in Verruf zu bringen,
2. um eine öffentliche Verhandlung wegen einer offensichtlich absurden Anschuldigung zu vermeiden,
3. um von der Möglichkeit Gebrauch zu machen, daß Übeltäter unbegrenzt in einer Klinik festgehalten werden können.

Vielleicht liegt es an der Publizität dieses Falles, daß danach nur über wenige andere Fälle berichtet und die zivile Gerichtsbarkeit der strafrechtlichen vorgezogen wurde.

6.7 Natalja Gorbanewskaja

Als Anhängsel an einen ihrer Gedichtbände wurde ein Bericht der forensisch-psychiatrischen Untersuchung von Natalja Gorbanewskaja (1972) am 6. April 1970 in Englisch publiziert. Der Bericht anläßlich des Besuches der westlichen Psychiater am Serbski-Institut unterschied sich hiervon nicht. Nur die Schlußfolgerung der psychiatrischen Kommission vom 19. November

1969, daß nämlich keine Gründe für die Diagnose einer Schizophrenie bestanden haben, war nicht erwähnt worden. Die Diagnose, die dann gestellt wurde, lautete: psychopathische Persönlichkeit mit hysterischen Symptomen. Es wurde von einem Mädchen berichtet, das mit ihren Verwandten in Zwietracht lebte und ein sprunghaftes, impulsives Verhalten zeigte. Deswegen hatte man sie aus der Universität entlassen. Sie klagte über Angstsymptome, die ihre Kontakte einschränkten; insbesondere handelte es sich um Höhenangst, ein brennendes Gefühl in den Fingern und Depressionen mit gelegentlichen suizidalen Gedanken. Im Alter von 21 Jahren soll sie Stimmen gehört haben. Sie hatte zwei uneheliche Kinder und hatte keine dauerhafte Beziehung zu einem Mann aufrechterhalten können. Die Diagnose Schizophrenie war zum ersten Mal im Oktober 1959 gestellt worden. Viele Jahre, bevor es zu politisch abweichenden Meinungen gekommen war. Damals war sie freiwillig zwei Wochen lang in einem Hospital gewesen. Nach 1960 besserte sich ihr Zustand und es kam zu keiner weiteren psychiatrischen Behandlung. Im Februar 1968 wurde sie in eine Frauenklinik eingewiesen, weil eine Fehlgeburt drohte. Für kurze Zeit wurde sie ins Kaschtschenko-Krankenhaus für psychiatrische Fälle überwiesen, da der zuständige Psychiater sie für suizidal hielt. Sie war depressiv und weigerte sich zu essen. Eine Woche später konnte sie entlassen werden. Ihr Kind wurde im Mai 1968 geboren. Im Oktober 1968 fand die berühmte Demonstration auf dem Roten Platz statt. Natalja Gorbanewskaja sollte zum Serbski-Institut als ambulante Patientin kommen, um von der Expertenkommission untersucht werden zu können. Sie wurde für nicht zurechnungsfähig angesehen, man hielt aber eine Klinikeinweisung nicht für notwendig. Nach weiterer politischer Aktivität und nachdem sie ihr Buch *Red Square at Noon* (1970) geschrieben hatte, wurde sie im April 1970 zwangseingewiesen „wegen wiederholten sozialgefährlichen Verhaltens". Sie wurde in ein psychiatrisches Spezialkrankenhaus eingewiesen, wo sie fast zwei Jahre blieb. Die Diagnose war: schleichende Schizophrenie. Im Februar 1972 wurde sie in einem stabilen Remissionszustand entlassen und lebte danach in Moskau als Übersetzerin. 1974 wollte sie emigrieren, was ihr aber nicht erlaubt wurde. 1975 beantragte sie wiederum die Ausreise, die ihr diesmal gestattet wurde.

In ihren medizinischen Berichten stand nicht, daß sie eine Dichterin war, die gute Kritiken erhalten hatte. In einem offenen Brief an sowjetische Psychiater, ebenfalls als Anhang an die *Selected Poems* stellten zwei Freunde fest: „Was Natalja unglücklicherweise passierte, überzeugt uns, daß unsere Psychiater nicht etwa ungenügend qualifiziert sind, sondern, daß sie absichtlich falsche Diagnosen machen".

6.8 Leonid Pljuschtsch

Der Fall Leonid Pljuschtsch (Khodorovich 1976) wird genauer zu besprechen sein, da er in vieler Hinsicht für das Verständnis der Reaktion der sowjetischen Psychiater auf politische Dissidenten bedeutsam ist.
Pljuschtsch wurde 1939 in Narjn in der kirgisischen SSR geboren. Sein Vater war Beamter, der im Jahre 1941 verschwand. Seine Mutter arbeitete als Putzfrau. 1962 hatte Pljuschtsch sein Universitätsstudium in Kiew abgeschlossen und begann als Mathematikingenieur im Kybernetik-Institut der Akademie der Wissenschaften in der Ukrainischen SSR zu arbeiten. Er konstruierte ein mathematisches Modell des biologischen Systems der Blutzuckerregulation und publizierte einen Artikel über die Organisation von Neuronenstrukturen. Nachdem er als junger Mann Stalinist gewesen war, wurde er nun durch Chruschtschows Reformideen ermutigt, liberalere Ansichten des Marxismus zu vertreten. Nachdem Chruschtschow im Jahre 1964 abgesetzt worden war, schrieb er einen Brief an das Zentrale Kommitee der kommunistischen Partei, in welchem er Ideen über die Demokratisierung der Sowjetunion vorlegte. Der Brief fiel in die Hände des KGB. Man legte ihm nahe, für wenigstens zwei Jahre das Schreiben solcher Dokumente zu unterlassen. Er behielt seine Stelle und blieb auch weiterhin ein politischer Lehrer. Im Jahre 1966 begann er Samisdat-Artikel über das Wesen des sowjetischen Staates, seine Ideologie und über die Probleme der Nationalitäten in der UdSSR zu schreiben. Er meinte, eine schrittweise Demokratisierung des Landes und die Verbreitung demokratischer Ideen im Volk seien durch Reformen von oben erforderlich.
Der Leiter seiner Abteilung betrachtete ihn als kreativen und ge-

wissenhaften Arbeiter und stellte ihm 1968 ein entsprechendes Zeugnis aus. Es gibt keinerlei Hinweise, daß irgendjemand ihn zu dieser Zeit in irgendeiner Weise für abnorm gehalten hätte. Pljuschtsch schrieb im März 1968 einen offenen Brief an die Herausgeber der Komsomolskaja Prawda, in dem er die neue Welle der politischen Prozesse kritisierte. Es geht aus dem Brief hervor, daß er mit der Samisdat-Literatur vertraut war und die folgenden Schriften gelesen hatte: *Krebsstation, Der erste Zirkel* und *Kerzen im Wind*. Im Juli 1968 wurde er seines Postens am Kybernetik-Institut enthoben und fand keine andere Anstellung mehr. Zusammen mit anderen politischen Dissidenten unterschrieb Pljuschtsch Briefe an Breschnew am 9. Oktober 1968 und an die UN-Kommission für Menschenrechte am 20. Mai 1969. Er unterschrieb eine offene Deklaration, die sich mit Dingen befaßte, wie die Invasion in die Tschechoslowakei, die Unterdrückung friedlicher Demonstrationen und politische Prozesse (20. August 1969). Er wurde ein Gründungsmitglied der Moskauer Initiativgruppe für die Verteidigung der Menschenrechte in der UdSSR, die erste Gruppe dieser Art, die seit 40 Jahren in der Sowjetunion bestand. Aus diesem Grunde wurde er aus seiner vorübergehenden Tätigkeit als Buchbinder entlassen. Verschiedene Male verhörte man ihn im Zusammenhang mit der Verhandlung gegen andere Dissidenten. Schließlich wurde er, 33jährig, in Kiew am 15. Januar 1972 verhaftet. Die Anklage lautete auf antisowjetische Agitation und Propaganda. Bald nach seiner Verhaftung wurde ihm erlaubt, an seine Frau vom Gefängnis aus einen Brief zu schreiben. Der Brief vom 20. Januar 1972 wurde im vollen Wortlaut veröffentlicht und zeigt keine Hinweise auf Denkstörungen oder andere Beeinträchtigungen. Er belegt nicht nur seine ungestörte Intelligenz, sondern ist auch voller Mitgefühl für seine Familie und absolut frei von Selbstmitleid.

Im Mai 1972 wurde Pljuschtsch von seinem Gefängnis in Kiew in das Lefortowo-Gefängnis in Moskau überführt, wo man ihn sechs Monate lang festhielt. Er erschien vor zwei psychiatrischen Kommissionen. Die erste wurde von Dr. Lunz geleitet, die zweite von Prof. Sneschnewski. Die Diagnose beider Kommissionen lautete: schleichende Schizophrenie vom Jugendalter an. Der Fall wurde im Januar 1973 in Kiew gerichtlich verhandelt. Bei der Verhandlung selbst durften Pljuschtsch, seine Frau und seine

Schwester nicht anwesend sein, nur bei der Verlesung des Urteils. Es gibt eine Bestimmung, daß die Untersuchung normalerweise von zwei Monaten nur auf sechs Monate verlängert werden darf; hier hatte sie ein Jahr gedauert, weil eine spezielle Entscheidung des Obersten Sowjets notwendig war. In dieser ganzen Zeit durfte sich Pljuschtsch einmal mit seinem Rechtsanwalt treffen, mit seiner Frau überhaupt nicht. Im Gegensatz zu anderen Untersuchungsgefangenen war es ihm nicht gestattet, sein Aktenmaterial einzusehen. Seine Frau schrieb am 14. Januar 1973 einen offenen Brief an Prof. Sneschnewski, dem Leiter der Kommission des Serbski-Instituts, das über den Fall berichtet hatte. Sie fragte, ob es nicht möglich gewesen wäre, Jesus Christus oder Leo Tolstoi aufgrund derselben Vergehen zu verhaften, wie man sie ihrem Ehemann unterstellte. Nach 14 Jahren Eheleben könnte sie sagen, daß ihr Mann geistig völlig normal sei und daß sie stolz auf seinen unabhängigen Geist sei. Einer Berufung folgend, revidierte im April 1973 der Oberste Gerichtshof der Ukraine die Entscheidung des nachgeordneten Gerichts und ordnete an, daß Pljuschtsch in ein normales psychiatrisches Krankenhaus einzuweisen sei. Dieses Urteil wurde jedoch ebenfalls wegen der „von seinen antisowjetischen Handlungen ausgehenden Gefahren für die sozialistische Gesellschaft" angefochten. Vom Juli 1973 bis zum Januar 1976 war er in dem Spezialkrankenhaus für Geisteskranke in Dnjepropetrowsk, einem alten zaristischen Gefängnis, interniert. Das Gebäude war von Stacheldraht, Soldaten, Scheinwerfern und Hunden umgeben. Sein Bericht über diese Periode ist erschreckend und läßt vermuten, daß eine medizinische Betreuung kaum gegeben war. Man gab ihm Haloperidol und andere Medikamente, die gewöhnlich bei der Behandlung von Schizophrenie verwendet werden. Für ihn bedeutete dies Bestrafung, nicht Therapie. Er berichtete, daß er allmählich intellektuell, moralisch und emotional zermürbt wurde. „Mein Interesse an politischen Problemen schwand rasch dahin, dann mein Interesse an wissenschaftlichen Problemen und dann mein Interesse an meiner Frau und den Kindern. Meine Sprache wurde abgehackt, mein Gedächtnis war ebenfalls gestört." Die Krankenpfleger in der Anstalt waren Kriminelle, die ihre Strafe abdienten. Sie verlangten Belohnungen von den Patienten, etwa Lebensmittel aus den Paketen von zu Hause für kleine Vergünstigungen, wie bei-

spielsweise einen Extrabesuch des Waschraums. Die Parallelen zu Goffmans Bericht über die Subkultur in einer großen und schlecht ausgestatteten Institution liegen auf der Hand. Pljuschtschs Frau, Tatjana Schitnikowa, konnte während dieser Schicksalsprüfung ihre Arbeitsstelle behalten, obwohl sie ständig in Unruhe versetzt wurde. Freunde aus dem Ausland halfen ihr. Eines ihrer Kinder war für kurze Zeit von der Schule verwiesen worden wegen angeblicher antimarxistischer („Tolstoischer") Propaganda. Als die Affäre aber im Ausland bekannt wurde, hat man den Jungen wieder eingeschult, obwohl die Kinder keiner offiziellen Jugendorganisation beigetreten waren. Danach war „das Verhalten aller Leute, einschließlich der Lehrer sehr korrekt... ich glaube, die Kinder waren geschützt, weil die Pljuschtsch Affäre so weltweit bekannt war. Ich kenne nämlich viele Leute, an denen niemand [im Ausland] interessiert ist und deren Kinder aufgrund der Verfolgung ihrer Eltern leiden".
Bei dem Treffen, an dem der Verfasser im Oktober 1973 im Serbski-Institut teilnahm, lautete die offizielle Version des Falles Pljuschtsch nach eigener Mitschrift folgendermaßen:

Ab dem 15. Lebensjahr interessierte sich Pljuschtsch für Politik und Philosophie und entschied sich, gegen imperialistische Tendenzen im eigenen Land zu kämpfen. Er strengte sich an, seinen Willen zu stärken und gegen seine eigenen Schwächen anzugehen. Mit 23 Jahren machte er sein Examen als Mathematiker. Während seines Studiums faßte er den Entschluß, die kommunistische Partei und den Komsomol zu reorganisieren. Er glaubte, hervorragende Fähigkeiten zu haben. Er hatte viele neue Ideen über Bekleidung und Musik und beschäftigte sich ebenfalls mit der Hypnose. Er glaubte, daß man durch Atmen Gedanken wahrnehmen könne. Er verfaßte viele Manuskripte. Er überschätzte sich selbst und glaubte, daß er Probleme von größter Wichtigkeit für die Menschheit gelöst hätte. Er bemühte sich um Gefolgschaft, die Pljuschtschisten genannt werden sollten. Er klagte: „Der Kopf wird von seiner Achse gestoßen – ich werde geistig".
Nach der Graduierung wurde er Ingenieur. Seine Neigungen waren Philosophie, Psychologie, Telepathie, Biologie und später interessierte er sich für Kunst, Literatur und die Behandlung von Stotterern. Er war umständlich, mißtrauisch und gab sich bei der Arbeit keine Mühe. Er verlor seinen Betriebsausweis und wurde deswegen getadelt. Er beklagte sich darüber, seiner Menschenrechte beraubt zu sein und behauptete, die Regierung wolle Menschen töten. Sein Ziel war, die sowjetische Machtstel-

lung zu erneuern. Seine Frau hielt ihn für normal, seine Mutter aber für sonderbar. Er kümmerte sich weder um seine Kinder noch um seine äußere Erscheinung.
Nach seiner Verhaftung wurde er am 14. Juli 1972 von einer psychiatrischen Kommission untersucht. Er machte sich über seine Verhaftung keine Sorgen und meinte, daß radikale Veränderungen im Lande kämen, die die Richtigkeit seiner Ansichten über die Welt und seiner politischen Ideen beweisen würden. Er sagte, er wolle die Entwicklung der Demokratie in diesem Lande durch Protest beschleunigen im Interesse des Kommunismus.
Im September 1972 kam es zu einer weiteren psychiatrischen Untersuchung. Er versuchte nicht, an seinen Behauptungen festzuhalten. Er bedauerte nicht, daß er festgenommen war und interessierte sich mehr für das Problem der integralen Psychologie. Seine Zukunft war ihm gleichgültig. Er zeigte kein Interesse an seiner Familie. Die Kommission kam zu dem Schluß, daß er an einer Schizophrenie litt, für seine Taten nicht verantwortlich sei und einer Behandlung in einem allgemeinen psychiatrischen Krankenhaus bedurfte.

Wahrscheinlich enthält dieser Bericht alle positiven Hinweise für eine Schizophrenie, die aus der Lebensgeschichte dieses begabten jungen Mathematikers herausgesucht werden konnten. Dies hat nicht sehr viel Gewicht, wenn man bedenkt, daß seine Frau und seine Freunde ihn als völlig normal ansahen und die Briefe aus dieser Zeit die Kohärenz seines Denkens und seine hohe Intelligenz belegen. Ferner haben alle diejenigen, die ihn seit seiner Abreise aus der Sowjetunion kennen, keinerlei Anomalie an ihm bemerkt. Die Auffassung, seine Idee über die Reform der Gesellschaft sei wahnhaft gewesen, ist bei Fehlen medizinischer Hinweise völlig unannehmbar. Es ist keine Rechtfertigung für die Entscheidung ersichtlich, daß Pljuschtsch unfähig gewesen sei, einen Rechtsanwalt zu beauftragen, seine Frau regelmäßig zu sehen oder sich selbst vor Gericht zu verteidigen. Es kamen Proteste aus der ganzen Welt und auch von der französischen KP, was entscheidend für Pljuschtschs Entlassung gewesen sein mag. Er kam im Januar.1976 in Paris an. Am 26. März 1976 traf er auf eine Gruppe von Psychiatern in der Akademie der Wissenschaften von New York. Er glaubte, der Grund für seine Behandlung als Geisteskranker statt als verantwortlicher Krimineller sei seine Weigerung gewesen, Fragen zu beantworten und sich bei der Untersuchung kooperativ zu verhalten. „So wußte man nicht, wie ich

mich vor Gericht wirklich verhalten würde". Ein anderer Grund bestand darin, daß „ich selbst als Marxist die Anklagepunkte diskutieren konnte, indem ich dieselbe Terminologie wie sie verwendete. Beispielsweise hatte ich die hohen Gehälter der sowjetischen Regierungsbeamten kritisiert, indem ich Lenin zitierte; sie sollten denselben Lohn wie der durchschnittliche Arbeiter erhalten.... Sie würden sich sehr unwohl fühlen, wenn bei einer Gerichtsverhandlung ein Marxist demonstrieren könnte, daß sie im Unrecht sind.... Aus diesem Grunde stellten sie Medwedew und Grigorenko, die ebenfalls Marxisten waren, nicht vor Gericht".
In der Antwort auf die Frage, inwieweit die öffentliche Meinung die psychiatrischen Diagnosen akzeptierte, bemerkte Pljuschtsch, er habe viele Mitglieder der kommunistischen Partei sagen hören, Sacharow und Grigorenko seien verrückt gewesen, ihren hohen Status und ihre Privilegien aufzugeben. Viele Psychiater in den Spezialkrankenhäusern denken ähnlich. Eines der Hauptkriterien der Geisteskrankheit ist bei diesen Psychiatern die mangelnde Anpassung. Sie sagen, man könne sich nicht an die Situation anpassen, „man habe das eigene und das Leben der Familie riskiert und deswegen müsse man abnorm sein. Ich bestritt das, indem ich das Beispiel der Bolschewisten zitierte. Die Antwort der Ärzte war: Sie stellen sich auf eine Stufe mit Lenin, das ist ein wichtiges Merkmal für Ihren Krankheitsfall".
Freeman, der ebenfalls bei dem Treffen im Oktober 1973 im Serbski-Institut gewesen war, stellte eine Reihe von einschlägigen Fragen, die sich mit der dort gegebenen Falldarstellung befaßten. Pljuschtsch sagte, daß seine Mutter ihn nicht als exzentrisch dargestellt hätte. Als Heranwachsender sei er Stalinist gewesen und sehr selbstgefällig, später habe er diese Ideen bedauert. Er hatte ein Tagebuch, in dem auch ein Freund erwähnt war, der sich enthusiastisch seinen Ansichten angeschlossen hatte und den er ironisch einen Pljuschtschisten genannt hatte. Über seine angebliche Abnormität ist viel an Material aus seinem Tagebuch entnommen worden. Er gab ein Beispiel von einer Unterhaltung mit einem Arzt des Dnjepropetrowsk-Krankenhauses, in der er dargestellt hatte, daß man mathematische Ideen in der Psychologie verwenden könnte; dieses wurde für einen Beweis seiner pseudophilosophischen Verstiegenheit gehalten, tatsächlich war es aber nichts anderes als der Beweis der Ignoranz dieses Arztes (Medwedew

gibt viele Beispiele dieser Art). Leonid Pljuschtsch traf sich ebenfalls auf privater Ebene mit drei älteren Mitgliedern des Royal College of Psychiatrists, die keinerlei Anzeichen für eine Schizophrenie oder eine andere Geisteserkrankung sahen.

6.9 Fragen der Vorgehensweise

Die Prozesse der Diagnosestellung und der forensischen Untersuchungen in der UdSSR in Fällen politischer Abweichung sind keineswegs „hieb- und stichfest". Der Richter Bazelon (1969) hob hervor, daß das Fehlen von Berufungen bei den Inhaftierungsverfahren eine gefährliche Lücke entstehen läßt:

Berufungsverhandlungen sind in den USA nicht für die Annahme vorgesehen, daß Psychiater böswillig handeln. Berufungsverfahren gibt es, weil selbst die gewissenhaftesten und wohlmeinenden Psychiater manchmal von legalen und medizinischen Grundlagen abweichen können.... Das Fehlen der Berufungsmöglichkeit in der Sowjetunion mag die Überzeugung zum Ausdruck bringen, es sei für die Öffentlichkeit nicht nötig, die Regierungsbeamten zu kontrollieren. Ferner brauche man nicht sicherzustellen, daß alle wesentlichen und verfahrensmäßigen Rechte immer respektiert werden. Amerikaner würden mit einem solchen Denken Schwierigkeiten haben. Dieses Vertrauen zu unseren Regierungsbeamten haben wir nicht, seien sie nun Experten der psychischen Gesundheit, der Luftfahrt oder des Nachrichtenwesens.

Bazelon meinte die zivilen Inhaftierungsverfahren, aber sein Argument trifft noch mehr für das Strafrecht zu. Für die Machthaber eines Systems ist es einfacher, wenn es keine unabhängigen verfassungsmäßigen Absicherungen gibt und wenn psychiatrische Gutachten nicht öffentlich gehört werden können. Wie wir im nächsten Kapitel sehen werden, hängt viel davon ab, ob man den Ärzten und dem politischen System vertrauen kann.

Wenn man sowjetische Psychiater privat spricht, halten sie es für human, Dissidenten, deren geistigen Zustand sie untersuchen, nicht als verantwortlich anzusehen; auch dann, wenn der Betreffende lieber vor Gericht stehen würde. „Das Gericht hat keinerlei Kompetenz in Dingen, die Art und Ausmaß von Persönlichkeitsveränderungen betreffen, die durch irgendeine Form geistiger Erkrankung hervorgerufen sind. Mit seiner Fachkenntnis muß der Psychiater dem Gerichtshof helfen, das juristische Kriterium für die Verantwortlichkeit zu bestimmen (Gesundheitsministerium UdSSR, 1964). Es gibt keine Form von teilweiser oder begrenzter Verantwortlichkeit (Special Report 1969). Bei Patienten mit einer Persönlichkeitsstörung, die nicht den Schweregrad einer Psychose erreicht, kann so eine korrigierende Arbeitstherapie helfen, die Persönlichkeit wieder aufzubauen. Die sowjetischen Arbeitslager dienen genau diesen Zielen. Die theoretische Basis, auf der sowjetische Psychiater zu handeln meinen, ist somit klar. Im April 1975 soll Pljuschtschs Frau, begleitet von einem Mitglied der armenischen Akademie der Wissenschaften, Prof. Sneschnewski besucht haben. Der habe sie folgendes gefragt: „Wäre es denn für Pljuschtsch besser gewesen, sieben Jahre in einem Zuchthaus zu verbringen?"

Ein Vergleich des Falles von Ezra Pound mit dem von Leonid Pljuschtsch kann helfen, die Frage zu beantworten. Medizinische Hinweise für eine Schizophrenie sind in beiden Fällen recht gering. Beide psychiatrischen Berichte sind sich merkwürdigerweise ähnlich. Die Gerichtsverhandlungen jedoch unterschieden sich. Die Verteidigung plädierte für Geisteskrankheit im Interesse von Pound. Der von der Verteidigung ausgewählte Psychiater stimmte mit dem Gutachten der anderen Psychiater überein. Pljuschtsch dagegen lehnte den Vorschlag einer verminderten Zurechnungsfähigkeit ab. Pljuschtsch wußte, was die Alternative zum psychiatrischen Krankenhaus war und zog sie vor.

Wenn irgendein medizinisch-juristisches System für die Bevölkerungsmehrheit akzeptabel sein und funktionieren soll, dann müssen die Gerichte und die Psychiater möglichst unabhängig, ohne Beeinflussung von außen, urteilen können. Die Verteidigung sollte die Freiheit haben, die Unterstellung einer Geisteskrankheit anzufechten. Ferner sollte sie beantragen können, daß der Angeklagte wie ein politischer Gegner behandelt wird. Das ist allerdings in einigen europäischen Ländern auch nicht möglich. Allenfalls kann die Verteidigung beantragen, daß das Gericht zwei neue psychiatrische Sachverständige benennt. Wenn mit dem Gefängnis eine Strafabsicht verbunden ist, dann sollte dies in einer Klinik nicht der Fall sein. Starke Medikamente sollten nicht gegen den Willen des Betroffenen verabreicht werden, es sei denn, es handelt sich um einen Notfall. Zwangseingewiesene Patienten sollten nicht mit Schwerkranken zusammengelegt werden, und die Verbindung mit der Außenwelt sollte bestehen bleiben. In psychiatrischen Abteilungen von Gefängnissen in der Sowjetunion werden Kriminelle oft als Wärter eingesetzt. Dissidenten haben kein Recht, sich einen Anwalt zu nehmen. Wenn sie sich falsch behandelt fühlen, werden Medikamente als Strafe verabreicht. Politische Dissidenten sind manchmal absichtlich mit gewalttätigen Geisteskranken zusammen untergebracht. Nach der Entlassung soll der Dissident über längere Zeit noch regelmäßig die Krankenstation aufsuchen. Verschiedentlich wurde berichtet, daß prominente Dissidenten, die auf einer bestimmten Liste stehen, für etwa eine Woche in psychiatrische Kliniken gebracht werden. Das soll vor und nach nationalen Feiertagen, wie beispielsweise dem 1. Mai, vorkommen, um Demonstrationen vorzubeugen.

6.10 *Psychiatrie und die sowjetische Bürokratie*

In der Art, wie sowjetische Psychiater ausgebildet werden, liegt ein starkes patriarchalisches Element. Die herrschende Moral in der sowjetischen Gesellschaft basiert auf sozialer Verantwortlichkeit und Gruppenautorität. Nach Marx bestimmt nicht das Bewußtsein des Individuums das Sein, sondern die Gemeinschaft bestimmt das Bewußtsein des Einzelnen. Hierauf sind psychiatrische Behandlungsdienste begründet. In einer marxistischen Gesellschaft werden Dissidenten entweder als sozial gefährlich oder als Verrückte angesehen.

Ein anonymer Beitrag in der Samisdat-Literatur (Anon 1973) analysierte den Zustand der Psychiatrie in der UdSSR zwischen 1968 und 1970. Der Autor kannte die leitenden Moskauer Psychiater offensichtlich gut. Er bemühte sich, seine Kritik nicht gegen die Psychiatrie als solche zu richten, sondern gegen das, was durch einige simplifizierte Dogmen an ihre Stelle gesetzt war. Er beschrieb Eugen Bleuler als *den* Bösewicht und betrachtete die Sneschnewski-Schule, nach deren Diagnoseverfahren jeder als schizophren angesehen werden konnte, als eine logische Erweiterung von Bleulers Werk.

Es ist unwahrscheinlich, daß dieses diagnostische System mit der bewußten Absicht erstellt worden war, politische oder irgendwelche anderen Dissidenten ins Netz gehen zu lassen. In der übrigen Welt gibt es ähnliche Systeme, die genauso aus klinischen Gründen kritisiert werden können. Wenn man eine geeignete Verwaltung und ein politisches System hat, in dem unkonventionelle Ideen als antisozial angesehen werden, dann kann für die Zwecke des Staates die Krankheitstheorie benutzt werden, die eine große Variationsbreite von Erkrankungen unter die Rubrik der Psychose zählt. Der Autor des Samisdat-Berichts glaubte, daß diejenigen, die eine sehr weitgefaßte Schizophreniediagnose vertraten, zu hohen Positionen in der Psychiatrie auserwählt wurden. Dadurch wurde die Doktrin zwangsläufig angenommen. Ebenfalls soll es eine aktive Verfolgung von Ärzten gegeben haben, die auf diese Linie nicht eingeschwenkt sind, wie beispielsweise Semjon Gluzmann.

Während der Vorstellung am Serbski-Institut bat der Verfasser um Erläuterung des Terminus „Rekonstruktions- oder Reformierungswahn". Die Antwort wurde von einem Assistenzarzt gegeben und ist deswegen charakteristisch für die Situation:

Die Ausdrücke beziehen sich auf soziale Probleme. Der Patient denkt, es sei notwendig, das System der Regierungskontrolle in diesem Land zu reformieren. Er glaubt, selbst fähig zu sein, die Führung zu übernehmen; er glaubt, es sei notwendig, die theoretischen Probleme der Sozialwissenschaften zu hinterfragen, und daß er selbst in der Lage sei, Theorie und Praxis des sowjetischen Aufbauwerkes und der Industrie zu erklären. Seine Ideen sind seiner Meinung nach so wesentlich, daß er die Sowjetunion verlassen möchte, um die Ideen in allen Ländern zu verbreiten.

Wenn schon ein Assistenzarzt solche Ansichten vertritt, dann liegt die Gefahr der Manipulation nahe. Die meisten Dissidenten, denen man kriminelle Delikte vorwirft, werden nicht psychiatrisch untersucht. Die Begründung liegt in den vielen Faktoren, die hineinspielen: die Spitzfindigkeit des örtlichen KGB, der Umfang der Unterstützung für den Dissidenten, Art und Ausmaß von Protesten aus dem Ausland, die Tatsache, ob ein Gesetz tatsächlich verletzt wurde, die diagnostischen Eigenheiten der Psychiater, die zur Kommission ausgewählt wurden, sowie psychiatrische Erkrankungen in der Vorgeschichte. Man kann hoffen, daß die Verstärkung des Widerstandes gegen einige dieser Punkte die Praktiken verändern hilft.

Im nächsten Kapitel führen wir einige Gedanken aus, die von sowjetischen Psychiatern stammen und die für westliche Kollegen lehrreich sind. Bei der Schilderung der Versorgungsdienste in der UdSSR, in den USA und in Großbritannien werden wir Gelegenheit zu weiteren kritischen Anmerkungen haben.

In einem Gespräch mit einem Kollegen aus der Georgischen SSR erwähnte der Verfasser, daß England und Georgien denselben Schutzpatron, nämlich St. Georg, hätten. Und auf die Frage, welches Land wohl den Drachen hervorgebracht hätte, erhielt er die Antwort: „Der Drachen kommt immer aus dem anderen Land".

7 Versorgungsdienste für psychisch Kranke

7.1 Gesundheitsdienste und Politik

Die Gesundheitsdienste haben in allen Ländern ähnliche Ziele. Sie sollen die Gesundheit fördern, die Sterblichkeit vermindern und, soweit wie möglich, die Arbeitsunfähigkeit verhindern. Diese drei wertvollen Ziele werden im Zusammenhang mit den jeweiligen Anschauungen über Wirtschaft und Moral interpretiert. Alle sind der Meinung, daß denjenigen, die in Not sind, geholfen werden muß und die anderen im Rahmen ihrer Möglichkeiten dazu beitragen sollten. In den einzelnen Staaten sind die Unterschiede in den Eigentumsverhältnissen groß. In manchen Ländern braucht eine Minderheit überhaupt nicht zu arbeiten, während in anderen der Arbeitslose ein Ärgernis darstellt. Begriffe wie Not und Leistungsfähigkeit weichen in den verschiedenen politischen Weltanschauungen voneinander ab. Dementsprechend haben sich die Versorgungsdienste für psychisch Kranke unterschiedlich entwickelt.
Lewis (1967) gibt einen historischen Rückblick:

Im 17. Jahrhundert gab es viele Leute, die der Gesellschaft unbequem waren und deshalb verbannt werden sollten. Dazu gehörten Bettler, Geisteskranke, Gottlose, Freidenker, Wüstlinge und solche, die sich für Zauberer ausgaben. Man verbannte alle, die sich mit Magie, Blasphemie und perverser Sexualität beschäftigten. Diese Abweichungen schienen viel mit Verrücktheit und Wahn gemeinsam zu haben. Venerische Erkrankungen schlossen die Lücke zwischen Krankheit und Unmoral; man hielt diese Lücke damals für schmal und unbedeutsam. Alle, die im 17. und 18. Jahrhundert ausgesondert wurden, hatten in den Augen der Zeitgenossen moralische Schuld, mußten bestraft und von unreinem Geist und sündigem Fleisch gesäubert werden.

Zu Beginn des 18. Jahrhunderts wurden in England mittellose Geisteskranke von Gemeindeaufsehern nach dem alten Armenrecht versorgt. Die übrigen kamen ins Gefängnis, da es keine verminderte Schuldfähigkeit wegen Geisteserkrankung gab, oder sie wurden nach den Verordnungen über Landstreicher in Besserungshäuser gesteckt oder in private Irrenanstalten geschickt, wo sie keinen gesetzlichen Schutz hatten, oder im Bethlem-Hospital behandelt. Viele wurden in „Einzelhaft", in Kellern oder anderen dunklen Ecken, einfach angekettet. Allgemein hielt man körperlich gesunde Arbeitslose für ihr Schicksal selbst verantwortlich. Man bemühte sich wenig, zwischen Behinderten und handfesten Strolchen zu unterscheiden. Sie kamen alle in ein Arbeitshaus, wo die Lebensbedingungen von der Wohltätigkeit der Gemeinde und der Qualität der Aufseher abhingen.

Das Armenrecht wurde 1834 (Checkland u. Checkland 1974) revidiert; die Neuformulierung beabsichtigte, die öffentlichen Ausgaben für die Armen weiter zu verringern. Bestrafung durch Degradierung wurden zur offiziellen Politik eines Zweiklassensystems. Der Arme stand weit unter dem Hilfsarbeiter. Das Arbeitshaussystem war so eingerichtet, daß hoher Profit herausgeschlagen wurde, die Insassen mußten möglichst viel arbeiten und erhielten nur ein Minimum an Lebensunterhalt. Nach dem Änderungsgesetz des Armenrechts von 1834 mußte sich jeder, der öffentliche Unterstützung erhielt, in einem Arbeitshaus aufhalten. Mit den Armen waren Behinderte, chronisch Kranke und alte Menschen zusammengepfercht. Man richtete Krankenabteilungen ein, die später zu den öffentlichen Zweite-Klasse-Hospitälern wurden. Man versuchte, ein freiwilliges Krankenhaussystem zu erstellen, das durch Wohlfahrtseinrichtungen unterstützt wurde, um die chronisch Kranken zu versorgen. Für diesen Zweck wurde das St.-Thomas-Hospital in London begründet, aber schon im 17. Jahrhundert wurde die Aufenthaltsdauer dort begrenzt. Die Ärzte wollten Heilungserfolge sehen und sich nicht mit Fällen belasten, die die Begrenztheit ihrer fachlichen Fähigkeiten zeigten. Nachdem das St.-Thomas-Hospital die unheilbaren Fälle nicht mehr behandelte, gründete einer seiner Leiter (Mr. Guy) ein ähnliches Hospital, das speziell für Unheilbare und Geisteskranke eingerichtet wurde. Es dauerte aber nicht lange, bis auch hier diese Fälle ausgegliedert wurden (Abel-Smith 1964). Das Problem, wie man am besten sowohl akute als auch chronische Fälle versorgt, wurde bis heute in der Psychiatrie noch nicht gelöst.

Die ersten öffentlichen psychiatrischen Kliniken in England und in den USA wurden als Reaktion auf diese unerträglichen Bedingungen eingerichtet. In beiden Ländern setzten sich Reformer und fortschrittliche Ärzte für neue Gesetze und Vorschriften, besonders für Geisteskranke und Schwachsinnige ein. Dem Gesetz von 1808 folgend, begann man in England in den Grafschaften Heime zu errichten. Sie waren wesentlich besser als die Gemeindeeinrichtungen, nämlich die Arbeitshäuser und die privaten Irrenhäuser. Viele hatten Landbesitz und Bauernhöfe, obwohl sie in der Nähe von Städten lagen. Die gesetzlichen Bestimmungen waren unzureichend, über die Behandlung gab es keine genauen Anweisungen, sie enthielten aber Strafbestimmungen, wenn ein Patient weglief. Die Strafen für das Aufsichtspersonal waren hoch, sie beliefen sich auf etwa einen Monatslohn. Die Höchststrafe von zehn Pfund entsprach einem Arbeitslohn von fünf Monaten. Das Aufsichtspersonal eines solchen Heimes ging infolgedessen keinerlei Risiko ein. Gefängnisähnliche bauliche Sicherungsmaßnahmen sollten die Fluchtmöglichkeiten so verunmöglichen, daß keine permanente Überwachung erfolgen mußte (Jones 1972).

Eines der Hauptziele der neuen „moralischen" Behandlungen bestand in der Förderung der Selbstbeherrschung; auf diese Weise wollte man ohne Fesseln, Zwangsjacken usw. auskommen. Die Fürsprecher für die Aufhebung von Zwangsmaßnahmen waren Ärzte aus den Asylen in den Grafschaften, Charlesworth und Hill in Lincoln und John Conolly in Hanwell. Das Asyl in Lincoln war klein und relativ einfach zu verwalten. 1829 waren es nur 72 Patienten und 1837, als die Abschaffung von Zwangsmaßnahmen erreicht war, waren es 130. Das größte Asyl im Lande war Hanwell mit 1000 Patienten. Conollys Einführung der humanen Behandlungsmethoden war zurückhaltend ausgedrückt, eine mutige Tat. Er wollte für Ärzte und Personal eine spezialisierte Schulung in Therapiemethoden einführen; es gelang ihm jedoch nicht, diese Ideen in die Tat umzusetzen.

Die Prinzipien der humanen Behandlungsverfahren wurden weit verbreitet, zumindest so, daß einflußreiche Leute sie in ihre Reden mit aufnahmen. Eine bessere Ausbildung wurde in Angriff genommen, man legte großen Wert auf einwandfreies Benehmen; Aderlaß und der Gebrauch von Klistiers wurden abgeschafft, und eine Atmosphäre von Optimismus über die Behandelbarkeit von Geisteserkrankungen breitete sich aus. Die Entlassungszahlen waren genauso hoch wie heute. Charles Dickens war über die Verhältnisse in den Londoner Arbeitshäusern entsetzt. Er hatte in Amerika ein kleines Krankenhaus besucht, das ihn nachhaltig beeindruckt hatte. Dort nahmen Ärzte und Krankenhauspersonal zusammen mit ihren Patienten die Mahlzeiten ein. Die Ära der Reform dauerte leider nicht lange an, da die Pioniere zu optimistisch waren und sich übernommen hatten. Einige Behandlungsmethoden waren völlig unrealistisch. Einen weiteren wichtigen Faktor betont Kathleen Jones (1972): Sowohl in England als auch in Amerika fürchtete man nämlich, daß Menschen unzulässigerweise festgehalten würden. Die Gesetze für Geisteskranke aus dem Jahre 1845 hatten sich hauptsächlich mit dem Wohlbefinden der Menschen befaßt, die Schutz vor Ausbeutung brauchten. Im Zusammenhang mit einem minimalen Lebensstandard wurde dieses durch den Hospitalaufenthalt garantiert. Höhere Beamte zog man zu Verwaltungsaufgaben heran und ermächtigte sie, die Unterhaltskosten für Patienten von der Gemeinde einzuziehen. Die Verordnungen aus dem Jahre 1890 und 1891, die verschiedene gesetzliche Einschränkungen über die Freiheit der Geisteskranken regelten, verlangten wenigstens eine Bescheinigung über die psychische Erkrankung oder Beeinträchtigung und eine richterliche Verfügung zur Zeit der Einweisung. Die Gesetze wurden so streng ausgelegt, daß nur schwere, chronische und wahrscheinlich unheilbare Fälle aufgenommen werden konnten.

Es gab noch einen anderen wichtigen Gesichtspunkt: Die früher durchgeführten Reformen waren zu erfolgreich gewesen. Zuviele Menschen wurden eingewiesen und nicht alle konnten aus den humanen Behandlungsverfahren Nutzen ziehen. In den USA wurden viele Immigranten aufgenommen, die mühsam geschaffene Familienatmosphäre der kleinen Asyle konnte nicht aufrechterhalten werden, da die Stationen überfüllt waren und das Personal weniger wurde. Bockoven (1956) hat diesen Prozeß anhand eines amerikanischen psychiatrischen Staatskrankenhauses illustriert. Eine ähnliche Entwicklung fand in ganz Europa statt. Viel von dem ersten Enthusiasmus der Entwicklung einer humaneren Psychiatrie ging verloren. Gegen Ende des 19. Jahrhunderts wurde die *kustodiale Ära* der Psychiatrie erreicht.

Die modernere historische Entwicklung hat sich von der Institution als Mittel, soziale Probleme zu lösen, wegbewegt. Es ist interessant zu vergleichen, was in den Ländern mit unterschiedlichen Weltanschauungen geschehen ist. Trotz offensichtlicher Unterschiede gibt es nicht wenige Ähnlichkeiten.

7.2 Versorgungsdienste in Großbritannien

Der Wohlfahrtsstaat ist das Ergebnis eines allmählich fortschreitenden Prozesses, wobei „Versuch und Irrtum" die Entwicklung stetig voranbrachten. Den Wendepunkt brachte die Rechtsbestimmung für Arme aus dem Jahre 1909, die hauptsächlich auf die Tätigkeit von Beatrice Webb zurückging. Sie hatte zwei Hauptprinzipien: „Vorbeugen ist besser als Heilen" und „Wohlfahrtseinrichtungen haben ihren angemessenen Platz im Rahmen der öffentlichen Dienste." In Anbetracht dieser beiden Zielvorstellungen können die modernen Entwicklungen des britischen Gesundheits- und Sozialdienstes am besten beurteilt werden. Zunächst wollte man das Armengesetz verbessern, eine allgemeine Sozialversicherung einrichten und Ausbildungsmöglichkeiten für alle anbieten. Die moderne Einstellung wurde auf das Gesetz über die Behandlung von Geisteskranken von 1930 ausgedehnt, dadurch wurden die strengen Bestimmungen über Geisteskranke von 40 Jahren zuvor aufgehoben. Patienten konnten schließlich in ein öffentliches Hospital für Geisteskranke aufgenommen werden, ohne zwangseingewiesen werden zu müssen. Das Gesetz ließ ebenfalls die Entwicklung von Ambulanzen an allgemeinen Krankenhäusern zu. Gegen Ende des 2. Weltkriegs wurden weitere entscheidende Schritte unternommen; dazu gehörten die Gesetzgebung über Pensionen, finanzielle Zuschüsse für Familien, Schulbildung, Vorsorge für Schwerbeschädigte und eine Reihe sozialer Dienste und vor allem ein nationaler Gesundheitsdienst (National Health Service, N. H. S.). Der geplante Wohlfahrtsstaat sollte eine Alternative zu der alten Armengesetzgebung und nicht nur eine einfache Fortführung sein.

Das Wesentliche des N. H. S. von 1948 bestand darin, daß jeder, der medizinische Hilfe oder Behandlung nötig hatte, sie auch erhalten sollte, unabhängig davon, ob er sie selbst bezahlen konnte.

Die Krankenhausbehandlungen, die sich bisher getrennt entwickelt hatten, wurden in ein System zusammengeschlossen und zwar in allgemeine Krankenhäuser für akut Kranke und Krankenhäuser für chronische Patienten. Ein wichtiger relativ kleiner privater Anteil verblieb, obwohl man in der Psychiatrie stolz darauf war, daß die öffentliche Versorgung besser als die private war. Andererseits verblieben die drei Hauptbereiche der medizinischen Versorgung in unterschiedlichen Verwaltungsbereichen: Die primäre Versorgung wurde von Allgemeinpraktikern durchgeführt, die Krankenhausversorgung von Spezialisten und der öffentliche Gesundheitsdienst von örtlichen Gesundheitsämtern. Die örtlichen Ämter blieben für soziale und allgemeine Dienste verantwortlich; ein umfassendes und lückenloses Versorgungssystem wurde also nicht realisiert.
Trotzdem war der nationale Gesundheitsdienst ein wichtiger Schritt vorwärts. Die Geisteskrankheit verlor etwas von ihrem schlechten Ansehen. Die Zuweisungen zu den psychiatrischen Kliniken nahmen wieder zu, so wie nach der Gesetzgebung über die Behandlung psychisch Kranker. Die Lebensbedingungen in den Hospitälern verbesserten sich. Hervorragende Ärzte fühlten sich zur Psychiatrie hingezogen; die Zunahme der Zahl von Ärzten war mit der in den USA vergleichbar, obwohl die Psychoanalyse hier viel weniger Einfluß hatte. Die englischen Psychiater waren auf ihre besondere Ausbildung stolz, die sich auf traditionelle europäische Schulen gründete, dazu kam eine starke Betonung der sozialen Aspekte, was Ursachen, Wirkungen und Behandlungsmaßnahmen betraf. Es kam zu zwei Hauptreformströmungen. Die eine war die Bewegung der *Therapeutischen Gemeinschaft*. Man ging davon aus, daß Menschen mit ähnlichen Problemen einander helfen könnten. Autoritäre Haltungen wurden vermieden. Ferner nahm man an, daß psychodynamische Interpretationen von Ereignissen, die in der Gruppe vorkamen, nützliche Einsichten ergeben würden. Die Bewegung belebte und ermutigte die Psychiatrie zu einer Zeit, als ältere Behandlungsverfahren sich als wenig nützlich herausgestellt hatten.
Fortschrittlich war die Einführung von Methoden sozialer und beruflicher Rehabilitation und ferner die Einsicht, daß viele psychiatrische Patienten eher behindert als krank waren. Für die Arbeit von Langzeitpatienten war Bezahlung vorgesehen. Ver-

schlossene Türen wurden geöffnet, und Übergangseinrichtungen verschiedenster Art wurden aufgebaut, um zum normalen Gemeinschaftsleben wieder zurückzuführen. Es wurde Wert auf eine frühe Entlassung gelegt, um Schädigungen durch Hospitalismus zu vermeiden. Viele Ärzte und Krankenschwestern sehen auf die frühen 50er Jahre gern zurück, als ein frischer Wind durch die fortschrittlichsten Häuser für psychisch Kranke ging.
Diese Entwicklungen führten zu einer raschen Verminderung der Patientenzahl, noch ehe die neuen Phenotiazinmedikamente eingeführt waren. Von 1954 an wurden die belegten Betten in den Hospitälern für psychiatrisch Kranke in England und Wales reduziert (von 344 pro 100000 Einwohnern auf 202 pro 100000 im Jahre 1973). In Schottland und Nordirland waren die Zahlen immer etwas höher und der Rückgang weniger rasch. Die neuen Medikamente kamen zu der positiven Wirkung der sozialen Behandlungsverfahren noch hinzu, daher wurden sie überall eingeführt. Die neue optimistische Behandlung fand bei der gebildeten Öffentlichkeit Anklang. Praktiken, die schrittweise durch Pioniere eingeführt worden waren, wurden in dem Gesetz für psychiatrische Versorgungsmaßnahmen von 1960 verankert. Von nun an war der Einweisungsmodus in ein psychiatrisches Krankenhaus genauso wie in ein allgemeines Hospital, und damit distanzierte man sich von dem juristischen Vorgang der Zwangseinweisung. Nur sehr wenige Langzeitpatienten verblieben unter richterlichen Einweisungen. Im Jahre 1971 waren nur 16% aller Einweisungen zwangsmäßig erfolgt. In einigen Gegenden liegt diese Einweisungsrate heutzutage bei 5%.
Eileen Brooke fand heraus, daß die europäischen Länder mit weniger als 200 psychiatrischen Betten auf 100000 Einwohner in zwei Gruppen einzuteilen seien: „die eine Gruppe betrifft die wirtschaftlich weniger begünstigten Länder, die andere die östlichen Länder mit dem Ambulanzsystem und der verstaatlichten Medizin". Das im Krankenhausplan von 1962 aufgestellte System der zukünftigen Versorgung in Großbritannien war nicht bewußt nach dem russischen Modell aufgebaut worden, es enthielt aber eine ähnlich starke Verbindung zu Versorgungsdiensten außerhalb der psychiatrischen Kliniken. Man hatte errechnet, daß mit der Abnahme der Bettenzahl ein Punkt erreicht werden würde, an dem alle früheren Langzeitpatienten entlassen oder ge-

storben sein würden. Statt dessen würden nur sehr wenige Langzeitpatienten aus neuerer Zeit ihren Platz einnehmen. Diese könnten in speziellen Einheiten zusammengefaßt werden. Die Akutpatienten könnten in kleineren Häusern oder Tageskliniken innerhalb der allgemeinen Distriktkrankenhäuser behandelt werden. Die altmodischen großen Häuser für Geisteskranke würden überflüssig werden. Ihre Funktionen könnte man auf bessere Weise ersetzen.

Ende 1973 gab es 41 Betten auf 100 000 Einwohner, die von Kranken belegt waren. Diese neuen Langzeitpatienten verblieben länger als ein Jahr und weniger als fünf Jahre. Ob der Regierungsplan erfüllt werden kann, hängt davon ab, ob diese Art Patienten human versorgt werden können. Es gibt viele Probleme: Sicherheit wegen Gefahr für sich selber und für andere, Langzeitbehandlung, Rückfallgefahr nach der Entlassung, die Notwendigkeit der Beaufsichtigung und Pflege bei schweren chronisch Schizophrenen sowie dementen Kranken und die Kombination von Geisteskrankheit mit anderen Behinderungen wie Blindheit und Schwachsinn.

Die meisten Versorgungsmöglichkeiten, die nach Entlassung aus dem Hospital notwendig sind, müssen von dem neuen Amt für Sozialversorgung der örtlichen Behörde angeboten werden. Sozialarbeiter haben nun ihre eigene Verwaltungshierarchie und können sich als einen Berufsstand betrachten, der unabhängig von der Medizin ist. Es gibt einen nationalen Sozialdienst, genauso wie einen nationalen Gesundheitsdienst. Bedauerlicherweise werden die Erfahrenen meistens zu Verwaltungsarbeiten herangezogen, ohne daß sie weiterhin mit Patienten in Berührung kommen. Seit der Reorganisation der medizinischen Versorgungsdienste im Jahre 1974, in der die frühere Dreiteilung zu einem System verbunden wurde, kam es zur vollständigen Trennung von sozialen und medizinischen Hierarchien. Bei den örtlichen Behörden gibt es keine medizinische Vertretung, und die Sozialarbeiter, die in den Gesundheitskommitees der einzelnen Distrikte sitzen, haben oft nicht die Erfahrung und nicht die Position, um bei ihrer Behörde etwas durchzudrücken. In Zukunft sollten Gesundheits- und Sozialdienste zusammengelegt werden.

Der (1977) verantwortliche Minister für den vor ein paar Jahren reorganisierten N. H. S. beabsichtigte, Veränderungen vorzunehmen. Die Versorgungsdienste für Behinderte, Geisteskranke und Schwachsinnige „haben zu wenig Geldmittel bekommen und sind deswegen unterentwickelt". Der Minister sah den Grund dafür in der unklaren Definition einer verantwortlichen Körperschaft für alle Landesteile. Die tatsächlichen Bedürfnisse müssen durch die neue und vereinfachte Verwaltungsstruktur festgestellt, „Entscheidungen müssen gefällt und in bestimmten Abständen bezüglich ihrer Prioritäten überprüft werden, Pläne müssen ausgearbeitet werden, um alle diese Erfordernisse wirksam erfüllen zu können, im Bedarfsfalle sind sie entsprechend abzuändern" (Joseph 1972). Es ist zweifelhaft, ob diese neue Verwaltungsstruktur einfacher und den Bedürfnissen besser angepaßt ist. Es gibt einen unzureichenden Dienst auf der primären Versorgungsebene. Hier arbeiten Allgemeinpraktiker mit Schwestern und Sozialarbeitern zusammen. Der praktische Arzt bietet einen Dienst an, der 95% der Bevölkerung abdeckt, wovon ein großer Teil laufend in ärztlicher Behandlung ist. Die Allgemeinpraktiker behandeln fast alle Fälle der leichteren psychiatrischen Störungen und überweisen nur eine geringe Zahl an Spezialisten. Es hat Klagen gegeben, daß die angebotene Versorgung oft verständnislos, schematisch und flüchtig erfolgte. Hauptsächlich werde eine symptomatische Behandlung von Angst, Depression und Schlaflosigkeit durchgeführt, anstatt sich mit sozialen und psychologischen Ursachen zu beschäftigen. Sozialarbeiter sehen gewöhnlich diejenigen, die spezielle Probleme haben: Wohnungsnot, Problemkinder, Wohlfahrtsempfänger usw., Menschen, bei denen ein größeres Risiko besteht, leichtere psychiatrische Störungen zu entwickeln. Zur Zeit gibt es wenig Koordination zwischen diesen beiden Versorgungsbereichen. Wie wir in Kap. 3 gesehen haben, beginnt man erst, die Wechselwirkung zwischen sozialen Problemen und emotionalen Reaktionen zu verstehen. Sozialberatung ist wichtiger als die Gabe von Medikamenten, es sei denn emotionelle Reaktionen sind außer Kontrolle geraten. Eine vielversprechende Idee scheint zu sein, in einem primären Versorgungsteam medizinische, pflegerische und soziale Fähigkeiten zu vereinen. Wenn der gegenwärtige Trend zur Teamarbeit von Gesundheitszentren anhält und weiterhin zunimmt, dann besteht sogar Hoffnung, daß Patienten mit leichteren psychiatrischen Störungen, die häufig gleichzeitig körperliche Krankheiten und soziale Probleme haben, sowohl medizinisch als auch sozial in derselben Einrichtung betreut werden. Spezielle psychologische und psychiatrische Beratung könnte ebenso für das Team erfolgen wie für ausgewählte Patienten innerhalb des Zentrums.

Ein anderes großes Problem betrifft den Ersatz der großen Kliniken für Geisteskranke, in denen Schutz, Unterkunft, Beaufsichtigung, Pflege und Sicherheit für eine relativ schwierige Gruppe gegeben waren. Die Regierung versprach 1975, daß kein Hospital für psychiatrische Kranke geschlossen werden wird, bis alle bisherigen Funktionen in adäquater Weise ersetzt worden sind. Das bedeutet, gut eingerichtete Abteilungen für Kranke, die beispielsweise an einer Demenz leiden, zu einer Zeit, wo Einrichtungen für die geriatrische Medizin mangelhaft sind. Es sollten ferner geschützte Einrichtungen, wie Wohngemeinschaften und Pflegestellen, bereitgestellt werden. Es bedarf aber auch besonderer Einrichtungen für körperlich Behinderte, die gleichzeitig geisteskrank sind. Diese Sonderdienste sollten weitgehend von der örtlichen Sozialdienstverwaltung bereitgestellt werden und nicht von den Hospitälern. Die augenblickliche finanzielle Situation ist freilich ungünstig.

Inzwischen finden am Krankenhaussystem Veränderungen statt, die es ihnen unmöglich machen könnten, die sozialen Funktionen zu erfüllen. Viele Krankenhäuser haben künftig wohl nicht mehr die Möglichkeiten und auch nicht das Personal, sich mit schwer gestörten Patienten zu befassen, ob sie nun zwangseingewiesen sind oder nicht. Das führt zu der Notwenigkeit, speziell gesicherte Gefängnishospitäler zu schaffen, trotz des immer damit verbundenen Vorurteils und den von der Belegschaft herrührenden Schwierigkeiten.

Somit stehen die psychiatrischen und sozialen Versorgungsdienste in England am Wendepunkt. Nur wenige psychiatrische Abteilungen sind in allgemeinen Krankenhäusern eingerichtet worden, und es ist zweifelhaft, ob die finanziellen Mittel die geplanten Programme ermöglichen. Es ist ebenfalls zu früh, mit Sicherheit zu sagen, daß die neuen Abteilungen tatsächlich eine umfassende medizinische und pflegerische Versorgung garantieren können. Es müßten nämlich von örtlichen Behörden und freiwilligen Organisationen Langzeitunterstützungen für Patienten und Angehörige, die als Partner der Betreuung anzusehen sind, angeboten werden. Somit ist von der psychiatrischen Tätigkeit vieles in einem Allgemeinkrankenhaus neuartig, und die neuen Aufgaben müssen von dem vorhandenen Personal mit den gegebenen finanziellen Mitteln zusätzlich erfüllt werden. Gleichzeitig bewerben sich die alternativen sozialen Versorgungsdienste ebenfalls um die knappen Geldmittel. Der Abbau der Großkrankenhäuser wird auf diese Weise wohl verzögert werden.

7.3 Versorgungsdienste in der UdSSR

Im Gesundheitsdienst der Sowjetunion wurde lange Zeit schon auf soziale und präventive Maßnahmen Wert gelegt; sogar in der Zeit vor der Revolution gab es schon eine örtliche Versorgung mit Fallregistrierung und Nachsorgebemühungen. Die Programme der sozialen Absicherung, die zu Lenins Zeiten eingeführt wurden, sahen Renten für Versehrte vor und bemühten sich, möglichst die Arbeitsfähigkeit zu erhalten. Während der 20er und 30er Jahre wurde ein System der extramuralen Psychiatrie aufgebaut, das auf einem Netz von Ambulanzen, Tageskliniken, Werkstätten und auf Diensten für soziale und industrielle Wiedereingliederung begründet war. Dazu gehörten beispielsweise Rehabilitationseinheiten, Trainingsmöglichkeiten, Berufsberatungseinrichtungen und beschützende Werkstätten in den Fabriken.
Das extramurale Versorgungssystem ist in Moskau und Leningrad besser entwickelt als anderswo. Hier wird besonderer Wert auf Rehabilitation und Versorgung durch die Gemeinschaft gelegt. Auf diese Weise versorgt das Ambulatorium Nr. 8 in Moskau zwei Stadtbezirke mit einer Einwohnerzahl von 500 000. Auf je 33 000 Einwohner kommt ein Psychiater, der mit einer Krankenschwester zusammenarbeitet. Solch ein Arzt arbeitet sechs Stunden am Tag, vier Stunden verbringt er in der Abmulanz und zwei Stunden besucht er Patienten zu Hause oder am Arbeitsplatz. 16–20 Patienten werden täglich versorgt, meistens handelt es sich um die Überwachung chronischer Fälle, einige werden auch direkt vom Hospital oder einer Poliklinik überwiesen. Es gibt unterschiedliche Besuchspläne; das geht von Patienten, die gerade erst entlassen sind und die zweimal pro Woche angesehen werden müssen bis zu solchen Patienten, die nur einmal im Jahr kontrol-

liert werden. Wenn der Patient seinen Termin nicht einhält, dann besuchen Arzt oder Krankenschwester ihn zu Hause oder an der Arbeitsstelle. Obwohl das psychiatrische Hospitalsystem verwaltungsmäßig von den Ambulanzen abgetrennt ist, werden Patienten eines Bezirks immer in dasselbe Hospital eingewiesen, und die Ärzte der beiden Einrichtungen stehen in engem Kontakt. In Leningrad beispielsweise hat kein Patient mehr als zwei Ärzte, einen im Hospital und den anderen in der Ambulanz. Sorgfältige klinische Berichte, mit spezieller Information werden innerhalb von wenigen Tagen nach der Entlassung an die Ambulanzen geliefert. Der Patient ist gehalten, sich innerhalb von fünf Tagen an der Versorgungsstelle zu melden. Wenn jemand nicht kommt, wird er zu Hause besucht oder man ruft ihn telefonisch an. In den Ambulanzen gibt es viele Spezialisten, beispielsweise für Alkoholiker, die eine von sieben Überweisungen ausmachen. Die Schlafmittelabhängigkeit spielt eine geringere Rolle. Andere Spezialisten kümmern sich um Kinder, Epilepsie, neurologische Erkrankungen, Schwachsinn etc. Spezielle Abteilungen beschäftigen sich mit der Physiotherapie. Hierzu zählen Elektronarkose, Hydrotherapie und viele Verfahren, die in England weniger bekannt sind: Massage, Ultraviolettbestrahlung, Elektrostimulation von Muskeln und Haut etc. Ferner wird Gesprächstherapie, individuelle Psychotherapie, Gruppen- und kollektive Psychotherapie angewendet. Die letztere befaßt sich mit Patienten in relativ großen Gruppen (wir würden das Gemeinschaftssitzungen nennen). Eine besondere Abteilung ist für Schwachsinnige verantwortlich; Lehrer mit einer speziellen Ausbildung, Defektologen genannt, und viele Sprachtherapeuten sind hier tätig.

Jedes ambulante Zentrum hat eine Tagesklinik und eine oder mehrere Werkstätten. Diese sollte man von ähnlichen Einrichtungen in den Krankenhäusern unterscheiden, welche nur für die Rehabilitation der stationären Patienten verwendet werden. Alle Patienten müssen in der Lage sein, öffentliche Verkehrsmittel zu benutzen. Für die, die das nicht können, gibt es ein häusliches Beschäftigungsprogramm. Patienten verbleiben in den Tageskliniken bis zu 6 Wochen, hauptsächlich während der Phasen der Dekompensation, in denen eine stationäre Behandlung noch nicht erforderlich ist.

Die Werkstätten, die zu den Versorgungszentren gehören, sind groß und fassen häufig mehr als 100 Menschen. Sie bieten realistische Arbeitsbedingungen als Mittel der Rehabilitation an. Die Patienten bekommen eine Invalidenrente, die von der Schwere und Chronizität der Erkrankung abhängt, eine Bezahlung für ihre Arbeit und freies Essen. Für dieses Geld zahlen sie keine Steuern. Das durchschnittliche Gesamteinkommen, wenn man alles zusammenrechnet, soll sich von dem der gesunden Arbeiter kaum unterscheiden. Da die hergestellten Waren zu normalen Preisen steuerfrei verkauft werden, machen die Werkstätten Gewinn. Dieser kann für verschiedene Zwecke genutzt werden, in einem Fall wurden beispielsweise neue Gebäude erstellt.

Die Patienten halten sich in diesen Werkstätten nicht länger als etwa ein Jahr auf; meistens ist es eine kürzere Zeit. In einigen größeren Industriekombinaten gibt es Betriebspsychiater, die sich um die psychische Gesundheit der Arbeiter kümmern. Der optimale Einsatz von Menschen, die psychiatrisch krank gewesen sind, wird mit großer Sorgfalt betrieben. Viele Fabriken haben spezielle Werkstätten für Behinderte. Beispielsweise eine Nähmaschinenfabrik in der Nachbarschaft von Ambulatorium Nr. 8 in Moskau soll etwa 100 Menschen mit psychiatrischen Beeinträchtigungen in solch einer Werkstatt haben. Der Produktionsstandard ist in den öffentlichen Fabriken sehr viel höher als in den beschützenden Werkstätten. Solche Arbeiter müssen Mitglieder der Gewerkschaft sein, und sie brauchen ein ärztliches Attest, wenn sie nicht zur Arbeit gehen wollen. Zusätzlich gibt es noch spezielle Fabriken, die denen der englischen Remploy-Organisation ähneln. In einigen gibt es Unterbringungsmöglichkeiten. Psychiater haben die Entscheidungsbefugnis darüber, wer unter die schützenden Arbeitsbedingungen fällt. Es gibt keine Heime und Wohngemeinschaften. Behinderte Patienten ohne Familien halten sich hauptsächlich in psychiatrischen Hospitälern für chronisch Kranke auf. Für Langzeitpatienten aus Leningrad gibt es zwei psychiatrische Kliniken, auf dem Lande außerhalb der Stadt. Solche Kliniken haben etwa 100–600 Betten. Man hat erkannt, daß auch auf diese Kliniken das System der offenen Tür angewendet werden sollte, und man macht damit beachtenswerte Fortschritte. In der Nachbarschaft sind meistens Bauernhöfe und

Werkstätten in Verbindung mit landwirtschaftlichen Genossenschaften. Die Personalausstattung dieser Ambulanzen ist im höchsten Maße großzügig, verglichen mit den Verhältnissen in anderen Ländern. Ein solches Ambulanzzentrum in Leningrad für einen Distrikt von 400 000 Einwohnern, hat einen Personalstab von insgesamt 160 Mitarbeitern, darunter 27 Ärzte, 56 Schwestern und 50 Beschäftigungstherapeuten. 10 dieser Ärzte sind Distriktpsychiater und jeweils für Bezirke mit etwa 40 000 Einwohnern zuständig. Sie bekommen Überstunden bezahlt, sofern sie mehr arbeiten als über die Norm von 33 000 zu versorgenden Einwohnern hinausgeht. Sie beschäftigen sich lediglich mit der Überwachung von entlassenen Patienten, Krankheitsverläufen und Gesundheitserziehung. Die Ärzte pflegen sich ziemlich stark zu spezialisieren. Wer sich beispielsweise mit endogenen Psychosen beschäftigt, weiß oft wenig über Neurosen oder über die Demenz. Die verantwortlichen Ärzte der Zentren registrieren die Aktivitäten in Zahlen und trainieren ihre Belegschaft auf diese Weise in einem System, das die meisten Routinetätigkeiten abdeckt. Unabhängige Beurteilungen scheinen nicht notwendig zu sein, da bestimmte Kategorien existieren, wie oft ein Patient untersucht werden soll. Für fast alle auftretenden Fälle gibt es Routineprogramme. Es ist unüblich, von einem Nachbehandlungsplan abzuweichen. Schwerwiegende Entscheidungen, wie z. B. der Wechsel einer diagnostischen Kategorie, werden von einer Kommission getroffen. Ein solches System gibt es auch in einigen Entwicklungsländern.

Die örtlichen Behörden halten einen Notfalldienst aufrecht, der rund um die Uhr von Psychiatern und Krankenschwestern besetzt ist. Das System der praktischen Ärzte gibt es nicht. Alle Patienten werden zuerst in Polikliniken untersucht, um Diagnose und Behandlung festzulegen. Unter den vielen Spezialisten gibt es auch einige Neuropathologen. Die meisten schweren und chronischen psychiatrischen Fälle werden an eine psychiatrische Ambulanz überwiesen, die administrativ und regional von der allgemeinärztlichen Versorgung getrennt ist. Es gibt in allgemeinen Krankenhäusern sehr wenige psychiatrische Abteilungen. Von 25 000 Psychiatern arbeiten die meisten in großen psychiatrischen Kliniken oder in den Ambulanzen.

Es gibt keinen umfassenden Sozialdienst und keine spezielle Ausbildung der Berufe Sozialarbeiter, Beschäftigungstherapeuten und klinische Psychologen. Die gesamte Arbeit wird von Ärzten und Krankenschwestern durchgeführt, denn sie sind entsprechend subspezialisiert. Das generelle Niveau der medizinischen und pflegerischen Ausbildung dürfte geringer sein als in Großbritannien. Die administrative Qualität des psychiatrischen Dienstes stellt sicher, daß eine unpopuläre Sektion der Gesundheitsversorgung genügend berücksichtigt wird. Die Vorurteile, die es gegenüber diesem Bereich gibt, sind in der UdSSR genauso groß wie anderswo.
Die übermäßige Gründlichkeit des sowjetischen Systems birgt Nachteile in sich. Beharrliche Fürsorglichkeit und ein überprotektives Verhalten sind typisch für die gesamte Gesellschaft. Sie sind aus den Einstellungen zu den Geisteskranken und Behinderten klar erkennbar. Je stärker die Beeinträchtigung, desto besser wirkt die Versorgung. Es gibt jedoch kein gesetzliches Verfahren für die Zwangseinweisung in eine Klinik. Wenn einmal Angehörige oder andere die Einweisung beantragt haben und der Psychiater die Notwendigkeit bescheinigt, dann wird die Einwilligung des Patienten selbst für selbstverständlich angenommen. Infolgedessen sind alle Einweisungen „freiwillig". Dementsprechend gibt es kein Anhörungsverfahren, das einer Einweisung folgt.
Es ist unwahrscheinlich, daß der Versorgungsdienst i. allg. die Standards der Paradestücke in Moskau und Leningrad erreicht. Freiwillige Organisationen in der Art der nationalen Vereinigung für autistische Kinder oder für Schizophrenie in Großbritannien gibt es in der UdSSR nicht, da man sich nicht vorstellen kann, daß der Staat nicht schon für alles gesorgt hat.
Die Psychiater der ambulanten Zentren nehmen auch amtsärztliche Aufgaben in ihren Distrikten vor. Bei ihrer Tätigkeit in Fabriken, Restaurants und Siedlungen und in Zusammenarbeit mit Schulärzten, betreiben sie Gesundheitserziehung. Gesundheit ist ein sozialer Begriff und seine Definition hängt von sozialen Traditionen und Werten ab. Der amerikanische Psychoanalytiker Ziferstein (1968) verbrachte über ein Jahr am Bechterew-Institut in Leningrad. Er machte einige interessante Beobachtungen über die Aktivitäten der Psychiater in der Gesundheitserziehung. Sie beschäftigen sich nicht nur mit den vordergründigen Angelegen-

heiten des einzelnen Patienten, wie Alkoholismus oder Arbeitsplatzproblemen, sondern auch mit dem weiten Feld der psychischen Hygiene. Um Entfremdung zu verhindern, werden Kindern und Erwachsenen, von früh bis spät die beiden Ideale, die aus der präsowjetischen bäuerlichen Genossenschaft stammen, eingeimpft: „Du bist nicht allein auf der Welt" und „Sei niemals nur Zuschauer". Diese Prinzipien sind Teil einer verbreiteten Moral in der sowjetischen Gesellschaft, die auf sozialer Verantwortlichkeit und Gruppenautorität begründet ist. Die Einstellung der Psychiater und der Versorgungsdienste ist auf die Prämisse des Sozialbewußtseins gegründet. Die allgemeine Annahme einer Gesundheitsdefinition, die auf der strengen Interpretation solcher Prinzipien beruht, kann bedeuten, daß abweichende Meinungen oder abweichendes Verhalten nicht nur als „nicht gesund", sondern als „krank" oder spezieller als „Psychose" angesehen werden. Die Auswirkungen haben wir in Kap. 6 untersucht.

7.4 Versorgungsdienste in den USA

Im 19. Jahrhundert war die Entwicklung der psychiatrischen Kliniken in den Vereinigten Staaten von Amerika und in Großbritannien ähnlich, das galt auch für die politischen Weltanschauungen der beiden Länder. In den USA ist nichts Vergleichbares zum englischen Wohlfahrtssystem entstanden. Es gibt jedoch einige Ansätze hierfür. Es hat eine starke Ausweitung psychiatrischer Versorgungsdienste gegeben, und aufgrund des Unternehmersystems kam es zu einer großen Zahl sog. natürlicher Experimente; es ist instruktiv, diese Entwicklungen mit denen in der Sowjetunion und in Großbritannien zu vergleichen.

In den USA gab es vor dem 2. Weltkrieg etwa 3000 Psychiater. Im Jahre 1971 waren es mehr als 25 000; ⅔ davon hatten Privatpraxen, in denen sie überwiegend selbstzahlende Patienten behandelten. Vier von zehn lebten ausschließlich von Privatbehandlungen. Davidson (1967) charakterisierte die frühen Stadien dieser großen Ausbreitung wie folgt.

Die Psychoanalyse als Behandlungsmethode war nur solchen Patienten zugänglich, die wohlhabend genug waren, um die staatlichen psychiatrischen Kliniken zu vermeiden, die gebildet genug waren, frei zu sprechen, reich genug waren, entsprechende Kosten zu zahlen, die aufgeklärt genug waren, ungehemmt über Dinge zu sprechen, die man sonst nicht erwähnt und die intelligent genug waren, in einem komplexen Behandlungsprogramm mitmachen zu können. Auf diese Weise wurde die Psychoanalyse mit den Schlauen, den Gebildeten, den nur mäßig Kranken, den Reichen und den Aufgeklärten identifiziert. So kam die Psychoanalyse zu einem Glanz, den sie nie verloren hat.

Privatbehandelnde Psychiater brauchen ihre Praxis nicht zu verlassen, sie brauchen sich nicht um die Probleme der Alten, der Armen, der Schwerkranken oder Behinderten, der Gefährlichen oder stark Abweichenden zu kümmern. Sie brauchen sich nicht um Notfälle oder Begutachtung vor Gericht oder gar um die mühsame klinische Tätigkeit zu sorgen.
Vor 1960 war das öffentliche Gesundheitswesen vernachlässigt worden, da Zahlungsunfähigkeit als Ausdruck der Arbeitsscheu angesehen wurde. Die psychiatrischen Staatskrankenhäuser wurden oft mit Recht kritisiert, weil sie zu groß, zu schlecht und überfüllt waren. Ferner war das Personal nicht gut ausgebildet, es arbeiteten dort solche Ärzte, die nicht gut genug waren, um in dem beschriebenen kommerziellen System zu existieren. Die Hälfte der Ärzte war im Ausland ausgebildet worden. Viele Patienten waren zwangseingewiesen. Viele der Privatversicherungen deckten psychiatrische Störungen nicht ab oder schlossen schwere und chronische Erkrankungen aus. Die Allgemeinkrankenhäuser nahmen Patienten mit psychischen Störungen kaum auf. Nur einige Universitätskliniken und kirchliche Hospitäler behandelten Geisteskranke, die aus allen Klassen kamen. Eine Reihe von Psychiatern, die durch eine öffentliche Gesundheitstradition beeinflußt waren, handelten als soziale Vorkämpfer. Sie beriefen sich auf epidemiologische Untersuchungen und die Kenntnis der Entwicklung der gemeindenahen Psychiatrie in Europa. Die psychiatrischen Versorgungsdienste wurden aber durch die Tatsache beeinflußt, daß die meisten ehrgeizigen und fähigen Ärzte Psychoanalytiker in Privatpraxen werden wollten. Die Fortbildung in diesem Bereich war besonders hoch angesehen. Davidson drückte das so aus: „90% der glücklichen Nutznießer werden ausgebildet, um nur 5% der Patienten zu behandeln. Die restlichen 10% müssen dann die verbleibenden 95% der Patienten behandeln".
Unter dem Einfluß der neuen Ideen der Sozialpsychiatrie, wie sie

in Europa entwickelt wurden, kam es in den späten 50er und frühen 60er Jahren zu einer mehr allgemeinen psychiatrischen Versorgung, die sich weniger nach der Zahlungsweise als nach den Bedürfnissen richtete. Einige Staaten verabschiedeten Gesetze über die psychiatrische Versorgung. Das National Institute of Mental Health bot Beratungen und finanzielle Hilfe an. Der Bericht der „Vereinigten Kommission für psychische Krankheit und Gesundheit" (Joint Commission... 1961) betonte die Verantwortung der öffentlichen Verwaltungen. Die Hauptempfehlung bestand darin, daß Gesundheitszentren mit festangestelltem Personal in allen Distrikten vorhanden sein sollten. Sie sollten stationäre, ambulante, teilhospitalisierte Patienten versorgen und Beratungsdienste versehen. Das Gesetz von 1963 über Zentren bezüglich der psychischen Gesundheit auf Gemeindeebene sah die Bereitstellung von Mitteln vor, die vom National Institute of Mental Health verteilt werden sollten. Spätere Änderungsgesetze verlängerten das Programm bis in die Mitte der 70er Jahre.

Es gab zweierlei Beweggründe für das neue Programm. Erstens waren die psychiatrischen Staatskrankenhäuser Schlangengruben, in denen die chronischen psychiatrischen Erkrankungen nur noch verstärkt wurden. Wenn man sie schließen würde, dann könnten Hospitalismusschäden verhindert werden. Zweitens gab es die idealistische Annahme, daß die psychische Gesundheit durch Behandlung mit Psychotherapie oder Gesundheitserziehung erreicht werden könnte. Jedes Gebiet mit 200 000 Einwohnern sollte ein 120-Betten-Zentrum haben, in dem es einen 24-Stunden-Dienst gab. Hier sollten akut kranke Patienten in der Nähe ihres Wohnorts behandelt und damit eine Einweisung in weiter entfernte Institutionen vermieden werden. E. und J. Cumming (1968) meinten, es sei fraglich, ob Kliniken dieser Art mit den schweren und chronischen Problemen der psychisch Kranken fertig werden könnten. Ihre Hauptzwecke wären Prävention und Heilung; einfache Unterstützung, jahrelange Beaufsichtigung und Schutz wären kaum möglich. Darüber hinaus würden dort hauptsächlich teilzeitbeschäftigte Psychiater tätig sein, deren Hauptinteressen in der privaten psychotherapeutischen Behandlung lägen. Statt ein Bindeglied zwischen diesen beiden Klassen der amerikanischen Psychiatrie darzustellen, würden die Zentren die Teilung nur noch verstärken. Schließlich waren die notwendigen Bereiche Sozialarbeit, Altersversorgung, Rehabilitationseinheiten, beschützende Tagesstätten und Werkstätten nicht nur nicht vorhanden, sondern sie waren für die amerikanische Art, diese Dinge zu sehen, fremd. Es hatte den Beigeschmack von sozialisierter Medizin und Wohlfahrtsstaat.

Kritik an der Idee solcher Zentren für psychische Gesundheit ist immer mal wieder aufgekommen. Es gibt zwar einige bemerkenswerte Ausnahmen, aber noch ist nicht deutlich, ob dieses Konzept erfolgreich ist. Als neue Bundesgelder für die Zentren bewilligt werden sollten, wurde berichtet, daß statt der ursprünglichen Bedarfsschätzung durch das National Institute of Mental Health von 2300 Zentren in den gesamten USA nur 392 bis Mitte 1974 eingerichtet worden waren; in der Folgezeit ging die Schätzung herunter bis auf 1500. Zwölf Zentren wurden genauer untersucht, und es kam zu einer Reihe von Kritikpunkten. Die persönlichen Interessen der leitenden Personen waren oft mehr in die Planung eingegangen als die tatsächlichen Bedürfnisse des zu versorgenden Bereichs. Manche dieser Zentren hätten ohne staatliche Unterstützung Pleite gemacht. Die meisten Patienten hatten nur ein geringes Einkommen und konnten die Behandlung kaum bezahlen. Meistens hatte die Gemeinde keine wesentliche finanzielle Unterstützung geleistet. Die Koordination zwischen den Zentren, den staatlichen Hospitälern und anderen Gemeindeorganisationen war schlecht. Dieses Problem, das schon im englischen Gesundheitsdienst schwierig ist, ist in den USA kaum zu lösen.

Es wurden mehrere Verbesserungen versucht (Zusman u. Bertsch 1975). Eine bestand darin, von seiten des Gerichts Druck auf die Staatskrankenhäuser auszuüben. Einige Staaten haben auf gesetzlichem Wege verlangt, daß der Versorgungsstandard in den lokalen psychiatrischen Krankenhäusern verbessert würde. Durch einen Gerichtsbeschluß kann jedoch ein Jahrhundert der Armut, der Vernachlässigung, der Isolation und des Hospitalismus nicht korrigiert werden (Flaschner 1975, Slovenko 1973).

Ein gutes Beispiel dafür war die Klage eines Patienten, der behauptete, daß man ihn schlecht behandelt hatte. Der Oberste Richter des Verwaltungsbezirks Montgomery, Alabama, ordnete eine durchgreifende Strukturveränderung der staatlichen Gesundheitsdienste an. Es wurde eine ausführliche Liste der Patientenrechte, ausreichendes Pflegepersonal und die Aufstellung eines individuellen Behandlungsplans für jeden Patienten angeordnet. Diese Standards waren früher von der Amerikanischen Psychiatrischen Gesellschaft vorgeschlagen worden. Obwohl der Kläger seinen Prozeß gewonnen hatte, konnte der Staat diese Dinge nicht realisieren, da die finanziellen Mittel fehlten. Solche Klagen haben aber zu einigen Verbesserungen geführt.

Durch die Gerichte gab es eine weitere Verbesserungsmöglichkeit, die darin bestand, daß die Kriterien enger gefaßt wurden, derentwegen ein Patient zwangsweise eingewiesen werden konnte. Dazu gehörte, daß dem Betreffenden ein Rechtsbeistand zugewiesen wurde. Über ein solches Arrangement kann man viel sagen, die Möglichkeit zu einer Noteinweisung sollte aber immer noch gegeben sein. Es kam auch zu Vorschlägen, daß diejenigen, die auf freiwilliger Grundlage eingewiesen worden waren, von Juristen kontrolliert werden sollten, um sicherzugehen, ob sie auch zu dieser Zustimmung fähig gewesen waren. Volle Einsichtsfähigkeit und freier Wille zur Einweisung wären dafür die Voraussetzung. Die Anwendung dieser Kriterien ist aber nicht unproblematisch. Manch ein Anwalt bemühte sich, sein Können unter Beweis zu stellen, indem er Leute von einem Schicksal, das er für besonders nachteilig ansieht, rettet. So kann man sich gut vorstellen, daß viele Menschen, die sonst durch eine klinische Behandlung Besserung erfahren würden, entweder davon abgehalten werden oder nun richterlich eingewiesen werden müssen. Bei anderen würde natürlich durch die Befragung festgestellt werden können, daß sie als Menschen mit eigener Entscheidung und freiem Willen zur Aufnahme kommen. Damit sind wir zu der Situation zurückgekehrt, die zu Zeiten der englischen Gesetze für Geisteskranke bestanden, als sich jeder, der in ein Hospital aufgenommen wurde, einer juristischen Untersuchung unterziehen mußte, womit sichergestellt werden sollte, daß niemand unrechtmäßig eingewiesen worden war. Diese Gesetze haben zu größeren Vorbehalten vor Einweisungen und damit auch vieles zu der kustodialen Psychiatrie dieser Zeit beigetragen. Eine enge und konservative juristische Handhabung kann letztlich mehr Schaden als Nutzen bringen, auch wenn sie in bester Absicht erfolgt.

Diese beiden verschiedenen Einstellungen – das Recht auf Behandlung und das Recht, nicht unversehens in einem psychiatrischen Hospital zu landen – bedeuten Schritte vorwärts oder rück-

wärts, je nachdem, wie man diese Rechte anwendet. Man meint, diese großen psychiatrischen Krankenhäuser seien zu kostspielig und dort würde keine adäquate Behandlung angeboten. Deshalb sollten Kranke dort nicht untergebracht werden. In Großbritannien gibt es neuerdings eine Bewegung, die sich dafür einsetzt, diese Großkrankenhäuser abzuschaffen. Man könnte dadurch Geld sparen, das in einem gemeindenahen psychiatrischen Dienst zu verwenden wäre, ferner würde auch ein großer Teil der Hospitalisierungsschäden wegfallen.
Wie wir in Kap. 5 gesehen haben, steckt ein Körnchen Wahrheit in diesen Argumenten, soweit es die großen Staatskrankenhäuser in den USA betrifft. Aber es besteht auch die Gefahr einer zu raschen Verallgemeinerung. Viele Kranke brauchen weniger eine intensive Behandlung als geschützte Lebensbedingungen, wie es beispielsweise in einem Heim möglich ist. Das trifft besonders für schizophren Erkrankte zu, da bei etwa 25% der Fälle chronische Beeinträchtigungen bestehen (s. Kap. 4). Da diese Residualsymptome oft äußerlich nicht gut erkennbar sind, ist es nicht klar genug, daß diese Menschen eine geschützte Umgebung brauchen. Wenn die Umweltbedingungen entsprechend angemessen gestaltet sind, kann man oft auf präventive Medikamente verzichten. Noch weniger gut sichtbar sind sekundäre und tertiäre Beeinträchtigungen.
Es ist in keiner Weise klargestellt, ob die alternativen Versorgungsmöglichkeiten außerhalb der Kliniken für solche Menschen billiger sind. Das muß sich erst noch herausstellen und würde sehr stark von dem Niveau der vorgesehenen Versorgung abhängen. Selbst wenn Staaten aufgrund der Vorstellung, Geld zu sparen, ihre großen psychiatrischen Hospitäler schließen würden, wäre es zweifelhaft, ob die Geldmittel dann für die Alternativmöglichkeiten der ambulanten Versorgung bereitgestellt würden. Alle möglichen Vorschläge können gemacht werden, um das Geld anderweitig auszugeben. Selbst die kleineren Zentren für psychische Gesundheit kümmern sich nicht ausreichend um die chronisch Kranken.
Häufig werden die Rechte der Angehörigen der Kranken vernachlässigt. Infolgedessen sollten sie sich ebenfalls zusammenschließen und eine eigene Bewegung in Gang setzen.
In einigen Bundesstaaten haben sich die Verhältnisse in den

psychiatrischen Hospitälern besonders verschlechtert. Die Einweisung von Kranken mit einer Demenz oder mit anderen zerebralen Erkrankungen wurde abgelehnt und dafür ein kommerzielles System von Pflegehäusern eingerichtet, um diese Kranken zu versorgen. Die Kosten dieser Heime trugen die Sozialversicherungen. Eine ähnliche Tendenz kam in England auf. In New York beklagte man sich darüber, daß Patienten ausgebeutet oder sogar auf die Straße geschickt wurden.

Die *New York Times* bemängelte, daß aus den großen Staatshospitälern entlassene Patienten oft in billigen Unterkünften landen, dort kaum medizinische Hilfe bekommen und schließlich in die Hospitäler zurückkehren müssen; ferner wurde festgestellt, daß gut gesicherte Unterbringungsmöglichkeiten für kriminelle psychiatrische Kranke und Abteilungen für schwergestörte Kinder fehlten. Ferner fand man Mängel in vielen staatlichen psychiatrischen Einrichtungen. Der neue Gouverneur des Staates New York schlug Ende 1974 eine Überholung des gesamten Systems vor, um die wahllose Entlassung der psychiatrisch Kranken, die kaum oder keine Nachsorge erfuhren, zu beenden. Man wollte eine enge Zusammenarbeit zwischen staatlichen und örtlichen psychiatrischen Versorgungszentren anregen und präventive Maßnahmen verstärken.

Diese Ziele waren weit gesteckt und mußten mit denselben finanziellen Mitteln erreicht werden wie vorher. Es bleibt abzuwarten, ob das wesentliche Problem wirklich verstanden worden ist, nämlich die Tatsache, daß es eine Kerngruppe von chronisch beeinträchtigten Menschen gibt, die selbst bei guter Betreuung abhängig bleiben. Es ist eine Frage der Prioritäten, ob genügend Geldmittel für ihre adäquate Versorgung bereitgestellt werden oder ob lediglich eine teilweise Rückkehr zum alten System erreicht wird. Die Gesamtzahl der Menschen in psychiatrischen Hospitälern und klinischen Behandlungszentren nahm von 405 pro 100 000 Einwohner im Jahr 1950, über 350 im Jahre 1960 auf 215 im Jahre 1970 ab. Der Hauptanteil der Reduktion ist auf geriatrische Patienten zurückzuführen. Nach Kramer (1975) gibt es allerdings überhaupt keine Veränderung in den Zahlen über diesen Zeitabschnitt hinweg, wenn alle Institutionen einbezogen werden. Der Begriff Institution bezieht sich auch auf Heime und Krankenhäuser für alte Menschen, Kranke und chronisch Behinderte sowie

auf Gefängnisse oder Erziehungsheime für Deliquenten. Zu den Zeiten der Volkszählungen 1950, 1960 und 1970 waren etwa 1% der Bevölkerung der USA in solchen Institutionen untergebracht. Die Abnahme der Belegungsziffern in den psychiatrischen Krankenhäusern wurde durch eine Zunahme von Heimen für alte Menschen und von Erziehungseinrichtungen erreicht.
Überall in Nordamerika gibt es Beispiele für sehr gute Diagnostik, Behandlung und Versorgung. Vielerorts werden neue psychiatrische Einrichtungen aufgebaut und könnten allmählich zu Modelleinrichtungen werden. Es gibt aber weitere Möglichkeiten für persönliche Initiative. Eine stabile verwaltungsmäßige Struktur fehlt noch, die dieses hohe Niveau in allen Bereichen garantieren könnte. Der Reiche kann mehr kaufen und insgesamt eine bessere Versorgung bekommen als der Arme und Behinderte. Die öffentlichen Gesundheitsdienste in diesem Bereich haben sich noch nicht ganz von dem Image der Armengesetzgebung gelöst. Politisch gesehen, kann ein solch hoher Standard in naher Zukunft nicht erreicht werden, und es gibt mächtige Interessengruppen, die ein solches Ziel für unerwünscht halten.

7.5 Entwicklung psychiatrischer Versorgungsdienste in der Bundesrepublik Deutschland (P. Hartwich)

Vergleicht man die Entwicklung der psychiatrischen Versorgungssysteme von Großbritannien, der UdSSR und den USA mit den Verhältnissen in Deutschland, so fällt auf, daß hier in den letzten drei Jahrzehnten die Entwicklung weniger rasch vorwärtsgegangen ist. Ein entscheidender Unterschied zu den anderen genannten Ländern ist in den Ereignissen der Jahre 1933-1945 zu sehen: diese waren seither prägend für die Entwicklung der Psychiatrie in Deutschland und haben heute noch eine nachhaltige Bedeutung.
Die nationalsozialistische Ideologie jener Zeit formte bei denen, die von ihr ergriffen wurden, ein Menschenbild, das einer bestimmten Idealnorm entsprach. Von einer Rassenideologie unterstützt wurde dieses Idealbild in einer Ausschließlichkeit verherrlicht, womit zwangsläufig Abweichler in jeder Hinsicht mehr und mehr ausgegrenzt wurden. Die ideologische Besessenheit einiger

damals Mächtiger im deutschen Staat ging so weit, daß „Abweichende", die körperlich und geistig nicht dem Idealtypus entsprachen, nicht nur nicht in die Gesellschaft integriert werden konnten, sondern sogar vernichtet wurden. Wo sich unreflektierte ideologische Einfärbung des wissenschaftlichen Denkens mit einer Tendenz zum Fanatismus paarten, konnten nur extremistische Haltungen im Umgang mit psychiatrisch Kranken entstehen. Die derart geprägte Geisteshaltung führte nahezu „folgerichtig" zu Gesetzen wie „Zur Verhütung des erbkranken Nachwuchses" (Zwangssterilisation) sowie „Die Ausmerzung unerwünschten Volkstums und unerwünschter Kranker durch Sonderbehandlung". Für viele psychiatrisch kranke Menschen bedeuteten diese Gesetze den Tod. Tausende von Geisteskranken sind damals umgebracht worden; es handelte sich um die Diagnosen: Schizophrenie, Epilepsie, senile Erkrankungen, therapierefraktäre Paralyse, Schwachsinn jeder Ursache, Enzephalitis, Huntington-Chorea, kriminelle Geisteskranke etc., wenn Unheilbarkeit angenommen wurde (s. Dokumentation in Mitscherlich u. Mielke 1960).
Die Psychiater, die zum „Aussortieren" und zur Kontrolle des „Abtransports" ihrer bis dahin betreuten Patienten herangezogen wurden, durchschauten teilweise die weitgehend geheimgehaltenen Aktionen. Viele von ihnen – bis auf diejenigen, die selbst von der Ideologie durchdrungen waren – kamen in schwere Konflikte zwischen ihrem ärztlichen Gewissen und der staatlichen Exekutive mit all den Repressalien, zu denen ein totalitäres System fähig ist. In dieser befehlsnotstandsähnlichen Situation hat es in den Heilanstalten einige mutige Psychiater gegeben, die unter Einsatz ihres Lebens Wege fanden, die Vernichtung vieler Patienten zu verhindern (Namen und Papiere wurden gefälscht, Scheintransporte durchgeführt und Verlegungen in andere Heilanstalten vorgenommen).
Die gesamte Einstellung jener Epoche dem psychisch Abnormen gegenüber verstärkte die Tendenz der Familien, in denen es kranke Mitglieder gab, diese Tatsache, soweit es ging, zu verleugnen. In der Öffentlichkeit ist diese Haltung heute noch an der Vorurteilsbildung gegenüber Geisteskranken beteiligt.
Unter Berücksichtigung dieses speziellen geschichtlichen Hintergrunds in Deutschland wird es verständlich, warum der Neuauf-

bau und die Entwicklung einer modernen Psychiatrie mit erheblichen Schwierigkeiten einherging. Die größere Aufgeschlossenheit der Bevölkerung gegenüber psychiatrisch Kranken und der Versorgungsstandard der Nachbarländer konnten vielfach noch nicht erreicht werden.

Wenn man den augenblicklichen Status des psychiatrischen Versorgungssystems in der Bundesrepublik Deutschland beschreiben wollte, so würden sehr unterschiedliche Entwicklungsstufen nebeneinander darzustellen sein. Es ist infolgedessen eher sinnvoll, die Spannweite der Entwicklung zu skizzieren, die sich zwischen den beiden Polen „kustodiale Ära" und „moderne Zielsetzungen" ausfaltet.

Vor den im letzten Jahrzehnt angestrengten Reformbewegungen erfolgte die Versorgung der psychiatrisch Kranken in der Bundesrepublik Deutschland in den folgenden drei Hauptbereichen:

a) Die Hauptlast der Betreuung trugen etwa 60 Landeskrankenhäuser, die jeweils eine durchschnittliche Bettenzahl von über 1500 hatten und vielfach noch haben. Die Großkrankenhäuser waren aus den alten Heil- und Pflegeanstalten hervorgegangen und ihre Bausubstanz stammte oft noch aus dem 19. Jahrhundert. Sie waren meistens stadtfern in ruhigen, ländlichen Gegenden mit weitläufigen landwirtschaftlichen Anlagen errichtet worden. Diese Krankenhäuser mußten und müssen weitgehend heute noch alle Arten von psychisch gestörten Patienten aufnehmen (Psychotiker, Suchtkranke, Schwachsinnige, Epileptiker, psychisch kranke Rechtsbrecher etc.). Dadurch wurde die Entwicklung von differenzierten Therapien erschwert. Kranke und Personal, die oft wenig Außenkontakt hatten, bildeten eine stereotype Binnenstruktur, die dem Kranken einerseits Schutz und Versorgung gewährleistete, andererseits aber auch den Nachteil sekundärer Hospitalisierungserscheinungen mit sich brachte (zur kustodialen Versorgung s. auch Kulenkampff 1973 und Häfner 1973 sowie Winkler 1975).

b) Die ambulante Versorgung erfolgte in nervenärztlichen Praxen. Neben einer sorgfältigen medikamentösen Betreuung ist es außerordentlich schwer, all den psycho- und soziotherapeutischen Gesichtspunkten die in der ambulanten Versorgung notwendig wären, tatsächlich gerecht zu werden. In größeren

Städten, wo viele niedergelassene Ärzte die Ambulanzfunktionen teilweise übernehmen können, mag es etwas günstiger aussehen als in ländlichen Gebieten, wo sich die „psychiatrische Spezialversorgung dem Nullpunkt nähert" (Kulenkampff 1973).
c) Der dritte Bereich sind Universitätskliniken mit ihren Polikliniken; diese spielen allerdings in der Gesamtversorgung zahlenmäßig eine nur geringe Rolle, da deren Hauptgewicht auf den Bereichen Lehre und Forschung liegt.

Die Nachteile der durch die genannten drei Bereiche erfolgenden Versorgung werden in der *Materialsammlung zur Enquête über die Lage der Psychiatrie in der Bundesrepublik Deutschland* folgendermaßen dargelegt:
Für die Landeskrankenhäuser bestand ein gravierender Ärztemangel mit einem Patient/Arzt-Verhältnis von 300:1. Nach den Empfehlungen des Wissenschaftsrates und der WHO sollte das Verhältnis 30:1 betragen. Dazu kommt ein „ungeheurer Personalmangel, unzureichende Ausbildung und veraltete Strukturen" (*Enquête I*, S. 5). Für die meisten Patienten bestand die Alternative zwischen Landeskrankenhaus und freier Praxis. Eine Brücke im Sinne eines abgestuften Versorgungsnetzes zwischen oft geschlossener Klinik und der ambulanten Betreuung fehlte. Weder von den Landeskrankenhäusern noch von den niedergelassenen Ärzten konnten diese Funktionen wahrgenommen werden. Winkler (1975) stellte dazu fest, daß „die niedergelassenen Ärzte aber mit der Aufgabe der Rehabilitation der aus den psychiatrischen Krankenhäusern zurückkehrenden Patienten überfordert waren, zumal ihnen die dazu nötigen Mitarbeiter fehlten".
Mit der Brückenfunktion zwischen psychiatrischem Hospital und freier Gemeinschaft ist eine extramurale Kette von Diensten halbstationärer Behandlung und ambulanter Betreuung gemeint; hierzu gehören Tageskliniken, Nachtkliniken, Übergangsheime, Spezialeinrichtungen für besondere Erkrankungen, Rehabilitationseinrichtungen, regionale Vor- und Nachsorge etc.
Damit ist schon ein Teil der Zielvorstellungen formuliert, die noch durch eine Reihe weiterer Planungen zu ergänzen sind. Genauere und auch zahlenmäßig erfaßte Bedarfsanalysen wurden in der *Enquête über die Lage der Psychiatrie in der Bundesrepublik*

Entwicklung psychiatrischer Versorgungsdienste in der BRD 235

Deutschland niedergelegt; auf einige in unserem Zusammenhang wesentliche Gesichtspunkte wollen wir uns hier in Anlehnung an die zusammenfassenden Ausführungen von Häfner (*Enquête I*, S. 33-39) beschränken.

1. „Die Reintegration der Psychiatrie in die Allgemeine Medizin" (Häfner): Damit ist nicht die Vermischung mit der Neurologie gemeint, sondern es geht um den Einbezug psychiatrischer Abteilungen in allgemeine Krankenhäuser, um die Kluft zwischen somatisch und psychisch orientierter Medizin wieder überbrücken zu können.
2. „Die Beschränkung psychiatrischer Dienste auf kleine, überschaubare Versorgungsgebiete" (Häfner): Dadurch kann eine Region versorgt werden, und die psychiatrischen Einrichtungen können sich am Bedarf der Region orientieren.
3. Die Krankenhäuser sollten eine Gesamtgröße von maximal 200 Betten nicht überschreiten. Hierin sind allerdings Tagesklinikplätze, andere halbstationäre Einrichtungen und flankierende Maßnahmen mit einbegriffen, dazu gehören weitere Versorgungselemente mit stufenweiser Rehabilitation und nachgehender Fürsorge. Inzwischen konnte die Zahl der psychiatrischen Abteilungen an Allgemeinkrankenhäusern von 44 im Jahre 1973 auf 61 im Jahre 1979 erhöht werden (Häfner 1980).

Zwischen den beiden aufgezeigten Polen (kustodiale Ära und Zielvorstellungen) ist im wesentlichen die heutige psychiatrische Versorgung der Bundesrepublik Deutschland gelegen. Der jeweilige Ausprägungsgrad in Richtung Erneuerung und Verbesserung des Versorgungssystems ist sehr unterschiedlich und hängt von den jeweiligen örtlichen Gegebenheiten ab (Aufgeschlossenheit gegenüber psychisch Kranken, politische Einstellung, finanzielle Mittel etc.). Wie die Erfahrungen in den anderen Ländern auch zeigen, kann die Verbesserung der psychiatrischen Versorgung in der Bundesrepublik Deutschland nur schrittweise und stetig auf dem Boden wissenschaftlich gesicherter Erkenntnisse erfolgen.

7.6 Vergleich der Systeme

Ein ideales System könnte die Mitarbeiterzahl und die Hilfsmittel aus den besten sowjetischen ambulanten Behandlungszentren mit der starken Ausdehnung und dem Niveau der englischen nationalen Gesundheits- und Sozialdienste und der Beweglichkeit und Chance von Erneuerungen, die in Amerika möglich sind, zusammenfassen. Bedauerlicherweise hängen die Vorteile der drei Systeme mit ihren zugrundeliegenden sozialen und politischen Strukturen zusammen und lassen sich nicht von den damit verbundenen Nachteilen trennen: die autoritäre Unflexibilität mit der sich daraus ergebenden mangelnden Anpassung; die bürokratische Vorstellung, daß ein Wachstum der Administration gleichzeitig eine Vermehrung der Versorgung gewährleisten würde; ein Überangebot an zweifelhaften Heilmaßnahmen, die Enttäuschungen für den Einzelnen beinhalten.

Die USA und die UdSSR sind große Länder, was ein Grund für eine gewisse Intoleranz gegenüber der Nonkonformität sein kann, wenngleich moderne Entwicklungen in den USA darauf abzielen, den Einfluß dieses Faktors zu vermindern. Die prärevolutionären russischen Kommunen bereiteten den Boden für ein soziales Bewußtsein vor. Abweichendem Verhalten begegnete man durch Umerziehung in Arbeitslagern. In besonderen Fällen, da ja Gesundheit und soziale Konformität als nicht trennbar angesehen wurden, kam es zu einer Behandlung unter dem Etikett der Geisteskrankheit (i. allg. unter der Bezeichnung Schizophrenie). Gesundheit ist innerhalb enger Grenzen definiert und was darüber hinausgeht, wird als krank angesehen. Die nordamerikanischen Ideale vom Selbstvertrauen, vom Individualismus und der Fähigkeit, auf eigenen Füßen zu stehen, unterscheiden sich davon ganz erheblich. Es gibt aber eine ähnliche Tendenz, Konformität und Gesundheit gleichzusetzen, und eine ähnliche Einstellung, die Abweichung von der Norm als Krankheit anzusehen. Psychoanalytische Lehren liefern die theoretische Rechtfertigung; Ablehnung der sozialen Realität wird als eine Form von Psychose angesehen (i. allg. als Schizophrenie).

Es ist sehr zweifelhaft, inwieweit die umfassenden psychiatrischen Versorgungsdienste, wie in Moskau und Leningrad, überall in der UdSSR bestehen. Eine allgemeine Ausweitung solcher

Standards würde sehr teuer und nur dann aufrechterhalten werden können, wenn Geldmittel von anderswo abgezweigt würden. Die psychiatrischen Versorgungsdienste in allen drei Ländern sind mit diesem Problem konfrontiert, das in dem Gerichtsurteil von Alabama besonders hervorgehoben wurde. Die Amerikaner geben einen höheren Anteil ihres Bruttosozialeinkommens für die medizinische Versorgung aus als Großbritannien. Da es ein reicheres Land ist, wird der Unterschied in Dollar pro Kopf der Bevölkerung sehr groß. Es handelt sich dabei um etwa 300 Dollar pro Person verglichen mit etwa 100 Dollar pro Jahr (Maxwell 1975). Eine Menge Geld wird für Einrichtungen ausgegeben, die in Großbritannien eine geringere Priorität haben, da in den USA eine stärkere Selbstkontrolle besteht. Die Mortalitätsraten z. B. sind in Großbritannien geringer als in den USA. Wenn die psychiatrischen Gesundheitsdienste der freien Marktwirtschaft überlassen würden, dann würden die Reichen bevorzugt. An praktischen Ärzten würde es nicht fehlen, um diesen Bedürfnissen entgegenzukommen. Potentielle Nachfrage kann angeheizt werden, und es würde nicht an Leuten fehlen, die nutzlose oder auch schädliche Behandlungsweisen anpreisen.
In den meisten Ländern hat die Zahl der Ärzte keine Beziehung zur Einkommensverteilung in der Bevölkerung, obwohl Krankheit und Sterben mit dem Lebensstandard schon verbunden sind. Wenn man das durchschnittliche Sterberisiko innerhalb eines Arbeitslebens mit 100 einsetzt, so beträgt das Risiko für ungelernte Arbeiter 143 verglichen mit 76 bei beruflich Höherstehenden. Die letztere Gruppe wird besser und ausreichender versorgt.

7.7 Bedarf und Prioritäten

Je stärker eine Demokratie ausgeprägt ist, desto größer wird der Druck einzelner Interessengruppen, mehr Geld für ihre besonderen Probleme auszugeben (Williams u. Anderson 1975). Das wachsende Bewußtsein von den Rechten des Individuums in der westlichen Welt hat eine neue Situation für die Medizin, Rechtsprechung und die Sozialversorgung geschaffen, eine Situation, in der sich viele Fachleute überfordert fühlen. Die Möglichkeiten, medizinische und soziale Versorgung auszudehnen, sind unendlich. Hilfreiche Formen der Behandlung können nie in dem Ausmaß angeboten werden, wie sie theoretisch wünschbar sind. Wenn die Lebenserwartung verlängert wird, nimmt die Zahl der chronischen Krankheiten und Behinderungen zu. So wie medizinische und soziale Erkenntnisse wachsen, werden unsere Möglichkeiten zunehmen, beeinträchtigte Funktionen wieder herzustellen. Zur Weihnachtszeit häufen sich Berichte in den Zeitungen, daß ältere Menschen allein und hilflos in ihrer Wohnung stürzen, ein Bein brechen und erst Tage später gefunden werden. Das führt zu Vorschlägen regelmäßiger Besuche von seiten sozialer Dienste, freiwilliger Organisationen oder Nachbarn, um bei alten, einsamen Menschen eine Art Überwachung durchzuführen. Dieses teure Beispiel läßt sich noch tausendmal vervielfältigen und es bleiben noch immer Bedürfnisse, an die man nicht gedacht hat.

Medizinisch ausgedrückt kann man sagen: Soweit eine akzeptable und wirksame Behandlungsform für eine erkennbare Krankheit besteht, kommt es automatisch zu einem entsprechenden Bedürfnis. Hilfsdienste werden eingerichtet, um wirksame und annehmbare Behandlungen und Versorgungsmethoden so ökonomisch wie möglich zu betreiben. Ob man sich mit den Bedürfnissen identifiziert und ob man davon Gebrauch macht, hängt von vielen komplexen Faktoren ab; dazu gehört das Wissen und die Einstellung des Patienten, der Angehörigen, der Allgemeinheit und der Fachleute. Die letztendliche Entscheidung, ob ein Versorgungsdienst genutzt wird, wird von Leuten getroffen, die die Zuweisungen vornehmen. Die Notwendigkeit beurteilt der Arzt zusammen mit Patienten, und zwar aufgrund *individueller* Bedürfnisse wie z. B.: Herztransplantation, Dialyse, Pflege bei schwerer Demenz, schützende Umgebung bei chronisch Schizophrenen und einfache Beratung. In diesem Bereich sind Begriffe wie „Klienten" irreführend und beeinträchtigen wahrscheinlich das Verständnis der Arzt-Patient-Beziehung.

Aus dem Blickwinkel derer, die die Gesellschaft als ganze repräsentieren, besteht aber auch ein *soziales* Bedürfnis. Wenn die Geldmittel begrenzt sind, entsteht die Frage, wieviele Krankenhausbetten, Operationsräume, Ärzte oder Schwestern zur Verfügung gestellt werden können. Die Auswahlmöglichkeit für den Arzt ist einfach begrenzt; er kann z. B. nicht etwas verschreiben,

was man nicht bekommen kann. Wie wir schon gesehen haben, ist es unmöglich, alle Bedürfnisse zu erfüllen. Wir ziehen nicht allein die Probleme einer einzelnen Gruppe in Betracht, sondern die Probleme aller behinderten Personen, ihrer Familien, ihrer Nachbarn, ihrer Arbeitgeber und derer, die ihnen aus beruflichen Gründen helfen wollen. Somit befassen wir uns mit den Problemen der Gesellschaft als ganzer. Aber hierin liegt nicht die Lösung. Wer einen Verwandten mit multipler Sklerose hat, wird solchen Menschen gegenüber freundlicher eingestellt sein, das macht ihn aber gegenüber Problemen von Schizophreniekranken nicht toleranter. Es ist immer möglich, daß man für die eigenen Verwandten etwas fordert, was man den anderen nicht zugesteht. Einige Wirtschaftsexperten halten es für möglich, mit Hilfe des Wertbegriffs all diese persönlichen Gesichtspunkte zu berücksichtigen, nicht indem sie die Gesundheitsdienste der freien Marktwirtschaft überlassen, sondern indem sie eine Bewertung vornehmen, die letztlich mit finanziellen Maßstäben gemessen werden kann. Die Höhe der finanziellen Belastung für den einzelnen kann eingeschätzt werden und ebenso für zwei, zehn oder tausend Menschen. Auf diese Weise kann festgelegt werden, ob die vorhandenen Mittel auf alle, unabhängig von ihrem Verdienst, aufgeteilt werden sollten oder ob einige (beispielsweise die schwer körperlich Behinderten) eine Extrazuwendung aufgrund ihrer Unfähigkeit, sich selbst zu helfen, erhalten sollten. Aber das bringt uns an die tatsächlichen Bewertungen nicht näher heran. Wessen Meinungen sollte man sich anschließen? Welche Fragen sollten gestellt werden? Sollten den Meinungen derer, die am besten informiert sind, ein größeres Gewicht zugebilligt werden? Nimmt man einmal an, daß die Bewertungen ständig wechseln, wie soll es dann möglich sein, einen Überblick zu behalten? In der Praxis werden Politiker, Verwaltungsangestellte und Kliniker die wichtige Entscheidung treffen. Es werden niemals genügend Informationen vorhanden sein, diese Entscheidungen ganz rational oder gar automatisch zu fällen. Damit ist nicht gemeint, daß Planung und Verwaltung nicht rationeller gestaltet werden könnten, sondern nur, daß hier keine vollständige Rationalisierung möglich ist, weder im totalitären System noch in der freien Marktwirtschaft.
Abel-Smith (1976) betont, daß Ethos und persönliches Engage-

ment derer, die im Gesundheitsdienst arbeiten, das letztlich Wichtige seien,

um nicht nur einzelnen Patienten zu dienen, sondern der Gesellschaft als ganzer. Das gilt nicht nur für Ärzte, Zahnärzte, Verwaltungsbeamte und Manager, sondern ebenfalls für Schwestern, Sozialarbeiter und medizinische Hilfskräfte. Die Geldmittel in der Gesundheitsbetreuung werden so verwendet werden, wie die Angestellten des Gesundheitswesens diesen Bereich als Teil ihrer Verantwortlichkeit ansehen. Das hat eine ziemliche große Bedeutung für die Ausbildung derer, die im Gesundheitsdienst arbeiten.

Die Eingliederung einer Organisation übergeordneter Wissenschaftler in einige der englischen Regierungsabteilungen, einschließlich der Abteilung für Gesundheit und Soziales, sollte eine systematischere Erörterung wissenschaftlicher Außenseiteransichten über Probleme gewährleisten, die sich auf politische Revision beziehen und über die Arbeit, die nötig wäre, um neue Lösungen zu finden. Ob man damit Erfolg haben wird, kann man noch nicht sagen. Eine weitere Möglichkeit besteht darin, den Entscheidungsprozeß transparenter zu machen, damit die Gründe für Entscheidungen von außenher auch kritisiert werden können. In den USA war man damit erfolgreicher als in Großbritannien, und man kann der Meinung sein, daß das englische System nur mit mehr Offenheit überleben kann. Die Alternative dazu wäre eine stärkere autoritäre Einstellung wie im sowjetischen System. Im Entscheidungsprozeß muß immer ein willkürliches Element erhalten bleiben. Aber es sollte nur dann toleriert werden, wenn weitestgehende Erklärungen gegeben worden sind, so daß die Wähler wissen, wofür sie ihre Stimme abgeben. Dieses willkürliche Element würde auch bestehen, wenn viele Bedürfnisse in entsprechende Gesetzesverordnungen gefaßt würden und sie juristisch einklagbar wären, wie beim Mindestlebensstandard in bezug auf Wohnung und Arbeitsplatzsicherung. Auf die Dauer gesehen können, wie in der richterlichen Entscheidung von Alabama, gesetzlich vorgeschriebene Standards nicht verwirklicht werden, solange die ausreichenden Geldmittel dafür nicht zur Verfügung stehen. Zur Zeit haben in England die Sozialdienstabteilungen bestimmte gesetzliche Vorschriften bezüglich Familienproblemen und Risikokindern zu erfüllen, was diesen Gruppen eine hohe Priorität einräumt. Es gibt keine vergleichbare Vorschrift für

Heime und Einrichtungen für Menschen mit chronischen psychiatrischen Erkrankungen, die sonst im Krankenhaus verbleiben müßten. Durch solche Vorschriften würde das Gleichgewicht wieder hergestellt, wenn aber der gesamte finanzielle Haushalt nicht erhöht wird, dann bekommen alle entweder im Verhältnis wenig, oder die eine oder andere Gruppe wird benachteiligt. Wie Geldmittel zu erhöhen sind, um den Bedürftigen in unserer Gesellschaft zu helfen, liegt außerhalb des Themas dieses Buches. Natürlich könnte man die vorhandenen Möglichkeiten besser nutzen. Wir geben schon enorme Summen für Gesundheit und soziale Dienste aus. Bekommen wir auch den besten Gegenwert dafür?
Es gibt viele Bereiche, wo es möglich ist zu untersuchen, in welchem Ausmaß Behandlungsverfahren und Versorgungsmethoden wirksam sind und ob die entsprechenden Dienste ökonomisch arbeiten. Die Untersuchung von Gesundheit und Sozialdienst dieser Art fängt erst an, und im Bereich der Psychiatrie besteht hier ein besonders dringendes Bedürfnis, wo pharmakologische, psychologische und soziale Methoden der Behandlung manchmal nicht ausreichend erforscht sind.
Die Selbsthilfe ist beispielsweise ein Bereich, wo eine solche Untersuchung nützlich sein könnte. Wie wir in Kap. 4 gesehen haben, würden viele Patienten, die an einer Schizophrenie leiden, und viele von ihren Verwandten besser mit der Erkrankung zurecht kommen, wenn Experten ihnen entsprechende Anweisungen über den Umgang mit Symptomen geben würden. Sollte man Wahnideen humorvoll begegnen oder sie verleugnen? Sollte man den sozialen Rückzug zulassen oder dagegen angehen? Ist es für die Patienten möglich, einen Stimulus, der eine halluzinatorische oder wahnhafte Episode in Gang setzen könnte, vorauszusehen und auch in den Griff zu bekommen? Patienten und Angehörige kommen durch Probieren zu Handlungsweisen mit unterschiedlichem Erfolg. Man gibt ihnen aber selten brauchbare Hinweise, da es die zuständigen Berufsgruppen versäumt haben, von ihnen zu lernen. Das notwendige medizinische Wissen zur Beratung aller behinderten Gruppen ist so umfangreich, daß die Kapazität eines einzelnen damit überfordert wäre. Unterschiedliche Behandlungsmaßnahmen sind für Blinde, Spastiker, Schizophrene und Schwachsinnige erforderlich. Es besteht ein Bedarf an einigen

spezialisierten Berufen, aber nicht alle in diesem Bereich Tätigen müssen spezialisiert ausgebildete Ärzte sein. Experimente in den Entwicklungsländern haben gezeigt, daß es möglich ist, relativ unerfahrene Leute auszubilden, um bestimmte Behandlungsverfahren, beispielsweise Injektionen von Fluphenazin bei der Überwachung akut Schizophrener, durchzuführen. Andere Studien haben gezeigt, daß man Krankenschwestern beibringen kann, Verhaltenstherapie unter Aufsicht anzuwenden. Sozialarbeiter, die Hausbesuche machen, und Gemeindeschwestern können viel von der Tätigkeit eines Allgemeinpraktikers übernehmen, solange sie die Grenze gut kennen, jenseits derer sie ärztliche Hilfe hinzuziehen müssen. Sie können dafür sorgen, daß Kinder geimpft werden, antikonzeptionelle Mittel vorschlagen und Ratschläge für die Behandlung chronischer Krankheiten usw. geben. Angehörige sind zur Hilfeleistung stark motiviert. In der Verwaltungssprache kann man sie die Primärversorgenden nennen. Aber statt daß ihnen geholfen wird, werden sie oft als die hauptsächlichen Verursacher der Erkrankungen geschmäht. Freiwilligenorganisationen wie Neurotics Nomine und Anonyme Alkoholiker haben ihren Wert schon bewiesen.
Es besteht schon eine Tendenz zu Tageseinrichtungen und zu Basisdiensten, wobei der Spezialist, z. B. der Psychiater, eher konsultierende Aufgaben wahrnimmt. Der Kostenfaktor bei Neuroleptika, Tranquilizern und Sedativa ist ein weiterer noch zu untersuchender Bereich. Kontrollierte Studien haben gezeigt, daß der Gebrauch solcher Medikamente insgesamt ziemlich begrenzt und speziell ist. Andererseits gibt es Hinweise dafür, daß Kranke, bei denen die Medikamente helfen könnten, diese nicht erhalten oder daß die Dosierung zu gering ist. Eine bessere Ausbildung in der Psychiatrie bei Allgemeinpraktikern könnte gewiß zu einer effektiveren und wirtschaftlicheren Versorgung führen.
Illich (1975) ist einer der schärfsten Kritiker der traditionellen wissenschaftlichen Medizin. Als man aber seine Arbeiten sorgfältig durchsah mit dem Ziel, Anhaltspunkte für Verbesserungen der medizinischen Versorgung zu finden, war das Ergebnis enttäuschend. Illich ist ein Historizist, der immer wieder auf ein mythisches Goldenes Zeitalter zurückkommt, als die wissenschaftliche Medizin noch nicht entwickelt war und das Heilen eine magische Kunst darstellte. Er schlägt im Sinne der freien Marktwirtschaft

vor, daß der Patient die Dienste des Arztes selber bezahlt, wobei er allerdings die stark wirksamen Klassengesichtspunkte ignoriert. Drei Ansatzpunkte liegen seiner Kritik an den ärztlichen Handlungen zugrunde. Zunächst die unbestrittene Tatsache, daß Ärzte Heilung wie auch Schaden verursachen können; die Behandlungsweise sei manchmal folgenschwerer als die Krankheit selber. Zweitens eine soziale Verursachung, sie bestehe in einer zu rasch und zu leichtfertig in Kauf genommenen Abhängigkeit von medizinischer Hilfe. Die Krankschreibung unterstütze die Faulheit, und das Etikett Schizophrenie enthebe den einzelnen seiner Verantwortung. Und drittens gebe es ein Strukturproblem, das in der Unfähigkeit bestehe, mit den eigenen Problemen zurechtzukommen, wegen der Überzeugung, diese könne man nur mit medizinischer Hilfe beseitigen. Beispielsweise könne Schmerz mit stoischem Gleichmut oder durch die Einnahme von Opium oder Alkohol bekämpft werden. Die Gegenwart des Arztes am Totenbett wird als eine Einmischung in die Privatsphäre angesehen, was beim Priester nicht der Fall ist. Illich schlägt keine vernünftigen Alternativen vor. Fast alle seine Beispiele hat er von anderen Autoren übernommen, und in den meisten Fällen, wo etwas Richtiges kritisiert wird, sieht es so aus, als ob es eine einigermaßen zufriedenstellende praktische Lösung gäbe. Illich sammelt jedoch Beispiele, um seiner großen Idee der „Deprofessionalisierung" der Medizin Nachdruck zu verleihen, indem er die Verantwortung für die Gesundheit an die Gesellschaft zurückgibt. In der Vorstellung Illichs bedeutet die Gesellschaft eine romantische Version von Lévi-Strauss' kleinen Eingeborenenstämmen.
Wenn populäre Propheten wie Illich für ihre eigenen Zwecke nützliche Ideen anderer Leute übernehmen und verbreiten, können sie leicht verzerrt werden. Es ist klar, daß in Entwicklungsländern zunächst die Vorsorge eingeführt werden sollte, um Gesundheitsdienste zu planen: Ernährung, sauberes Wasser, Vertilgung krankheitsverbreitender Insekten, Gesundheitserziehung und andere Methoden der primären Prävention. Die zweite Grundlage ist ein einfacher, aber universeller Dienst, der auf den genannten Voraussetzungen basiert und der nicht von Ärzten, sondern von speziell geschulten Helfern ausgeführt wird. Sie sollten selbst Teil der Gemeinschaft sein, der sie dienen. Solche zweckmäßigen Einrichtungen sind in China, Kuba und dem ländlichen Tansania

entwickelt worden. Die Kosten der individuellen kurativen Medizin mit ihrer ständig teurer werdenden Technologie sollte die Planung der Dienste nicht allein bestimmen. Einige Entwicklungsländer sind über die ersten Schritte schon hinausgekommen. In unseren Bereichen gibt es sauberes Wasser und auch ausreichend Nahrung. Unsere primären Präventionsprobleme befassen sich mit Themen wie Umweltverschmutzung, Zigarettenrauchen, Verkehrsunfällen, Übergewicht und Alkoholismus. Mit dem Einsatz erheblicher Geldmittel könnten wir – das ist aber nicht sicher – erreichen, daß die Lebenserwartung um einige Jahre verlängert würde. Die Unfallverhütung ist eine der wenigen Faktoren, die junge Leute betreffen können. Länder, die z. Z. als Entwicklungsländer gelten, werden sich möglicherweise später mit denselben Problemen befassen. Was wir von ihnen lernen können, ist die Anpassung der Versorgungsdienste an die vorhandenen Geldmittel. Darüber muß erst intensiv öffentlich diskutiert werden, ehe Politiker das Ergebnis in ihre Programme aufnehmen können.

7.8 Vorsorge ist besser als Heilung

Beatrice Webbs erster Grundsatz ist immer noch gültig: Vorsorge ist besser als Heilung. Es gibt drei Formen von Vorsorge: erstens die Bekämpfung einer Krankheit, wenn sie gerade auftritt; zweitens die Entdeckung einer Erkrankung im ersten Stadium, um die Entwicklung von chronischen Residualsymptomen zu begrenzen; und drittens die Verhütung von weiteren Behinderungen, wenn klinische Beeinträchtigungen unvermeidlich sind.
Die primäre Verhütung der schweren endogenen Psychosen ist noch nicht systematisch durchführbar, da wir über ihre biologischen oder sozialen Ursachen nicht genügend wissen, um festzustellen, welche Menschen anfällig sind, und um früh genug etwas dagegen unternehmen zu können. Eine 20-Jahresstudie über Kinder von schizophrenen Eltern, die noch nicht abgeschlossen ist, mag einige relevante Informationen geben. Wir wissen inzwischen, daß viele Menschen mit einer schizophrenen Erkrankung in der Jugend Verhaltensstörungen gehabt haben (Watt u. Lubensky 1976). Selbst wenn ein genauer Vorhersagetest entwickelt werden könnte, ist es nicht klar, was man unternehmen könnte, um

den Beginn zu verschieben oder zu verhindern. Keine der Familientheorien bietet irgendeinen speziellen Vorschlag an. Pasamanick (1961) stellt eine Theorie auf, die sich mit einem „Kontinuum reproduzierbaren Unglücks" befaßt. Er behauptet, daß gewisse vermeidbare perinatale Abnormitäten, beispielsweise solche die von Ernährungsstörungen herrührten, das Risiko der Schizophrenie und anderer psychiatrischer Erkrankungen erhöhen könnte. Für solch ein Argument gibt es statistische Hinweise. Um aber eingreifen zu können, braucht man gewöhnlich direktere Beweise. Es ist unnötig, zusätzlich zu begründen, daß man während der Schwangerschaft Ernährungsstörungen möglichst vermeiden soll. Zu bedenken ist freilich, daß die Verringerung der Säuglingssterblichkeit zu einem Anstieg des Down-Syndroms geführt hat. Bei der Idee der primären Verhütung sollte man auch die Holzwege kennen, besonders wenn es sich um eine schwere psychiatrische Erkrankung handelt, da viele Leute sonst gutgläubig darauf hereinfallen. Da die sozialen Faktoren bei der Verursachung psychischer Erkrankungen sehr wichtig sind, ist die Versuchung groß, den einzig richtigen Weg in der Veränderung der sozialen Faktoren zu sehen. Darunter kann man einen radikalen Umsturz verstehen, andererseits kann es beispielsweise die Veränderung der Familienbeziehungen bedeuten, wenn psychische Erkrankungen lediglich als Manifestationen interpersoneller Störungen verstanden werden. Zwischen diesen beiden Möglichkeiten liegt ein Spektrum anderer Alternativen. Solche Theorien müssen Schaden anrichten, wenn sie nur auf der Verleugnung von Beeinträchtigungen begründet sind, statt den Versuch zu propagieren, diese zu vermindern, zu begrenzen oder abzuwenden. Es ist natürlich oft notwendig, auf die Probleme der interpersonellen Beziehungen zu achten, wenn ein Familienmitglied an einer Schizophrenie erkrankt ist. Wenn man aber die Schizophrenie lediglich als eine der Formen, in welcher diese Beziehungen manifestiert werden können, definiert, so bedeutet das die Aufgabe der Hoffnung, helfen zu können. Wenn man einer solchen Familie eine neue Wohnung gibt, mag das eine sehr nützliche Maßnahme sein und manchmal genügt das auch. Gelegentlich hört man die These: „Die beste Art, psychische Gesundheit herzustellen, ist die Wohnungsbeschaffung mit all dem Geld was wir erübrigen können", doch die Vorstellung, daß die Schizophrenie in einer Ge-

sellschaft verhütet werden kann, in der jeder eine schöne Wohnung bekommt, gehört in den Bereich der Phantasie. Der Wohlfahrtsstaat in England war größtenteils auf einer Vorstellung von Beatrice Webb begründet, daß nach Abschaffung der Armut auch viele Erkrankungen, Behinderungen und Elend verschwinden würden. Die Armut, mit der sie sich befaßte, bezog sich auf die sehr niedrigen Löhne, die die Arbeiter bekamen. Viele, die im gegenwärtigen Reichtum unserer Gesellschaft leben, können sich nicht vorstellen, wie sie in der Viktorianischen Zeit gelebt hätten. H. Mayhew beschrieb in *London Labor and the London Poor,* wie eine Prostituierte ihm folgendes erzählte: „Leute wie ihr haben Ehre, Charakter, Gefühle usw. Ihr könnt nicht verstehen, wie all das aus Leuten wie mir herausgeprügelt wurde. Ich habe keine Gefühle. Ich bin daran gewöhnt. . . . und mag nicht leben. Aber das Sterben ist mir auch zu gleichgültig, als daß ich mich selbst umbringen würde".
Allgemeine Ausbildung, Wohngeld, Staatliche Krankenversicherung, Rente, Unterstützung bei Arbeitslosigkeit und Wohlfahrtsunterstützungen haben viel geleistet, um Armut und ihre krankmachenden Auswirkungen zu vermeiden. Die Armut, die heute noch existiert, pflegt sich auf bestimmte Gruppen von Benachteiligten zu konzentrieren: große Familien, Langzeitarbeitslose, alte Menschen, Kranke und Behinderte. Es gibt Gegenden, in denen die Armut besonders sichtbar wird, obgleich bekannt ist, daß die meisten Menschen in solchen Gebieten nicht unter dem Existenzminimum leben. Nach nationalen Maßstäben leben die meisten armen Menschen nicht in solchen Gebieten (Rutter u. Madge 1975). Die „Stadtentwicklungsprojekte", wonach Großstadtzentren mit zurückgehendem Wirtschaftsanteil Sondermittel zur Verfügung gestellt werden sollten, haben sich nicht als sehr erfolgreich erwiesen. Diese Probleme müssen auf regionaler oder nationaler Basis angegangen werden. Alternative Strategien der Lohnstabilität oder Arbeitsplatzbeschaffung in Gegenden mit starker Unterbeschäftigung sind hierfür vorgeschlagen worden.
Untersuchungen aus einem Obdachlosenheim in Camberwell (London) führten zu der Annahme, daß viel von dem Elend der modernen Großstädte komplexe soziale Ursachen hat (Wood 1976). Die Lebensverhältnisse dieser Menschen waren von Anfang an durch das Fehlen von Vorteilen und Privilegien charakte-

risiert, die eine anerkannte Position in der Gesellschaft gewährleisten. Die folgende Beschreibung bezieht sich eher auf die Gruppe als ganze als auf einzelne, gibt aber ein zutreffendes Bild ihrer Lebensumstände: Die Betroffenen kamen gewöhnlich aus kinderreichen Familien, aus armen und engen Wohnverhältnissen und ihre Väter waren meistens ungelernte Arbeiter. Sie hatten in der Schule versagt und kamen selten zu einer Berufsausbildung. Nach Schulentlassung gerieten sie in einen Bereich, wo die Arbeitslosigkeit, besonders bei Ungelernten, sehr verbreitet und wo es schwierig war, eine geeignete Unterkunft zu finden. Viele zogen in andere Städte, um Arbeit zu suchen. Zwischen dem 20. und 30. Lebensjahr gründeten sie nicht, wie die meisten ihrer Gleichaltrigen, eine Familie. Stattdessen wechselten sie ständig die Arbeitsstellen. Sie sparten kein Geld und zahlten auch nicht in eine Rentenkasse ein. Sobald sie beschäftigungslos waren, gingen ihnen sofort die Mittel aus, also mußten sie von der Wohlfahrt unterstützt werden. Viele hatten Vorstrafen, die oft mit Alkoholismus und Vagabundieren in Zusammenhang standen. Zum Zeitpunkt der Studie waren die Rassenvorurteile fast bedeutungslos, sie sind aber seitdem wichtig geworden. Selbst wenn diese Menschen fleißig waren, kamen viele von ihnen in finanzielle Schwierigkeiten, und die Lebensumstände, verbunden mit Trinken und Spielen, brachten sie oft in Notsituationen. Zum ersten Kontakt mit der Aufnahmestelle eines Obdachlosenheims kam es etwa mit 35 Jahren, und einige hielten sich sehr oft dort auf.
Neuerdings hat sich der Altersdurchschnitt dieser bedürftigen Leute noch gesenkt. Ein Bericht über junge Schotten in London aus dem Jahre 1976 beschrieb die Zunahme der Anzahl von jungen Leuten, die aus Glasgow in den Süden gekommen waren, um Arbeit zu finden; sie blieben nicht nur arbeitslos, sondern konnten auch ihre Unterkünfte nicht bezahlen. Es ist kaum zu bezweifeln, daß mit Zunahme der Arbeitslosigkeit in den meisten armen Gegenden auch die jungen Leute mehr und mehr davon betroffen wurden. Es handelt sich dabei nicht nur um die erwähnten benachteiligten jungen Leute, wie sie von Wood beschrieben wurden, die heute gefährdet sind.
Manches läßt sich sicherlich zu einer grundsätzlichen Prophylaxe sagen. Arbeitsplatzbeschaffung für ungelernte junge Leute und die Bereitstellung preisgünstiger Unterkünfte, wo die jungen Leu-

te leben können, nachdem sie ihre Familien verlassen haben, würde die Anzahl derer vermindern, die herumziehen, um Arbeit zu suchen, und die zehn Jahre später verkommen sind. Das könnte zum Teil Alkoholismus, Depression und andere Schäden verhüten. Bedauerlicherweise hat man nicht beweisen können, daß eine Arbeitslosenunterstützung hier Abhilfe schaffen kann. Ein kürzlich erschienener OECD-Bericht zeigt in Europa und in Amerika wenig Korrelation zwischen der Arbeitslosenunterstützung und den Merkmalen der Armut. Das kann bedeuten, daß das Geld oft den falschen Weg geht und nicht die Unterbezahlten, Arbeitslosen, kinderreichen Familien und Behinderten erreicht. Ebenfalls sollte man erwähnen, daß es für diejenigen schwer war, die das neue Armengesetz geschaffen haben, diese Klippen zu umschiffen. Ein Sozialausgleich für einen Arbeitslosen mit großer Familie kann bewirken, daß er gar nicht versucht, Arbeit zu bekommen. Das würde besonders die betreffen, die keine Berufsausbildung haben und keine Chance, solche Arbeit zu bekommen, die Anerkennung schafft.
Es ist noch ein anderer Gesichtspunkt zu beachten. Viele chronisch Obdachlose in Camberwell sind psychisch krank, körperlich krank oder erwerbsunfähig (Tidmarsh u. Wood 1972). Natürlich bringt das Leben der Verarmten und Notleidenden die Gefahr von körperlichen Erkrankungen und psychiatrischen Erkrankungen, besonders Alkoholismus und Depression, mit sich. Menschen, die lange in Kliniken, Gefängnissen, Pflegeheimen, Asylen oder Aufnahmestellen waren, sind oft ohne festen Wohnsitz und einzeln lebend. Sie gehören nirgends hin und sind nach langer Zeit der Arbeitslosigkeit unfähig, mit den täglichen sozialen Problemen umzugehen (Hewett et al. 1975, Mann u. Cree 1976). Die beschützenden Einrichtungen stellen eine Alternative zu ihrer Notsituation dar. Es ist leicht erkennbar, was geschieht, wenn Untüchtige entlassen werden. Sie vagabundieren auf den Straßen und landen in Elendsquartieren, oder ihre Sozialunterstützung wird ihnen von Hotelbesitzern abgenommen.
Das Problem der Verwahrlosung muß auf der ganzen Linie und nicht nur an seinen Anfängen angegangen werden. Die Verwahrlosung hat viele Ursachen und sie ist nicht nur durch Unterbringungs- und Beschäftigungspläne zu verhüten. Körperliche Leiden, psychische Erkrankungen und Erwerbslosigkeit sind weitere

Faktoren, die in Verbindung mit sozialen Benachteiligungen es dem Menschen unmöglich machen, der Verwahrlosung zu entgehen. Sekundäre und tertiäre Vorbeugemaßnahmen müssen genauso ernst genommen werden, und wir werden später auf diesen Punkt zurückkommen.

Soweit es leichtere psychiatrische Störungen betrifft, konnten wir in Kap. 3 zeigen, daß sie selten nur auf einzelne Ursachen zurückzuführen sind, und die Vorhersage ist schwierig, bei welchem Menschen welcher Umweltfaktor am stärksten beeinträchtigend wirkt. Im Falle von Unterernährung tragen viele Faktoren zur psychischen Anfälligkeit bei. Wir sollten nicht das Argument der Verursachung psychischer Störungen durch Armut, Arbeitslosigkeit und schlechte Unterkunft verwenden müssen, um soziales Handeln in Gang zu setzen. Man kann andererseits auch auf dem Standpunkt stehen, daß für viele Leute ein ruhiges Leben wichtig ist. Wenn sie schlau genug sind, werden sie eine Lebensmöglichkeit finden, wo sie nicht unter Streß stehen. Aber nicht jeder ist schlau und hat Glück. Viele leben unter Streßbedingungen, wie körperliche Behinderung, psychische Anfälligkeit oder soziale Mißstände, und unterliegen damit einem größeren Risiko zu dekompensieren. Es wäre optimistisch anzunehmen, daß all die unschönen Unterschiede zwischen den Menschen durch soziale Handlungsweisen beseitigt werden könnten.

7.9 Berufliche Rollen der Fachleute

Menschen, die in medizinische und soziale Berufe hineingelangen, sind oft zumindest anfangs von der Idee getragen, anderen bei ihren Problemen zu helfen. Mit wachsender Erfahrung spezialisiert man sich. Das bringt die Gefahr mit sich, einen bestimmten Bereich trotz der Komplexität der gegebenen Probleme zu überschätzen.

Manchmal erfährt man über wichtige Probleme nichts. Es kann sein, daß der Arzt von der schwierigen Wohnungssituation, der unglücklichen Ehe oder von dem schwachsinnigen Kind, das die ganze Nacht schreit, gar nichts hört. Es kommt möglicherweise nur zu Klagen von Schlaflosigkeit, Verdauungsstörungen oder Kopfschmerzen. Das Hauptproblem wird vielfach eher psychologischer als sozialer Natur sein, und es mag in der Einstellung des Menschen zu sich selbst liegen. Man müßte schon ein Romanschriftsteller sein, um eine zufriedenstellende Lösung vorzulegen. Oft besteht der schnellste Weg, Leiden zu verhindern und Funktionen wieder herzustellen darin, daß eine Erkrankung oder eine Beeinträchtigung diagnostiziert und eine wirksame und annehmbare Behandlungsweise empfohlen wird. Die Bedeutung des Terminus psychische Erkrankung oder psychische Beeinträchtigung ist hier nicht spezifisch. Diese Begriffe haben keine direkte Verbindung mit der Verrücktheit im allgemeinen Sinne, obwohl abweichendes Verhalten als Ergebnis einer Erkrankung oder einer Beeinträchtigung vorkommen kann.

Sobald es klar ist, daß die dritte Lösungsmöglichkeit nicht zutreffend ist (Psychotherapie), dann ist es bei den ersten beiden Prophylaxearten nicht unbedingt notwendig, daß der Therapeut ein Arzt ist. Bei der dritten Behandlungsform ist eine medizinische Ausbildung wichtig, aber allgemeine Heilmöglichkeiten und Vorschläge für soziale Veränderungen oder Wohlfahrtsunterstützungen werden oft ebenfalls benötigt. Damit wird lediglich ausgesagt, daß biologische, psychologische und soziale Komponenten in jedem Problem enthalten sind. Das Wesentliche der Diagnose besteht in der Feststellung, welche Kombination von Maßnahmen die wirksamste und wirtschaftlichste ist, um Leiden und Behinderung zu verringern.

In der Praxis kann ein einzelner nicht in allen drei Bereichen gleichzeitig Experte sein. Die Patienten möchten aber gern einer Person ihres Vertrauens, beispielsweise dem Allgemeinpraktiker, ihre Probleme mitteilen. Ärzte bekommen durch ihre Ausbildung Sicherheit in der Stellung medizinischer Diagnosen. Die Fähigkeit, Ratschläge über normale biologische Funktionen und Entwicklungsgeschehnisse zu geben, ist weniger stark ausgeprägt. Mit sozialen und psychologischen Fertigkeiten sind sie am wenigsten vertraut. Wenn Sozialarbeiter und praktische Ärzte in denselben Gesundheitszentren zusammenarbeiten würden, könnten sie viel voneinander lernen, z. B. wie mit Problemen, die sich in der Praxis überlappen, umgegangen wird und wie man die Probleme erkennt, die am wirksamsten von der anderen Berufsgruppe angegangen werden können. Damit könnte viel doppelte Arbeit vermieden werden.

Es könnte sich dabei herausstellen, daß der Überlappungsbereich sehr groß wäre. Jede Berufsgruppe neigt dazu, die eigenen Tätigkeiten zu überschätzen. Wieviel ärztliche Arbeit könnte von einer Schwester durchgeführt werden? Wieviel von der Arbeit der Schwester durch eine Schwesternhelferin; und welche sind die wesentlichen Unterschiede zwischen einem Psychiater und einem klinischen Psychologen? Jeder Berufsbereich meint, daß die wesentlichen Fähigkeiten der anderen innerhalb weniger Monate erlernt werden könnten. Wie wir aus den Experimenten in den Entwicklungsländern gesehen haben, konnte kurzes, konzentriertes und hochspezifisches Training zu einem tüchtigen Praktiker führen, zumindestens in begrenzten medizinischen Bereichen. Das neue Rollenverständnis, das psychiatrische Schwestern in der Verhaltenstherapie und in der Gemeinschaftstherapie chronisch Kranker und Behinderter finden, zeigt, wohin sich die Dinge entwickeln werden. Das Personal von Tageszentren und Heimen könnte in dieser Hinsicht noch besser eingesetzt werden. Je weiter man dabei von der Aufteilung auf spezielle Berufsrollen abkommt, desto größer wird der Wunsch, mehr zu lernen und sich zu spezialisieren. Wenn zunehmende Bürokratisierung und zunehmende Rivalität der Leute, die ähnliches tun, zusammenkommen, sind alle Faktoren für die Schaffung eines neuen Berufsstandes gegeben.
Der Prozeß der beruflichen Entwicklung nimmt in den verschiedenen Teilen der Welt unterschiedliche Formen an, und es scheint nicht von großem allgemeinen Interesse zu sein, eine Vorhersage über die Zukunft der Psychiater zu machen. Jede einzelne Funktion könnte durch eine andere Berufsgruppe übernommen werden. Der Psychiater könnte überflüssig werden, wenn der Allgemeinpraktiker und der Sozialarbeiter wirklich gut ausgebildet wären und wenn sie motiviert wären, sich mit den psychiatrischen Aspekten ihrer Tätigkeit zu befassen. Der Neuropsychiater älterer Art könnte sich mit dem kleineren Teil der stationären Akutpatientenversorgung befassen. Erfahrene Krankenschwestern könnten die Langzeitbetreuung übernehmen. Klinische Psychologen könnten mehr Verantwortung übernehmen, und Altenpfleger könnten sich um alle Dementen kümmern. Zur Zeit stellt der Psychiater den einzigen Berufsstand dar, der die Merkmale dieser Rollen vereinigen kann und der ein Bindeglied zu all denen,

mit der Diagnose, der Behandlung und der Versorgung von psychiatrisch Kranken befaßt sind, darstellen kann. Das ist sicherlich eine befriedigende und sozial nützliche Tätigkeit. Aber um wirklich wirksam zu sein, müssen Psychiater und andere Berufsgruppen in der Lage sein, die richtige Kombination von Maßnahmen für den Einzelfall nicht nur in der Behandlung, sondern auch im Versorgungsdienst, anzugeben.

7.10 Die Zukunft psychiatrischer Versorgungsdienste

Die Zukunft der Psychiatrie vorherzusagen, ist ebenso unsicher wie die Wettervorhersage. Tatsächlich hat jede wichtige psychiatrische Erkrankung vielerlei Ursachen, viele davon sind psychologischer oder soziologischer Natur. Die Versorgungsdienste für Menschen mit psychiatrischen Erkrankungen werden vom sozialen Klima der Zeit geprägt und von den sich verändernden sozialen Prioritäten, die den leichteren und schwereren Erkrankungen gegeben werden. Neuerdings gab es die Entwicklung der antipsychiatrischen Bewegung. Sie hatte eine große Überzeugungskraft trotz des Fehlens von Beweisen für ihre extremen Behauptungen und trotz der vielen Gegenargumente. Diese Bewegung ebbt mittlerweile ab, vielleicht weil sie zuviel zerstörte und auch zuviel versprach. Die Sprache der Revolutionäre wird in unserer Zeit überwiegend in psychiatrischen oder antipsychiatrischen Begriffen ausgedrückt, so wie im 17. Jahrhundert in religiösen oder antireligiösen Argumenten. Die Wirklichkeit der Schizophrenie, der Demenz und anderer schwerer Erkrankungen sind jedoch durch diese Ideen nicht berührt worden, obwohl man einige Zeit lang dazu verführt werden sollte. Wir können zwar nicht weit in die Zukunft schauen, um zu entdecken, welche weiteren sozialen Reaktionen die Entwicklung der psychiatrischen Versorgung beeinflussen werden, wir sollten aber zwei wichtige Funktionen erwähnen: die Bereitstellung von beschützenden Bereichen und die Anwendung von Zwang bei der Einweisung in eine Klinik.
Die offiziellen englischen und amerikanischen Pläne für die Zukunft sehen voraus, daß die gegenwärtigen psychiatrischen Hospitäler durch eine Reihe von Alternativen ersetzt sein werden. Russische Psychiater sind hierüber zutiefst skeptisch. Wir wollen

einmal annehmen, daß ausreichend Geldmittel zur Verfügung stehen, um bei den allgemeinen Krankenhäusern Abteilungen einzurichten, wo akut Kranke behandelt werden können. Auf 100000 Einwohner können wir 50 neue Langzeitpatienten unter 65 Jahren annehmen, die entweder im Hospital, zu Hause oder in unzureichenden Unterkünften untergebracht sind. Wegen der endogenen psychiatrischen Erkrankungen benötigen etwa 30% von diesen (17 auf 100000) die Versorgung im Hospital (Mann u. Cree 1976). Die beste Lösung wäre eine angemessene Unterbringung nahe bei den allgemeinen Krankenhausabteilungen. Diese Patienten würden auf einer hektischen Normalkrankenstation nicht zur Ruhe kommen. Die Angebote des Hospitals könnten wahrgenommen werden, wenn sie entsprechend vergrößert und für die Rehabilitation geeignet wären. Einige Patienten müßten in geschlossenen Abteilungen untergebracht werden, und hierfür wäre eine regionale Einheit günstiger. Solche Abteilungen würden aber zwangsläufig eine größere Gruppe aufzunehmen haben, einschließlich akut kranker Patienten, die für die allgemeinen Krankenhäuser zu schwer gestört sind, sowie chronisch kranke Straftäter, die in Gefängnissen nicht tragbar sind.

Auch bei den unter 65jährigen gibt es organische präsenile Erkrankungen, von denen die meisten keine spezialisierte psychiatrische Behandlung brauchen.

Eine weitere Gruppe ist aus Kranken zusammengesetzt, die sorgfältig überwacht werden sollen, da es sich um chronische schizophrene Beeinträchtigungen handelt; das braucht aber nicht unbedingt in einer Klinik zu geschehen. Diese Menschen brauchen Hilfe, da sie sich nicht selbst versorgen können und herumvagabundieren, ohne an allgemeine Gefahren oder soziale Verantwortung zu denken. Sie brauchen keine spezialisierten medizinischen oder pflegerischen Dienste, sondern Tag und Nacht Hilfe und Überwachung. Das könnte in Tages- und Nachtkliniken geschehen, zwischen denen man sie hin- und herbringen müßte. Das Haus, in dem sie sich tagsüber aufhalten, sollte von einer geschützten, parkähnlichen Anlage umgeben sein, in der der Patient ungesehen spazierengehen kann. Auf 100000 Einwohner würden mindestens 15 Plätze dieser Art gebraucht.

Eine ähnliche Zahl von Plätzen wäre in weniger beaufsichtigten Unterkünften, wie z. B. Wohngemeinschaften, erforderlich. Hier könnten Menschen für sich selbst sorgen, die sonst als neue Langzeitpatienten sich in psychiatrischen Kliniken aufhalten würden. Weiter wären Plätze notwendig für Patienten mit besonderen zusätzlichen Leiden, die sich gegenwärtig in den großen psychiatrischen Hospitälern aufhalten. Dabei handelt es sich um Blinde, Taube, Epileptiker und Schwachsinnige, bei denen man gleichzeitig die Diagnose Psychose gestellt hat. Diese Diagnose mag früher gerechtfertigt gewesen sein, aber nachdem man die psychiatrischen Störungen behoben hat, ist es kaum möglich, eine angemessene Unterkunft für sie zu finden.

Alle diese Erfordernisse liegen außerhalb dessen, was z. Z. vorhanden ist, und die Bedarfsschätzung orientierte sich am Minimum. Sogar das Doppelte könnte erforderlich sein. Diese Schätzungen sind recht hypothetisch. Wenn die großen psychiatrischen Kliniken geschlossen werden, müssen ihre Funktionen aber auf andere Weise gewährleistet sein.

Die Hauptgründe für das Leben in einer geschützten Umgebung sind nahezu immer sozialer Art, da die meisten psychiatrischen Untersuchungen und Behandlungen eine stationäre Aufnahme nicht erforderlich machen. Abgesehen von den medizinischen Maßnahmen sind die Hauptfunktionen Überwachung, aktive Rehabilitation und Schutz, einschließlich Langzeitüberwachung. Diese können am besten in einem Krankenhaus durchgeführt werden. Wenn erst einmal die akuten Symptome gebessert sind, verbleiben oft Residualsymptome, beispielsweise Verlangsamung und Abkapselung bei der Schizophrenie. Ferner besteht eine Empfindlichkeit gegenüber vielen Außenreizen: oft recht klar voraussehbar bei der Schizophrenie, bei häufig wiederkehrenden affektiven Psychosen und bei schweren Kernneurosen. Eine Entscheidung über die Entlassung muß sorgfältig abgewogen werden unter Berücksichtigung der Wünsche des Patienten und der sozialen Umstände. Wenn der Patient zu früh entlassen wird, kann die Rückfallgefahr hoch sein. Zuversicht und Motivation gehen dann verloren, und negative Vorurteile werden entsprechend größer. Wenn der Patient andererseits zu lange stationär verbleibt, wird er vielleicht den Schutz des Hospitals zu hoch schätzen und Angst haben, entlassen zu werden. Rehabilitation während des stationären Aufenthalts, wobei die persönlichen Umstände des Patienten noch geklärt werden können, kann nützlicher sein als die Entlassung in eine andere Pflegestätte. Die Aufsicht über schwere Verhaltensstörungen als Funktion des Hospitals wird nicht in Frage zu stellen sein, zumindest nicht von jemandem, der diese Aufgabe übernehmen möchte. Das ist eine traditionelle pflegerische Funktion. In den beschützenden Unterkünften muß auch eine medizinische Komponente gewährleistet sein, um Verschlimmerungen der Erkrankungen zu verhüten. Psychiatrische Beeinträchtigungen werden häufig durch die Umgebung mitverursacht; medizinische und soziale Aspekte der Versorgung sind so stark miteinander verzahnt, daß sie in der Praxis kaum unterscheidbar sind. Andere äußerliche Gründe für das Verbleiben eines Patienten für eine gewisse Zeit im Hospital, bestehen darin, den Angehörigen eine Erholungspause zu geben, den guten Willen und das Vertrauen des Patienten zu erhalten und die Schwierigkeiten anderer Versorgungseinrichtungen damit zu überbrücken.

Die Diskussion im vorhergehenden Absatz könnte auch anders herum geführt werden. Man kann zeigen, daß einige nichtstationäre Einrichtungen auch erfolgreich sind, wenn sie schwer gestörte Patienten behalten. Psychiater können erfolgreich beraten, wenn der Behinderte nicht im Hospital lebt und wenn die sozialen Komponenten in der Rehabilitation und in der Bereitstellung von Schutzfunktionen genauso wichtig genommen werden wie die medizinischen.

Im praktischen Handeln liegen immer medizinische und soziale Komponenten nebeneinander. Die Überschneidungen dieser beiden Bereiche im Einzelfall erschweren die Bestimmung, wo die medizinische Verantwortung endet und wo die soziale anfängt. Leider ist gerade die Aufspaltung künstlich, die die administrative Trennung von medizinischer und sozialer Hierarchie verlangt. Man kann Integration predigen oder Verbindungskomitees und multidisziplinäre Teams einsetzen, trotzdem gibt es eine fatale Tendenz zum Schubladendenken und -handeln. Das hat dazu geführt, daß soziale Prozesse in der klinischen Praxis manchmal verleugnet wurden, während Beeinträchtigungen und spezielle Empfindlichkeiten bei der Sozialtherapie übersehen wurden. Eine Übertragung der Verantwortlichkeit verewigt diese Barriere lediglich und bewirkt Nachteile für den anderen. Eine effektive Versorgung sollte sich eher nach den Bedürfnissen eines Kranken richten als nach den Feinheiten verschiedener Verwaltungen.

Dieses Prinzip bezieht sich auf sämtliche Unterbringungsmöglichkeiten, hierin sind Krankenhäuser eingeschlossen, für die, die sich langsam von der psychiatrischen Erkrankung erholen, für die, die eine übergangsweise Rehabilitation vor der Entlassung benötigen und für die, die wegen ihrer Verhaltensstörungen Überwachung brauchen. Das schließt auch die Wohngemeinschaften ein, für die, die eine Supervision benötigen, aber doch enger mit dem täglichen Leben in der Gemeinschaft verbunden sind. Dazu gehören auch weniger überwachte, aber immer noch teilweise geschützte Unterkünfte in kleinen Gemeinschaften, in möblierten Zimmern oder Familienunterkünften. Ebenfalls ist ein großes Freizeitangebot notwendig.

Die Überlappung der Rollen von Krankenschwestern, Tageszentren- und Heimleitern, von Gemeindeschwestern und Sozialarbeitern, von Psychiatern und Allgemeinpraktikern, von Beschäftigungstherapeuten und Arbeitstherapeuten, ist für jeden selbstverständlich, der die gesamten Versorgungsdienste kennt, die durch diese scheinbar unterschiedlichen Berufe abgedeckt werden. Der Beitrag des Psychologen zur Behandlung von Verhaltensstörungen und Behinderungen wird nun deutlicher, aber grenzt sich nicht scharf von den Tätigkeiten aller anderen ab.

Die Aufspaltung kann etwas abgeschwächt werden, wenn auf höchster Ebene in den Komitees der Gesundheitsversorgung und des Sozialdienstes dieselben Leute tätig sind und wenn die höchsten Beamten der beiden Hierarchien gegenseitiges Stimmrecht erhalten. Das Personal der Sozialdienstabteilung, das sich auch mit psychisch Kranken und Behinderten befaßt, sollte natürlich eine spezielle Ausbildung haben. Schließlich sollten die Hospitäler veranlaßt werden, Heime und Wohngemeinschaften für chronisch Behinderte einzurichten, die eine medizinische Langzeitbetreuung benötigen, aber doch ein eigenes Heim haben möchten. Wenn das Hospital im Zentrum des Einzugsgebiets liegt und ein Haus an der Peripherie mit der Haustür zu einer öffentlichen Straße und dem Hintereingang zu einem privaten Garten, so wäre das eine gute Lösung.

Verschiedene Modelle der geschützten Versorgung müssen untersucht und einem Experiment unterzogen werden. Beispielsweise

könnten mehrere Einrichtungen für Behinderte mit normalen Wohnbereichen, Krankenhäusern und Behörden, funktionell verbunden sein. Mehrere nebeneinanderliegende Häuser mit größeren Gärten in einer guten Gegend, können mit anderen, zu Fuß oder mit dem Bus erreichbar, verbunden werden. Solche Einheiten könnten eine Menge von Funktionen für viele behinderte Menschen wahrnehmen, wobei eine häusliche und menschliche Atmosphäre bewahrt bliebe. Das Personal würde ausreichen, Kommunikation und Beobachtung vorzunehmen und das Training zu erleichtern. Die Verbindung mit Verwandten, Freunden und wohlgesonnenen Nachbarn wäre gut möglich. Die familiäre Fürsorge, wie sie besonders im holländischen Modell (Wing 1957) erfolgt, sollte ebenfalls in Betracht gezogen werden.
Es wäre sehr schade, wenn die Gelegenheit der kreativen Entwicklungsmöglichkeiten versäumt würde zugunsten einheitlicher Blocks gleich aussehender Zementhäuser im ganzen Land. Vielleicht sind damit nun Ideen für Erneuerungen der gegenwärtigen psychiatrischen Versorgung für chronisch Behinderte oder rückfallgefährdete Patienten vorgetragen worden, ohne daß die Hilfe darunter leidet. Wenn keine dieser Reformen möglich sein sollte, dann sollten wir uns wenigstens zum Ziel setzen, daß unsere gegenwärtige Versorgung nicht schlechter wird.

7.11 Die Frage der Verantwortlichkeit

Eine zweite wichtige Funktion der psychiatrischen Kliniken besteht in der Sorge für Menschen, die vorübergehend wegen ihrer psychischen Erkrankung als nicht verantwortlich gelten. Ehe wir entscheiden, ob diese Funktion unnötig ist, sollten wir die Frage der Verantwortlichkeit diskutieren. Wir versuchen alle, uns gegenseitig bezüglich Meinung und Verhalten zu beeinflussen. Bei dem allgemeinen Geben und Nehmen in der Sozialinteraktion nimmt man an, daß die meisten Menschen für sich selber sorgen können, aber trotzdem hat man es für nötig befunden, eine Reihe einschränkender Gesetze zu erlassen, um beispielsweise den Verbraucher gegen einen skrupellosen Verkäufer zu schützen. Ein Kind auf der Straße, ein junger Schwachsinniger oder eine alte demente Dame würden in diese Kategorie fallen. Selbst wenn man sie gar nicht kennt, würde man schnell aus ihrem Verhalten herleiten können, daß sie nicht voll verantwortlich sind und der Betreuung bedürfen, damit sie nicht in Situationen kommen, die ihnen schaden. Wir könnten irgendeine Art von Theorie der Unreife, Krankheit oder Beeinträchtigung annehmen, obwohl diese nicht expliziert vorliegt.

Ähnliches liegt vor, wenn jemand ein unsinniges Testament macht, über sein Vermögen unvernünftig verfügt oder in einer Weise handelt, daß er anderen Leuten schadet. Ein großes Problem tritt jedoch in solchen Fällen auf, wo der Zustand zwischen voller Verantwortlichkeit und teilweiser oder fehlender Verantwortlichkeit wechselt. Das kann im Verlaufe von vielen psychiatrischen Erkrankungen auftreten, bei der Manie, bei der schweren Depression, bei der Schizophrenie und im Delirium.

In Großbritannien braucht kein Gericht in die Entscheidung einbezogen zu werden, ob jemand, der als psychisch krank gilt, zwangseingewiesen werden muß. Das Gesundheitsgesetz von 1959 wurde als fortschrittliche Gesetzgebung angesehen, da es die früheren Vorschriften abschaffte, nach denen der Magistrat zu allen Entscheidungen außer zu Noteinweisungen zugezogen werden mußte. Stattdessen gibt es seit 1959 eine Revisionsstelle für psychische Gesundheit, die eingeschaltet werden kann (Tribunalsystem). Das Tribunalsystem ist in den verschiedenen Gegenden unterschiedlich gehandhabt worden. Die Anträge waren eher erfolgreich, wenn der Patient von einem Anwalt vertreten wurde (Greenland 1970). Es hat Fälle gegeben, in denen die medizinischen Vorschläge ignoriert und der Patient dann entlassen wurde, was üble Folgen nach sich zog. Das System könnte verbessert werden, wenn sichergestellt würde, daß jeder zwangseingewiesene Patient regelmäßig einer Kommission vorgestellt wird, der Patient sich selbst vertreten kann und wenn klare Kriterien für die Fortsetzung des Aufenthaltes festgelegt werden.

Das Problem der akuten Noteinweisung unter Zwang ist schwieriger. Die Entscheidung, ob der Patient für sich selbst oder andere eine Gefahr darstellt, und die Entscheidung über Einsichtsfähigkeit und Schwere der zugrundeliegenden psychischen Erkrankung, fällt in das Aufgabengebiet des Arztes. Man hat behauptet, daß der Einweisungsvorgang manchmal nicht sorgfältig genug gehandhabt würde. Die Abfassung der diesbezüglichen Abschnitte des englischen Gesetzes über die psychische Gesundheit läßt keinen Zweifel daran, daß der Arzt entscheiden muß, wieweit ein besonderer Aspekt des Verhaltens eines Patienten Ausdruck einer Erkrankung ist und nur, wenn er sich selbst davon überzeugt hat, daß ein Patient psychisch krank ist, sollte er einer Einweisung zustimmen. Aber bei schizophrenen Patienten, deren Zustand wechselt und deren antisoziales Verhalten ohne floride Symptome besteht, ist es das Verhalten, das die entscheidenden Hinweise auf seine psychische Erkrankung liefert. Der Psychiater kann sich an sehr strenge oder an flexiblere Kriterien halten, wenn er seine Entscheidung trifft und bezieht auch die Information von anderen Leuten mit ein. Die Entscheidung kann für den Patienten und für seine Angehörigen ganz anders aussehen. Etwa 17% der Einweisungen in englische psychiatrische Kliniken geschehen zwangsweise. In einer Gegend liegt die Höhe um 5%, so daß man weiteren Fortschritt erwarten kann. Viele Einweisungen erfolgen nur für einige Tage. Eine grundsätzliche Veränderung im Englischen Recht wäre nicht notwendig. Eine nützliche Erneuerung könnte aber in einer verbesserten Rechtsberatung liegen. Dazu würden erheblich mehr entsprechend ausgebildete Rechtsanwälte gebraucht als bisher.

Die Kritik an den Psychiatern hat zwar schon zu einer Verringerung der Zahl zwangseingewiesener Patienten geführt; wie oben erwähnt, zeigt die Situation in den USA und in Großbritannien jedoch, daß dies oft nicht eine Stärkung, sondern eher eine Beeinträchtigung der bürgerlichen Rechte des Patienten zur Folge gehabt hat. Insbesondere dann wird eine Einschränkung der Fall sein, wenn der Widerstand gegen eine Zwangseinweisung aus irrelevanten ideologischen Gründen erfolgt (nachdem der Betroffene überredet wurde, daß es „psychiatrische Erkrankungen gar nicht gibt") und wenn Verwandte, die eine Einweisung verlangen, zwangsläufig voreingenommen sind.

Möglicherweise können diese Begleitumstände vermieden werden, sobald ein Rechtsanwalt mit dem jeweiligen Problem vertraut ist und von sich aus beurteilen kann, was geschieht, wenn ein Patient ins Krankenhaus eingewiesen (oder nicht eingewiesen) wird. Im übrigen sind die Psychiater selbst von der allgemein herrschenden Auffassung natürlich nicht unbeeinflußt. Es gibt Berichte von Angehörigen, daß sie für Menschen, die sich selbst nicht helfen können, keine Hilfsmöglichkeiten bekommen konnten:

Sechs Wochen nach seiner Entlassung merkte ich, daß mein Sohn wiederum krank wurde. Ich nahm Kontakt zu einem Sozialarbeiter auf, der mit der Sache vertraut war und bat ihn, sich meinen Sohn anzusehen. Er hat sich glattweg geweigert, indem er mir sagte, daß die Person, die krank sei, sich selber an ihn wenden müsse und daß von einem Angehörigen oder Freund nichts unternommen werden könne... Mein Sohn wurde im Laufe der Ereignisse festgenommen und durch Gerichtsbeschluß in ein psychiatrisches Krankenhaus zwangseingewiesen, aber er ist dreimal aus der Klinink weggelaufen und hält sich immer noch außerhalb auf. (National Schizophrenia. 1974)

Ein anderer Patient wurde in die Aufnahmeabteilung eines psychiatrischen Krankenhauses gebracht, da seine Frau sagte, er sei überaktiv, euphorisch und schlaflos, und er sei im Begriffe, die gesamten Ersparnisse für irgendwelche grandiosen und unmöglichen Pläne auszugeben. Sie hielt seine Ansicht für völlig unvernünftig. Sie fürchtete sich vor seiner Gewalttätigkeit, wenn sie seine Pläne durchkreuzte, obwohl das nicht ihre Hauptsorge war. Zweimal vorher schon hatten sich ähnliche Symptome in eine volle manische Erkrankung entwickelt. Da er aber überzeugend das Krankhafte vor den Ärzten verleugnete, wurde er nicht zwangseingewiesen, bevor er nicht sein kleines Geschäft ruiniert und sich in der Öffentlichkeit sehr auffällig verhalten hatte. Die Einweisung ins Hospital war ein erniedrigendes Erlebnis, da es vor den Augen aller Nachbarn stattfand. Auf die Behandlung hatte er in beiden Phasen gut angesprochen, und danach tat ihm der Ärger, den er bereitet hatte, sehr leid. Im übrigen war die eheliche Situation stabil. Nun bat die Frau, daß er früh genug eingewiesen würde, damit es nicht zum dritten Mal zu solchen Ereignissen käme. Er hatte sich während des Interviews gut in der Kontrolle, leugnete alle Symptome und lehnte eine freiwillige Einweisung ab. Der Psychiater hielt eine zwangsweise Noteinweisung nicht für indiziert, und der Patient wurde tatsächlich erst nach einer weiteren Woche eingewiesen, nachdem er wiederum alle Ersparnisse verschleudert hatte.

Eine kürzlich durchgeführte Untersuchung über den Tod einer Krankenschwester, die erstochen worden war, als sie versuchte, einen freiwillig gekommenen Patienten zu überreden, in eine ge-

schlossene Station hineinzukommen (der Patient war früher schon gewalttätig gewesen), kam zu folgendem Schluß: „Indem die Gesellschaft psychisch Kranken ihre Freiheit läßt, gibt sie ihnen auch die Freiheit, krank zu bleiben, die Freiheit, Behandlung abzulehnen und die Freiheit zur psychischen Selbstzerstörung". Wenn die Gesellschaft darauf besteht, daß alle anderen Erwägungen, einschließlich der Rechte der Mitmenschen, einem übergeordneten Freiheitsbegriff bei schwer psychisch kranken Menschen unterstellt werden, dann würden selbst alltägliche Entscheidungen ohne einen Rechtsanwalt unmöglich werden. In den USA ist es heute gut möglich, an einen Psychiater zu geraten, der es ablehnt, einem Verwandten Ratschläge zu geben, was bei einer Schizophrenie des Angehörigen zu tun sei. (Jemand will beispielsweise ein gemeinsames Schlafzimmer nicht benutzen, da er überzeugt ist, die Nachbarn würden Gas unter das Bett leiten.) Die Begründung, die gegeben wird, lautet: Wenn der Betroffene nicht selbst um Hilfe bittet, dann besteht auch kein Problem. Wenn der Angehörige letzten Endes die Situation nicht ertragen kann, muß einer von beiden das Haus verlassen, meistens derjenige, der klagt, und das ist der Angehörige. Es ist aber tatsächlich möglich, nützliche Hinweise zu geben, um eine Zwangseinweisung zu verhindern. Psychiater mit Laissez-faire-Haltung sind überzeugt, daß sie liberal, aufgeklärt und human sind. Sie halten die Bürgerrechte so hoch wie möglich im Interesse eines theoretischen Durchschnittsklienten, selbst wenn offensichtliche Symptome verleugnet werden müssen, um die Fiktion, jedermann sei voll verantwortlich, aufrecht zu erhalten. Wer für Kranke, Behinderte und ihre Angehörigen, die nur helfen wollen, Mitgefühl hat, den erinnert diese Haltung an das Wort Kains: „Ich bin nicht meines Bruders Hüter". Die Vorstellung, daß Zwang nur dann eingesetzt werden sollte, wenn der Patient eindeutig gefährlich ist, kann unvereinbar mit den eigenen Interessen und Rechten des Patienten und insbesondere auch mit denen seiner Mitmenschen sein.
Andererseits führt die absolute Annahme, daß jegliches sozial ungewöhnliche und unerwünschte Verhalten als Teil einer Psychose interpretiert wird, um auf diese Weise die Verantwortung des gesamten Menschen auszuschließen, genauso zu schädlichen Konsequenzen. In der Zeitung *Ann Arbor News* vom 3. August 1975 wurde berichtet, daß ein Mann festgenommen worden war, weil

er um Geldmünzen gebettelt hatte. Er trug einen Koffer bei sich, in dem 24087 Dollar in kleinen Scheinen waren. Einige Tage später wies ihn ein Richter in eine psychiatrische Klinik ein, da er „nicht bei Troste" sei. Von seinem Geld verbrauchte er viel für Medikamente und den Klinikaufenthalt, der vom Gericht verordnet war. Außerdem mußte er die Gerichtskosten zahlen. Es handelte sich um eine exzentrische, einzelgängerische Person, die hart arbeitete und karg lebte. Seine einzige Merkwürdigkeit bestand darin, daß er zwanghaft Geld sparte. Es bestand kein Hinweis, daß er irgend jemandem geschadet hätte. Über eine Diagnose wurde gar nicht geredet. Er war „psychotisch", da er „nicht bei Troste war". In der Praxis würde das bedeuten, daß man mit ihm wie mit einem Schizophrenen umging.

Dieser Fall kann verwendet werden, um eine Diskussion der Probleme anzuregen, die im strafrechtlichen Bereich liegen, im Gegensatz zu zivilen Fällen. Angenommen, jemand begeht eine Straftat, wobei die Frage der Schuldfähigkeit zweifelhaft ist, so müssen zwei Probleme geklärt werden. Erstens, ob der Betreffende als vernünftig genug angesehen werden kann, zwischen verschiedenen Handlungsmöglichkeiten zu wählen, bei voller Einsicht in die Konsequenzen. Das zweite Problem befaßt sich mit dem Grad der Wahrscheinlichkeit, ob irgendeine Beeinträchtigung der Urteilskraft durch psychische Erkrankung oder Defekt verursacht wurde.

In schweren Fällen verminderter Urteilsfähigkeit wird es unmöglich sein, die beiden Zentralprobleme zu trennen. Jemand, der schwer psychotisch erkrankt ist, infolge eines akuten Deliriums, einer Manie oder Schizophrenie, wird eine erhebliche Verminderung seines Urteilsvermögens haben. Dieses trifft jedoch nicht für geringere Schweregrade zu, wenn nämlich die Zurechnungsfähigkeit durch Alkohol, Dummheit, Eifersucht oder durch die Kombination solcher Faktoren beeinträchtigt ist, dann ist die Annahme einer psychischen Erkrankung gewöhnlich nicht möglich. Selbst wenn der einzelne in „blinder Wut" gehandelt hat, nimmt man an, daß er seine Handlungen hätte kontrollieren können.

Das ist der Punkt, an dem es zur Kontroverse kommen kann. Wenn beispielsweise jemandes politische Überzeugung in Frage gestellt wird (angenommen, er hat aus politischen Motiven ein Verbrechen begangen), dann könnte der Begriff „Psychose" verwendet werden, um seine abweichende Überzeugung als psychische Erkrankung zu unterstellen. Jemand, dessen Zurechnungsfähigkeit in Frage steht, kann zwangseingewiesen werden, weil man das für einen Hinweis auf Psychose hält, umgekehrt gilt jemand mit einer leichten Psychose oft als beeinträchtigt hinsichtlich seines Zurechnungsvermögens. In beiden Fällen kann die Interpretation des Begriffs Psychose nach dem Ermessen des Gerichts einem psychiatrischen Sachverständigen vorbehalten bleiben, der einerseits durch äußere Faktoren, wie politische, ökonomische oder soziale Gesichtspunkte seiner Zeit beeinflußt sein könnte. Arens (1969) meint, daß eine Entscheidung, die 1954 in Washington getroffen wurde und die als Durham-Regelung bekannt wurde, zu weitgehend gewesen sei:

Die gesetzlichen und moralischen Traditionen der westlichen Welt verlangen, daß diejenigen, die aus ihrem freien Willen heraus vorsätzlich... Taten begehen, die das Gesetz verletzen, strafrechtlich für diese Taten verantwortlich sein sollen. Unsere Traditionen erfordern ebenfalls, daß da, wo solche Taten das Produkt einer geistigen Erkrankung oder Defekts darstellen, ... keine moralische Schuld besteht, und infolgedessen kommt es nicht zu einer strafrechtlichen Verantwortlichkeit.

Dieses Urteil war im amerikanischen Recht etwas Neues. Es könnte aber gewisse schädliche Folgen gehabt haben, weil die psychoanalytische Doktrin in der gebildeten Welt populär wurde und leichtere Fälle von Anwälten und privaten psychiatrischen Gutachtern als psychiatrische Krankheit interpretiert wurden, mit der Folge der Nichtverantwortlichkeit. Psychiatrische Kliniken, die das bisher abgelehnt hatten, wurden aufgefordert, eingewiesene „neurotische" Straftäter zu „behandeln". Schließlich fanden sie sich mit den politischen Strömungen ab, die allmählich die Kliniken in Gefängnisse umwandelten.
Arens teilt mit, daß Leute, die schwerer Verbrechen angeklagt waren, in psychiatrische Kliniken eingewiesen wurden, obwohl an ihnen kaum etwas von einer psychiatrischen Krankheit gefunden werden konnte. Manchmal lag auch, wie in dem Fall des amerikanischen Naziführers Lincol Rockwell, eine politische Motivation zugrunde. Der Begriff „psychisch krank" konnte sehr elastisch verwendet werden, wenn außerordentliche Umstände eine Klinikaufnahme besser als das Gefängnis erscheinen ließen.
Weder die private noch die öffentliche Psychiatrie widerstand

diesem Druck. Ein anderer Kritiker amerikanischer Vorgehensweisen (Ennis 1972) hat Fälle herausgestellt, in denen das Gesetz entschied, daß frühere Entscheidungen bezüglich der Verantwortlichkeit, die auf psychiatrischen Hinweisen beruhten, falsch waren. Mechanic (1968) berichtet:

So wie das Etikett „psychisch krank" unter bestimmten Umständen nützlich sein mag, gibt es andere Situationen, wo solch eine Benennung dem Ansehen einer Person schaden kann. Bei vielen Menschen beinhaltet die „psychische Krankheit" die Unfähigkeit, vernünftig und verantwortlich zu handeln, und deswegen sind solche Etikette diskreditierend. Es gibt Beispiele, wo eine prominente Person mit unpopulären Ansichten als psychisch krank bezeichnet wurde, da die Mitmenschen keine andere adäquate Form fanden, damit zurechtzukommen. Dieses Phänomen ist extrem schwierig nachzuweisen, da solche Leute oft Ansichten und Verhaltensweisen haben, die so abweichend sind, daß sie vielen Leuten psychisch krank erscheinen. Es besteht die Gefahr, abweichende Ansichten mit psychischer Störung gleichzusetzen. Es gibt Fälle, wo das Etikett psychische Krankheit für politische oder soziale Zwecke mißbraucht wurde. Beispielsweise wurde ein farbiger Bürgerrechtler unfreiwillig in eine psychiatrische Aufnahmestation in New York geschickt, nachdem er versucht hatte, eine einstweilige Verfügung gegenüber dem Bürgermeister durchzusetzen. Dieser hatte nämlich versäumt, das Gesetz gegen die Rassendiskriminierung anzuwenden. Das war eine deutliche politische Handlung, die den Bürgermeister in Verlegenheit bringen sollte und der Gebrauch der Psychiatrie in dieser Situation war ebenfalls politisch motiviert.

Weitere Beispiele sind ausführlich in Kap. 6 dargestellt. Berühmte englische Fälle scheint es nicht zu geben, bis auf den von William Joyce, der wegen Landesverrates exekutiert worden war. Es kam niemand auf die Idee, seinen geistigen Gesundheitszustand anzuzweifeln, es hätte aber so etwas daraus gemacht werden können. Der Richter Bazelon (1974), der die Durham-Entscheidung getroffen hatte, war in der Folgezeit selbst darüber unzufrieden:

... Ich war für die Zurücknahme der Durham-Entscheidung, da sie in der Praxis nicht erreicht hatte, das Problem der strafrechtlichen Verantwortlichkeit von den Experten abzurücken. Die Psychiater fuhren fort, nur das einfache Ergebnis ihrer Untersuchung in Zusammenfassung mitzuteilen, statt Informationen über den Angeklagten zu liefern, mit denen die Geschworenen das endgültige Urteil über die Schuldfähigkeit selber fällen konnten.

Der Psychiater soll Beweise für die psychische Erkrankung bringen, und zwar so umfangreiche, daß über das gesamte Zustandsbild des Angeklagten informiert wird und dann geurteilt werden kann. Diese Beweise müssen genau und medizinischer Art sein. Es sollte nicht genügen, die Diagnose einer psychotischen Erkrankung zu stellen; in der Tat könnte ein schwerer Angstzustand, eine hysterische Erkrankung oder eine Zwangsneurose theoretisch als ausreichend akzeptiert werden. Die Beurteilung über die Schuldfähigkeit kann auf diese Weise durch das Gericht erfolgen, das ist nicht Sache der Psychiater.
Es verbleiben noch eine Reihe von Schwierigkeiten bezüglich der Feststellung der Verursachung. Beispielsweise gehört es zu der heutigen sowjetischen Praxis, bei einer sich in Remission befindlichen psychiatrischen Erkrankung die Verantwortlichkeit nicht anzunehmen. Meistens ist es so, daß seit der Tat die Erkrankung inzwischen ohnehin gebessert ist. Diese Probleme müssen von den Geschworenen entschieden werden. Eine Regierungskommission aus jüngster Zeit berichtet über das englische Recht (Report of ... 1975) und befürwortet, daß eine schwere psychische Erkrankung, die zur Zeit der Tat vorhanden war oder danach eintrat, schon als ausreichender Grund für das Urteil angesehen wird: „Nicht schuldig wegen nachgewiesener psychischer Erkrankung". Der französischen Praxis entsprechend wird die Frage der Verursachung nicht behandelt. „Es ist theoretisch möglich, daß eine Person an einer schweren psychischen Erkrankung leidet, die ursprünglich nichts mit der Straftat zu tun hat. In der Praxis ist es aber sehr schwierig, sich einen Fall vorzustellen, bei dem man sicher sein kann, daß eine solche Verbindung nicht besteht."
Ist einmal über die Verantwortlichkeit entschieden, so ist es dem Gericht überlassen, welche weiteren Maßnahmen notwendig sind: beispielsweise Freispruch, Entlassung mit Bewährung, Zwangseinweisung in eine normale oder spezielle psychiatrische Klinik mit oder ohne Einschränkung bezüglich der Entlassung. Diese Vorschriften würden die Handlungsweisen, wie sie bei Leonid Pljuschtsch erfolgt sind, nicht sicher ausschließen können. Der Bericht des Komitees für geisteskranke Rechtsbrecher enthält eine Definition der „schweren psychischen Erkrankung". Es gibt verschiedene Unterabschnitte in der Definition, aber jeder enthält einen Begriff, der es den Experten möglich machen würde

zu bezeugen, daß Pljuschtsch einen Wahn hatte (eine Definition des Wahns wird nicht gegeben), wenn das Gericht willens wäre, ihr Gutachten zu akzeptieren. Da vor englischen und amerikanischen Gerichten normalerweise der Verteidiger auf psychiatrische Erkrankung plädiert, tritt dieses spezielle Problem kaum auf. Die Diskussion über die „aggressive Psychopathie" (s. Kap. 3) legt den Schluß nahe, daß die gegenwärtigen Gesichtspunkte nicht ausreichen, diesen Zustand unter den Oberbegriff „psychische Krankheit" aus forensischen Gründen zu stellen.

Ein weiteres Wort ist über das damit zusammenhängende Thema der depressiven Störungen zu sagen. Hier beschädigt sich der Kranke eher selbst als andere, obwohl es auch seltene Fälle gibt, in denen jemand seine Familie tötet. Einige Kritiker haben vorgeschlagen, daß selbst in diesen Fällen Zwangseinweisungen nicht vorgenommen werden sollten, da eine psychische Erkrankung nicht existieren würde. Wenn jemand sich selbst töten möchte, warum soll man das nicht zulassen? Die meisten Menschen, ob medizinisch qualifiziert oder nicht, würden diese Einstellung abstoßend finden. Alles was der Arzt tun kann, ist, dem einzelnen zu helfen, diese Phase der Depression zu überwinden. Es gibt kaum eine Möglichkeit, Menschen davon abzuhalten, sich selbst zu töten, wenn sie es wirklich wollen. Die forensische Praxis wird oft von der öffentlichen Meinung mitbeeinflußt. Zur Zeit sind die Psychiater in Großbritannien und in den USA etwas unter Druck geraten, Patienten *nicht* zwangsmäßig einzuweisen und gegen ihren Willen zu behandeln. Der Druck wird von denen ausgeübt, die an der Zuverlässigkeit der psychiatrischen Beurteilung von Krankheit zweifeln. Wir haben gesehen, daß ihre Zweifel manchmal gerechtfertigt sind. Die Aufgabe, eine bessere Grundlage für Handlungsweisen zu schaffen, bleibt weiterhin bestehen. Künftige Kritiken werden wahrscheinlich gegenteilig lauten. Jeder in der Gesellschaft hat bürgerliche Rechte. Wir nehmen aus humanitären Gründen an, daß sich das Gleichgewicht zu Ungunsten der Benachteiligten in der Gesellschaft verschoben hat; geht die Kritik in diesem Sinne jedoch zu weit, wird eine gegenteilige Reaktion erfolgen. Die öffentliche Meinung wird wahrscheinlich von den Erzählungen über solche psychisch kranke Rechtsbrecher beeinflußt, die nach der Entlassung aus der Klinik erneut anscheinend motivlose Verbrechen begangen haben. In solchen

Fällen wären die meisten Leute dankbar gewesen, wenn diejenigen, die für die Entlassung verantwortlich waren, restriktiver gewesen wären.
Insgesamt können Zwangsmaßnahmen zu streng oder zu milde gehandhabt werden. Meistens hängt es davon ab, wie weit oder wie eng medizinische Konzepte gefaßt werden. Die öffentliche Meinung kann die psychiatrische Praxis in der einen oder der anderen Richtung beeinflussen. Schließlich ist es eine Frage des Vertrauens zu unseren Ärzten, unseren Rechtsanwälten und unseren Gerichten. Das hängt wiederum davon ab, ob wir unserem sozialen System im ganzen Vertrauen entgegenbringen. Können wir das, so kommt es zu einer eingeschränkten Gesetzgebung. Können wir das nicht, dann gibt es viele Beispiele, die zeigen, daß die Gesetze, die die Menschenrechte garantieren, nicht effektiv sind. Es gibt einige Punkte, in denen das englische Recht sinnvollerweise modifiziert werden könnte, grundsätzlich ist es aber annehmbar.

7.12 Strafrechtliche Verantwortlichkeit in der Bundesrepublik Deutschland (P. Hartwich)

Die gesetzlichen Bestimmungen zu den Fragen der Verantwortlichkeit und der Zwangseinweisung bei psychisch Kranken sind in der Bundesrepublik Deutschland anders geregelt als in Großbritannien, in den USA und in der UdSSR.
Der ältere Begriff der *Zurechnungsfähigkeit* im Sinne des § 51 StGB (alte Fassunng) wurde durch die Strafrechtsreform durch den der *Schuldfähigkeit* (§§ 20 und 21 StGB) ersetzt. Die Formulierung im Strafgesetzbuch lautet:

§ 20 StGB Schuldunfähigkeit wegen seelischer Störungen,
Ohne Schuld handelt, wer bei Begehen einer Tat wegen einer krankhaften seelischen Störung, wegen einer tiefgreifenden Bewußtseinsstörung oder wegen Schwachsinns oder einer schweren anderen seelischen Abartigkeit unfähig ist, das Unrecht der Tat einzusehen oder nach dieser Einsicht zu handeln.

In der forensischen Psychiatrie wird besonders die *Zweigliedrigkeit* des Problems der Schuldfähigkeit hervorgehoben (s. z. B.

Langelüddeke u. Bresser 1976). Auf der *ersten Stufe* geht es darum, ob eines oder mehrere von den folgenden vier Merkmalen festzustellen sind:

1. *Krankhafte seelische Störung:* Dazu gehören endogene Psychosen wie Schizophrenien und manisch-depressive Psychosen, körperlich begründbare Psychosen und organische Wesensveränderungen.
2. *Tiefgreifende Bewußtseinsstörung:* Dazu zählen besonders affektive Ausnahmezustände, bei denen die folgenden Kriterien erfüllt sein müssen: die Sinnkontinuität des Handelns ist unterbrochen, die Tat ist persönlichkeitsfremd, und es hat eine Erinnerungslücke (Amnesie) bestanden; meistens kommt es nach Abklingen des Ausnahmezustands zu Ernüchterung, Betroffenheit und tiefer seelischer Erschütterung mit Selbstanklage.
3. *Schwachsinn:* Dieser kann endogen oder infolge eines Hirnschadens zustandegekommen sein; entscheidend ist hierbei der Grad der praktischen Intelligenz und der Lebensbewältigung.
4. *Schwere andere seelische Abartigkeit:* Hierzu gehören schwere Neurosen, schwere Psychopathien und schwere Triebabweichungen (Perversionen).

Auf der diagnostischen Basis der genannten Merkmale ist dann auf der *zweiten Stufe* festzustellen, ob die Einsichtsfähigkeit in das Unrecht der Tat *aufgehoben* (§ 20 StGB) oder *erheblich vermindert* (§ 21 StGB) war. Über die Diagnosestellung hinaus hat der Sachverständige damit die Aufgabe, für die individuelle Täterpersönlichkeit und die Situation der Tatzeit die Frage der Einsichtsfähigkeit gründlich zu überprüfen und den Verlust dieser Fähigkeit dem Gericht plausibel darzulegen. Es ist aber auch möglich, daß trotz Vorliegen der Erkrankungen der Stufe 1 [s. oben 1)–4)] im individuellen Fall und der speziellen Tatsituation eine Beeinträchtigung der Einsichtsfähigkeit nicht belegt werden kann. Damit wird deutlich, daß psychiatrische Erkrankungen, wie beispielsweise die Schizophrenie oder organisch begründbare Psychosen, nicht automatisch die hinreichende medizinische Voraussetzung für die Schuldunfähigkeit darstellen.

Wer nicht schuldfähig ist, wird auch nicht bestraft. Die erheblich verminderte Schuldfähigkeit dagegen hat nur eine Verminderung der Strafzumessung zur Folge und erweitert den Ermessensspielraum des Gerichts bezüglich der im Gesetz festgelegten Mindeststrafen.

Zur Frage der Geschäftsfähigkeit

Die Geschäftsfähigkeit wird in der BRD in § 104 BGB geregelt. Danach ist derjenige geschäftsunfähig, der „sich in einem die freie Willensbestimmung ausschließenden Zustand krankhafter Störung der Geistestätigkeit befindet, sofern nicht der Zustand seiner Natur nach ein vorübergehender ist", ferner sind Kinder und Entmündigte geschäftsunfähig.
Zur geistigen Störung können drei Kriterien angeführt werden (s. hierzu auch Schumann u. Lenckner 1972):

1. *Krankhafte Störung der Geistestätigkeit:* Hierzu gehören endogene Psychosen, körperlich begründbare Psychosen, Schwachsinn; in manchen Fällen Psychopathien und abnorme Erlebnisreaktionen, die letzteren beiden Störungen sind jedoch Ausnahmefälle.
2. *Ausschluß der freien Willensbestimmung:* Das ist der Fall, wenn der freie Wille des Betreffenden von krankhaften Vorstellungen und Gedanken beherrscht und dauernd beeinflußt wird. Beispiele hierfür sind schwere Melancholien und Wahnideen.
3. *Störung als Dauerzustand:* Die krankhafte Störung sollte ein Dauerzustand sein oder zumindest bei einer dauernden Erkrankung periodisch auftreten. Ist die Störung lediglich vorübergehend, so reichen die Kriterien für die psychiatrische Voraussetzung der Geschäftsunfähigkeit nicht aus.

Für kürzere Zustände der beschriebenen Art ist zu überprüfen, ob die *Nichtigkeit der Willenserklärung* (§ 105 BGB) wegen vorübergehender geistiger Störung vorliegt. Hierzu können beispielsweise Fieberdelirien, Bewußtlosigkeit, epileptische und hysterische Dämmerzustände gezählt werden, also Zustände, bei denen das „Bewußtsein in einem solchen Grade getrübt ist, daß die Person Inhalt und Wesen der vorgenommenen Handlung nicht zu erkennen vermag" (Schumann u. Lenckner 1972).

7.13 Zwangseinweisung in der Bundesrepublik Deutschland
(P. Hartwich)

Psychisch Kranke können nach dem *Unterbringungsgesetz* bei bestimmten Voraussetzungen gegen ihren Willen in einem geschlossenen Psychiatrischen Krankenhaus untergebracht werden. In den einzelnen Bundesländern gibt es Abweichungen in Verfahrens- und Detailfragen. Da es keine Rahmenkompetenz des Bundes gibt, sei als Beispiel der Wortlaut des § 11 PsychKG NW angeführt:

Die Unterbringung von Personen, die an einer Psychose, einer psychischen Störung, die in ihrer Auswirkung einer Psychose gleichkommt, einer Suchtkrankheit oder an Schwachsinn leiden, ist nur zulässig, wenn und solange durch ihr krankhaftes Verhalten gegen sich oder andere eine gegenwärtige Gefahr für die öffentliche Sicherheit oder Ordnung besteht, die nicht anders abgewendet werden kann. Die Unterbringung ist auch dann zulässig, wenn nach dem krankhaften Verhalten eine nicht anders abwendbare gegenwärtige Gefahr besteht, daß die betroffene Person Selbstmord begeht oder sich selbst erheblichen gesundheitlichen Schaden zufügt. Die fehlende Bereitschaft, sich behandeln zu lassen, rechtfertigt für sich allein keine Unterbringung.

Die Unterbringung erfolgt *zum Schutz* eines psychisch Kranken, damit er sich nicht selbst beschädigt oder tötet, ferner um eine unmittelbare Gefährdung anderer Menschen abzuwenden. Zuvor ist allerdings zu prüfen, ob die Gefahr nicht auch anders abgewendet werden kann.

Im Gegensatz zu Großbritannien kann die Unterbringung nicht vom Arzt veranlaßt werden, sondern nur vom örtlich zuständigen Amtsgericht. Dabei dient dem Richter das ärztliche Zeugnis als Beurteilungsgrundlage. Der Richter hat dem Unterzubringenden einen Rechtsanwalt beizuordnen. An einem Gerichtstermin nehmen der Patient, Richter, Rechtsanwalt und sachverständiger Psychiater teil. Allein der Richter entscheidet nach Anhörung, ob ein Kranker gegen seinen Willen zwecks Heilbehandlung unterzubringen ist oder nicht.

Bei einer *sofortigen Unterbringung* in besonders dringlichen Notfällen wird der Gerichtstermin innerhalb kürzester Frist in der betreffenden psychiatrischen Klinik nachgeholt. Ist ein Kranker einmal untergebracht, so müssen in bestimmten Abständen erneute richterliche Überprüfungen und Entscheidungen erfolgen.

Zum Schutz des Patienten und zur Kontrolle der psychiatrischen Klinik setzt das Innenministerium eine Besuchskommission ein, bestehend aus je einem Juristen, Psychiater und einem staatlichen Medizinalbeamten (als Beispiel dient hier ebenfalls Nordrhein-Westfalen, s. auch Eberhard 1980). Die Kommission überprüft unangemeldet die Kliniken und ihre Einrichtungen und hat den Auftrag, die untergebrachten Personen anzuhören; ferner kontrolliert sie, ob die besonderen Aufgaben erfüllt werden, die mit der Unterbringung von psychisch Kranken verbunden sind. Die Untersuchungsberichte werden dem Landtag vorgelegt.

Zusammenfassend können wir festhalten, daß allein der Richter mit Hilfe des Zeugnisses eines Arztes nach persönlicher Anhörung des Patienten eine Unterbringung vornehmen kann. Ferner überprüft die Besucherkommission des Innenministeriums kontinuierlich die psychiatrischen Kliniken. Durch diese beiden Maßnahmen soll sichergestellt werden, daß in jedem Einzelfall das Persönlichkeitsrecht des Betroffenen gewahrt bleibt.

Das oben genannte Unterbringungsgesetz bringt für den psychiatrischen Alltag jedoch Probleme mit sich; im Falle der manischen Erkrankung beispielsweise, wie sie auf S. 260 beschrieben ist, würde nach den oben genannten gesetzlichen Grundlagen die Einweisung gegen den Willen des Betroffenen nicht möglich sein, da das Kriterium der unmittelbaren Gefährdung nicht gegeben ist; der finanzielle Ruin würde als Begründung nicht ausreichen. Damit wird wiederum deutlich, wie sorgfältig die Verfahrensweisen geregelt sind, um die persönliche Freiheit des Bürgers, selbst bei Inkaufnahme von Nachteilen für den einzelnen oder die Gesellschaft, in den Vordergrund zu stellen. Trotz dieses Bemühens kommt es immer wieder vor, daß Psychiatern unterstellt wird, sie legten es darauf an, harmlose Bürger unrechtmäßig einzusperren. Diese Vorwürfe beziehen sich manchmal auf den fachlichen Spielraum der ärztlichen Zeugnisse, größtenteils entstehen sie jedoch aus Unkenntnis der Gefahren, die bei schweren psychiatrischen Erkrankungen entstehen können.

8 Traditionen in der Medizin

John Locke unterschied sorgfältig zwischen der häufigeren Verrücktheit im Sinne von Unvernunft und der selteneren Verrücktheit im Sinne des Überwältigtseins durch eine unbeherrschte Leidenschaft. Das ist eine überraschend moderne Unterscheidung, aber Michel Foucault lehnt sie ab. Für ihn ist die Verrücktheit immer eine Form der Opposition gegen etablierte Ansichten. Die Art, wie die Menschen darauf reagieren, hängt von der historischen Epoche ab, in der sie leben. Er nimmt an, daß in der modernen Zeit die Psychiater lediglich Agenten sind, deren heimliche Funktion darin besteht, die kreativen Kräfte der Opposition zu unterdrücken.

Was den allgemeinen Sprachgebrauch betrifft, gibt es so etwas nicht bzw. nicht länger. Die Konstituierung der Verrücktheit als eine psychische Erkrankung am Ende des 18. Jahrhunderts liefert den Beweis für einen abgebrochenen Dialog. Die Benennung (als Krankheit) weist auf die zu dieser Zeit bewußt gewordene Trennung hin und bringt alle – gleichsam ohne Syntax – gestammelten, unvollständigen Worte in Vergessenheit, in denen sich bis dahin der Austausch zwischen Verrücktheit und Vernunft vollzogen hatte. Die Sprache der Psychiatrie, die ein Monolog der Vernunft über Verrücktheit ist, bestand nur aus der Grundlage eines Schweigens [nach Abbruch des Dialogs] (Foucault 1967).

Eine der Haupttendenzen in der modernen Psychiatrie ist auf die Annahme von Lockes Unterscheidung zwischen Verrücktheit (Dummheit, Unvernunft, Deviation) und ungehemmter Leidenschaften (Krankheit) gerichtet. Psychiater dieser Schule stellen Krankheitstheorien auf, die sich mit bestimmten eingegrenzten psychologischen Syndromen befassen. Sie wenden sie auf Einzelfälle an, wenn sie meinen, damit Leiden lindern und Beeinträchtigungen bessern zu können. Sie tun ihr Bestes, diese Theorien zu überprüfen und sind bereit, sie aufzugeben, wenn sie sich nicht als sinnvoll erweisen. Sie glauben nicht, daß eine Krankheitstheorie die gesamte Persönlichkeit und das Verhalten eines Patienten er-

klären kann, aber doch einige bestimmte Aspekte. Sie werden viele andere Modelle verwenden, genauso wie das der Krankheit. Andererseits hat Foucault recht in der Annahme, daß viele Psychiater in der Welt Lockes Unterscheidung nicht machen. Sie betrachten jede Form von Narrheit, Unvernunft oder Deviation als Momentaufnahme in einem Kontinuum zwischen relativer Normalität und Psychose. Sie sind sehr viel eher bereit, Etiketten wie Schizophrenie zu verwenden, wenn einige Aspekte des Verhaltens sozial unvernünftig und realitätsfern sind. Im allgemeinen pflegen diese Schulen hochkomplexe und relativ ungesicherte Theorien unwissenschaftlich zu verwenden. Die Theorien können soziale, psychologische oder somatische sein.
Es sollte angemerkt werden, daß metapsychologische Theorien ohne Verwendung der Krankheitsbegriffe auskommen, lediglich um den Prozeß des Auffindens einer befriedigenden Erklärung für die Erkrankung des Betroffenen zu erleichtern, die als Ausgang für eine weitere konstruktive Handlung verwendet werden kann. W. H. Auden beschrieb diesen Prozeß in seinem Gedicht zum Andenken an Sigmund Freud: „So viele lang vergessene Dinge, enthüllt durch seinen Mut, sind uns wiedergegeben und kostbar gemacht: Spiele, von denen wir meinten, daß wir sie aufgeben müßten, als wir größer wurden; kleine Geräusche, über die wir nicht zu lachen wagten; Gesichter, die wir schnitten, als niemand zusah.... Aber er brachte uns dazu, uns leidenschaftlich an die Nacht zu erinnern, nicht nur um das Gefühl des Wunders willen, das die Nacht allein uns bietet, sondern auch, weil sie unserer Liebe bedarf." Dieses Geschehen ist im wesentlichen ästhetisch oder eher moralisch als wissenschaftlich. Es findet praktische, quasi private Anwendung zwischen Therapeut und Patient und bringt nicht die sozialen Gefahren mit sich, die kaum vermeidbar scheinen, wenn es an ein pseudowissenschaftliches Krankheitsmodell gebunden wird.
In Anbetracht dieser Unterscheidungen können wir sehen, daß die wissenschaftliche Betrachtungsweise der Krankheit nicht zu tiefergehenden Erkenntnissen historischer Kräfte führt. Wenn Hill (1972) uns einlädt, von den geisteskranken Randerscheinungen des 17. Jahrhunderts und auch unserer Zeit zu lernen, dann sollten wir nicht auf Cromwells Depression oder Newtons Besessenheit sehen, sondern auf die Devianz, die eindeutig in sozialen

Begriffen definiert werden kann. Einige Psychiater bemühen sich um das Spiel der historischen Interpretationen. Wenn sie Krankheitsbegriffe auf historische und zeitgenössische Abweichler wahllos anwenden, dann verwischen sie die Unterscheidung, die von Locke getroffen wurde, und sie verdienen dann voll den von Foucault formulierten Tadel.

Zwei große Traditionen haben eine kreative Spannung innerhalb der Medizin bewirkt. Die eine hat sich allmählich über Jahrhunderte entwickelt und besonders rasch in den letzten hundert Jahren: die Tradition der klinischen Wissenschaft. Die andere ist die Entwicklung und Weitergabe der Heilkunde, die sich auf Erfahrung, Intuition und dem Gebrauch der persönlichen Begabung des Arztes begründet. Der Fall von Gilbert Pinfold (s. Kap. 4) kann dazu dienen, die beiden Traditionen zu illustrieren. Die hervorragende klinische Beschreibung stellt die Grundlage für einen Vergleich mit Erlebnissen anderer dar und für das Erkennen von Syndromen; in diesem Falle sind die zentralen und paranoiden Syndrome vorherrschend, Desorientiertheit und Gedächtnisstörungen sind ebenfalls vorhanden. Diese Symptome werfen wichtige weitere Fragen auf, die sich auf die möglichen kausalen Faktoren beziehen; zwei davon sind Alkohol und Bromide. Der Krankheitsverlauf nach Wegfall der beiden Faktoren spricht am ehesten für die Diagnose Bromismus. Bromide können sich im Körper anhäufen und nach Absetzen einige Zeit lang noch toxische Effekte haben. Dieser Prozeß des Diagnosefindens, in dem die klinische Beschreibung mit der Erfahrung anderer Ärzte verglichen wird, ist im wesentlichen wissenschaftlich. Beschreibungen des frühkindlichen Autismus von Itard (s. Kap. 2) und der aggressiven Psychopathie von Haslam (s. Kap. 3) sind so lebendig, daß man beim Lesen das Gefühl hat, dabei zu sein.

Eine andere Erklärung ist komplementär. Übermäßige Abhängigkeit von Alkohol kann als Unzufriedenheit mit dem Leben angesehen werden und als Versuch, mit künstlichen Mitteln Erleichterung zu finden. Abhängig zu werden bedeutet anzuerkennen, daß etwas „nicht stimmt". Vielleicht könnte im Falle Pinfold die extreme Reaktion retrospektiv als Teil eines Heilungsprozesses angesehen werden. Waughs eigene Therapie bestand darin, daß er einen (autobiographischen) Roman schrieb. Er hätte gewiß nicht geglaubt, daß er die Hilfe eines Psychoanalytikers oder anderer professioneller Theorien bedurft hätte, aber seine Religiosität hat ihn zweifellos sehr gestärkt. Es ist unmöglich zu beurteilen, ob seine Erlebnisse für ihn heilsam waren und ob er seine eigene „ästhetische Synthese" erreicht hat. Es ist eine Frage der Bewertung. Den Heilungsprozeß auf diese Weise zu unterstützen, ist Tradition in der Medizin und kann niemals wegdiskutiert werden.

Die Traditionen der Medizin haben sich über Jahrhunderte als Antwort auf die Bedürfnisse und die Heilkräfte der Menschen entwickelt. Sie sind gelegentlich in die eine oder andere Richtung abgewichen, aber immer innerhalb von Grenzen und immer von denselben menschlichen Kräften kontrolliert, sind sie auf den Hauptweg zurückgekehrt. Menschen in Ärzte und Patienten aufzuteilen, ist im tieferen Sinne genauso wenig möglich wie sie in gute und böse aufzuteilen. Diese Behauptung ist das grundlegende Thema von Camus' Roman *Die Pest*. (Dr. Rieux, der Erzähler, schreibt ein Tagebuch über das Jahr, in dem die Pest wütet.) Das Resumee spricht für uns alle, ungeachtet unserer Nationalität:

Und doch wußte er, daß dies nicht die Chronik des endgültigen Sieges sein konnte. Sie konnte nur das Zeugnis dessen sein, was man hatte vollbringen müssen und was ohne Zweifel noch alle jene Menschen vollbringen müssen, die trotz ihrer inneren Zerrissenheit gegen die Herrschaft des Schreckens und seine unermüdliche Waffe ankämpfen, die Heimsuchungen nicht anerkennen wollen, keine Heiligen sein können und sich dennoch bemühen, Ärzte zu sein.

9 Literatur

Abel-Smith B (1964) The hospitals, 1800–1948: A study in social administration in England and Wales. Heinemann, London

Abel-Smith B (1976) Value for money in health services. Heinemann, London

Abey-Wickrama I, A'Brook MF, Gattoni F, Herridge CF (1969) Mental hospital admissions and aircraft noise. Lancet II: 1275–1277

Ackerknecht EH (1957) Kurze Geschichte der Psychiatrie. Enke, Stuttgart

Anonym (1973) Samizdat: Ignorance in the service of arbitrariness. Survey 19: 45–65

Arens R (1969) Make mad the guilty. Thomas, Springfield/Ill.

Argyle M (1974) Explorations in the treatment of personality disorders and neuroses by social skills training. Br J Med Psychol 47: 63–72

Bahn AK, Gardner EA, Alltop L, Knatterud GL, Solomon M (1966) Comparative studies of rates of admission and prevalence for psychiatric facilities in four register areas. AM J Public Health 56: 2033

Baker JR (1974) Race. Oxford University Press, London

Barnes M, Berke J (1971) Mary Barnes. MacGibbon & Knee, London

Bazelon DL (1969) Special report of first U. S. mission on mental health to the U. S. S. R. In: Public Health Service Publication No 1893. U. S. Deportment of Health, Education, and Welfare, Washington, DC

Bazelon DL (1974) Psychiatrists and the adversary process. Sci Am 230

Bernal JD (1969) Science in history. Vol 4: The social sciences, Penguin, Harmondsworth

Berze J, Gruhle HW (1929) Psychologie der Schizophrenie. Springer, Berlin

Bettelheim B (1967) The empty fortress. Collier-Macmillan, London

Bleuler E (1911) Dementia praecox oder Gruppe der Schizophrenien. Deuticke, Leipzig Wien

Bloch S, Reddaway P (1977) Russia's political hospitals: the abuse of psychiatry in the Soviet Union. Gollancz, London

Bockoven JS (1956) Moral treatment in American psychiatry. J Nerv Ment Dis 124: 167–194, 292–321

Böök JA (1953) A genetic and neuropsychiatric investigation of a North-Swedish population. Acta Genet Stat Med 4: 1–10

Bowlby J (1975) Bindung. Eine Analyse der Mutter-Kind-Beziehung. Kindler, München

Boyer P, Nissenbaum S (1974) Salem possessed: The social origins of witchcraft. Harvard University Press, Boston

Brown GW, Birley JLT (1970) Social precipitants of severe psychiatric disorders. In: Hare EH, Wing JK (eds) Psychiatric epidemiology. Oxford University Press, London

Brown GW, Harris TO (1978) Social origins of depression: A study of psychiatric disorder in women. Tavistock, London

Brown GW, Bhrolchain M, Harris TO (1975) Social class and psychiatric disturbance among women in an urban population. Sociology 9: 225-254

Brown GW, Birley JLT, Wing JK (1972) Influence of family life on the course of schizophrenic disorders: a replication. Br J Psychiatry 121: 241-258

Brown GW, Bone M, Dalison B, Wing JK (1966) Schizophrenia and social care. Oxford University Press, London

Carstairs, GM (1965) Cultural elements in the response to treatment. In: Reuck AVS, Porter R (eds) Transcultural psychiatry. Churchill, London

Checkland SG, Checkland EOA (eds) (1974) The poor law report of 1834. Penguin, Harmondsworth

Clements FE (1932) Primitive concepts of disease. Univ of California Publ Am Archeol Ethnol 32: 185-252

Cochrane A (1971) Effectiveness and efficiency. Oxford University Press, London

Cohn N (1975) Europe's inner demons. Chatto, Heinemann, London

Coles R (1972). In: Boyers R, Orrill R (eds) Laing and antipsychiatry. Penguin, Harmondsworth

Cooper B, Morgan HG (1973) Epidemiological psychiatry. Thomas, Springfield/Ill.

Cooper JE, Kendell RE, Gurland BJ, Sharpe L, Copeland JRM, Simon R (1972) Psychiatric diagnosis in New York and London. Maudsley Monogr Nr 20. Oxford University Press, London

Copeland J, Kelleher MJ, Gourlay AJ, Smith AMR (1975) Influence of psychiatric training, medical qualification, and paramedical training on the rating of abnormal behaviour. Psychol Med 5: 89-95

Cornell J (1966) The trial of Ezra Pound. Day, New York

Creer C, Wing JK (1974) Schizophrenia at home. National Schizophrenia Fellowship, 29 Victoria Road, Surbiton, Surrey KT6 4JT, London

Cumming E (1968) Community psychiatry in a divided labor. In: Zubin J, Freyhan F (ds) Social psychiatry. Grune & Stratton, New York

Davidson HA (1967) The double life of American psychiatry. In: Freeman H, Farndale J (eds) New aspects of the mental health services. Pergamon, London

Davison K, Bagley CR (1969) Schizophrenia-like psychoses associated with organic disorders of the central nervous system. In: Herrington RN (ed) Current problems in neuropsychiatry. R. M. P. A., London

Department of Health and Social Security (1975) Better services for the mentally ill. Cmnd 6233. H. M. S. O., London

Dubos R (1965) Man adapting. Yale University Press, New Haven

Dunham HW (1965) Community and schizophrenia: An epidemiological analysis. Wayne State University Press, Detroit

Durkheim E (1952) Suicide: A study in sociology. Spaulding JA, Simpson G (transl). Routledge, London

Eaton JW, Weil RJ (1955) Culture and mental disorders. Free Press, Glencoe/Ill.

Eberhard GA (1980) Hilfen und Schutzmaßnahmen bei psychischen Krankheiten in Nordrhein-Westfalen. Handbuch PsychKG NW, 2. Aufl. Deutscher Gemeindeverlag, Düsseldorf

Ellenberger H (1970) The discovery of the unconscious. Allen Lane, London

Ennis B (1972) Prisoners of psychiatry: Mental patients, psychiatrists and the law. Harcourt Brace Jovanovich, New York

Eysenck HJ, Eysenck SGB (1969) Personality structure and measurement. Routledge, London

Faris REL, Dunham HW (1939) Mental disorders in urban areas. Hafner, Chicago

Festinger L, Kelly HH (1951) Changing attitudes through social contacts. Research Center for Group Dynamics, Institute for Social Research. University of Michigan, Ann Arbor

Fisher HAL (1936) A history of Europe. Eyre & Spottiswoode, London

Flaschner FN (1975) Constitutional requirements in commitment of the mentally ill: rights to liberty and therapy. In: Zusman J, Bertsch EF (eds) The future role of the state mental hospital. Heath, Lexington, Mass

Foucault M (1967) Madness and civilization: A history of insanity in the age of reason. Howard R (transl). Travistock, London

Foulds GA, Bedford A (1975) Hierarchy of classes of personal illness. Psychol Med 5: 181–192

Fried M (1964) Effects of change on mental health. Am J Orthopsychiatry 34: 3

Fuller P (1975) A chat of analysts. New Society 33: 237–238

Gattoni F, Tarnopolsky A (1973) Aircraft noise and psychiatric morbidity. Psychol Med 3: 516–520

Goffman E (1961) Asylums: Essays on the social situation of mental patients and other inmates. Penguin, Harmondsworth
Goldberg D (1972) The detection of psychiatric illness by questionnaire. Oxford University Press, London
Goldberg EM, Morrison SL (1963) Schizophrenia and social class. Br J Psychiatry 109: 785–802
Goldhamer H, Marshall AW (1955) Psychosis and civilisation. Free Press, Glencoe/Ill.
Gorbanevskaya N (1970) Red square at noon. Penguin, Harmondsworth
Gorbanevskaya N (1972) In: Weisshart D (ed) Poems, The Trial, Prison. Carcanet, London
Gottesman II, Shields J (1972) Schizophrenia and genetics: A twin study vantage point. Academic Press, New York
Greenland C (1970) Mental illness and civil liberty. Occas. Papers on Soc. Admin. No. 38. Bell, London
Grinker R, Werble B, Drye RC (1966) The borderline syndrome. Basic Books, New York
Gruenberg EM (1957) Socially shared psychopathology. In: Leighton AH, Clausen JA, Wilson RN (eds) Explorations in social psychiatry. Basic Books, New York
Häfner H (1973) In: Materialsammlung I zur Enquête über die Lage der Psychiatrie in der BRD. Kohlhammer, Stuttgart Berlin Köln Mainz
Häfner H (1980) Planung und Aufbau psychiatrischer Abteilungen und gemeindenaher Fachkrankenhäuser seit der Enquête-Erhebung (30. 5. 1973). In: Häfner H, Picard W (Hrsg) Psychiatrie in der Bundesrepublik Deutschland fünf Jahre nach der Enquête. Tagungsbericht. Rheinland-Verlag, Köln
Hagnell O (1966) A prospective study of the incidence of mental disorder. Berlingska, Lund
Hare EH, Shaw GK (1965) Mental health on a new housing estate. Oxford University Press, London
Hartwich P (1980) Schizophrenie und Aufmerksamkeitsstörungen. Zur Psychopathologie der kognitiven Verarbeitung von Aufmerksamkeitsleistungen. Springer, Berlin Heidelberg New York
Haslam J (1809) Observations on madness and melancholy. Hayden, London
Hecker E (1871) Die Hebephrenie. Virchows Arch Path Anat 25: 394
Hempel CG (1959) Introduction to problems of taxonomy. In: Zubin J (ed) Field studies in the mental disorders. Grune & Stratton, New York
Heston LL (1966) Psychiatric disorders in foster home reared children of schizophrenic mothers. Br J Psychiatry 112: 819–825
Hewett S, Ryan P, Wing JK (1975) Living without the mental hospitals. J Soc Policy 4: 391–404

Heymann CD (1976) Ezra Pound: The last rower. Viking, New York
Hill C (1972) The world turned upside down: Radical ideas during the English Revolution. Temple Smith, London
Hirsch SR, Gaind R, Rohde PD, Stevens BC, Wing JK (1973) Outpatient maintenance of chronic schizophrenic patients with long-acting fluphenazine: double-blind placebo trial. Br Med J I: 633–637
Hirsch SR, Leff JP (1975) Abnormality in parents of schizophrenics: A review of the literature and an investigation of communication defects and deviances. Oxford University Press, London
Hollingshead AB, Redlich FC (1958) Social class and mental illness. Wiley, New York
Illich I (1975) Medical nemesis. Calder & Boyars, London
Itard JMG (1801, 1807) The wild boy of Aveyron. Humphrey G and M (engl. transl.) (1932). Appleton-Century-Crofts, New York (1962)
Iversen LL, Rose SPR (eds) (1973) Biochemistry and mental illness. The Biochemical Society, London
Jahoda M (1958) Current concepts of positive mental health. Basic Books, New York
Jaspers K (1953) Allgemeine Psyopathologie. 6. Aufl. Springer, Berlin Göttingen Heidelberg
Joint Commission on Mental Illness and Health (1961) Action for mental health. Final report of the Joint Commission. Basic Books, New York
Jones K (1972) A history of the mental health services. Routledge, London
Jones M (1962) Social psychiatry in the community, in hopsitals and in prisons. Thomas, Springfield/Ill.
Joseph K (1972) Foreword to: National Health Service Reorganisation: England. Cmnd 5055. H. M. S. O., London
Jung CG (1972) Über die Psychologie der Dementia praecox. Walter, Olten (erstm. ersch. 1907)
Jung CG (1979) Die Schizophrenie. In: Bleuler M (Hrsg) Beiträge zur Schizophrenielehre der Zürcher Psychiatrischen Universitätsklinik Burghölzli (1902–1971). Wiss. Buchgesellschaft, Darmstadt (Erstveröffentl. 1958)
Kahlbaum K (1884) Über jugendliche Nerven- und Gemüthskranke und ihre pädagogische Behandlung in der Heilanstalt. Allg Z Psychiatrie 40: 863
Kanner L (1943) Autistic disturbances of affective contact. Nerv Child 2: 217
Kessel N (1960) Psychiatric morbidity in a London general practice. Br J Prev Soc Med 14: 16–22
Kety SS (1974) From rationalization to reason. Am J Psychiatry 131: 957–963

Khodorovich T (1976) The case of Leonid Plyushch. Hurst, London
King RD, Raynes NV, Tizard J (1971) Patterns of residential care. Routledge, London
Kraepelin E (1909 ff.) Psychiatrie. 8. Aufl, Bd. 1 (1909), Bd 2 (1922), Bd 3 (1913), Bd 4 (1915). Barth, Leipzig
Kramer M (1969) Applications of mental health statistics. World Health Organization, Geneva
Kramer M (1975) Psychiatric services and the changing institutional scene. Presented at the President's Biomedical Research Panel. Unpublished
Kreitman N (1973) Prevention of suicidal behaviour. In: Wing JK, Häfner H (eds) Roots of evaluation: The epidemiological basis for planning psychiatric services. Oxford University Press, London
Kretschmer E (1961) Körperbau und Charakter, 23./24. Aufl. Springer, Berlin Göttingen Heidelberg
Kulenkampff C (1973) In: Materialsammlung I zur Enquête über die Lage der Psychiatrie in der BRD. Kohlhammer, Stuttgart Berlin Köln Mainz
Kushlick A (1973) Evaluation of residential services for mentally retarded children. In: Wing JK, Häfner H (eds) Roots of evaluation: The epidemiological basis for planning psychiatric services. Oxford University Press, London
Labetz L (1970) Solzhenitsyn: A documentary record. Allen Lane, London
Laing RD (1967) The politics of experience. Penguin, Harmondsworth
Laing RD, Esterson A (1964) Sanity, madness and the family. Tavistock, London
Lakatos I (1970) Falsification and the methodology of scientific research programmes. In: Lakatos I, Musgrave A (eds) Criticism and the growth of knowledge. Cambridge University Press, London
Langelüddeke A, Bresser P (1976) Gerichtliche Psychiatrie, 4. Aufl. de Gruyter, Berlin New York
Leach E (1974) Lévi-Strauss. Revised edition. Fontana, Collins, London
Leff JP, Wing JK (1971) Trial of maintenance therapy in schizophrenia. Br Med J III: 599–604
Leigh D (1975) World Psychiatric Association and Soviet psychiatry. Br Med J III: 539–540
Leighton AH, Lambo TA, Hughes CC, Leighton DC, Murphy JM, Macklin DB (1963) Psychiatric disorder among the Yoruba. Cornell University Press, New York
Leighton DC, Harding JS, Macklin DB, Macmillan AM, Leighton AH (1963) The character of danger: Psychiatric symptoms in selected communities. Basic Books, New York

Lemert EM (1951) Social pathology. McGraw-Hill, New York
Lévi-Strauss C (1967) The scope of anthropology. Inaugural lecture, chair of anthropology (1960). Cape, London
Lewis, Sir Aubrey (1953) Health as a social concept. Br J Sociol 4: 109–124
Lewis, Sir Aubrey (1958) Social psychiatry. In: Lectures on the scientific basis of medicine, Vol 6. Athlone Press, London, pp 116–142
Lewis, Sir Aubrey (1967) Review of madness and civilisation. In: The state of psychiatry. Essays and addresses. Routledge, London
Lewis, Sir Aubrey (1973) Manfred Bleulers' „The schizophrenic mental disorders": an exposition and a review. Psychol Med 3: 385–392
Liberman RP, King LW, de Risi WJ, McCann M (1975) Personal effectiveness. Research Press, Champaign/Ill.
Lidz T (1972) Schizophrenia, RD Laing and the contemporary treatment of psychosis. In: Boyers R, Orrill R (eds) Laing and anti-psychiatry. Penguin, Harmondsworth
Lidz T (1975) The origin and treatment of schizophrenic disorders. Hutchinson, London
Lidz T, Fleck S, Cornelison AR (1965) Schizophrenia and the family. International Universities Press, New York
Lorr M (ed) (1966) Explorations in typing psychotics. Pergamon Press, London New York
Lukes S (1973) Emile Durkheim: his life and work. Allen Lane, London
Main TF (1946) The hospital as a therapeutic institution. Bull Menninger Clin 10: 66–70
Mann S, Cree W (1976) New long-stay psychiatric patients: A national sample of 15 mental hospitals in England and Wales, 1972/73. Psychol Med 6: 603–616
Marcuse H (1968) Negations: Essays in critical theory. Penguin, Hermondsworth
Marks IM (1969) Fears and phobias. Heinemann, London
Maxwell R (1975) Health care: the growing dilemma, 2nd edn. McKinsey, New York
McKeown T (1976) The role of medicine. Nuffield Provincial Hospitals Trust, London
Mechanic D (1968) Medical sociology: a selective view. Free Press, New York
Medvedev Z (1974) Three years later. Appendix to: A question of madness, Penguin, Harmondsworth
Medvedev Z, Medvedev R (1971) A question of madness. Macmillan, London
Meehl P (1962) Schizotaxia, schizotypy, schizophrenia. Am Psychol 17: 827–838

Mezey A (1960) Personal background, emigration and mental disorder in Hungarian refugees. J Ment Sci 106: 618–627
Ministry of Health of the U. S. S. R (1964) Some problems of psychiatric service organization and forensic psychiatric examination in the USSR. Moscow
Mitscherlich A, Mielke F (Hrsg) (1960) Medizin ohne Menschlichkeit. Fischer, Frankfurt Hamburg
Morel BA (1860) Traité des maladies mentales. Masson, Paris
Morosov G (1974) Letter in reply to Wing. Br Med J III: 40
Morris JN (1964) The uses of epidemiology. Livingstone, London
Müller C (1981) Psychiatrische Institutionen. Ihre Möglichkeiten und Grenzen. Springer, Berlin Heidelberg New York
Mumford L (1966) The city in history. Penguin, Harmondsworth
Murphy HBM (1968) Cultural factors in the genesis of schizophrenia. In: Rosenthal D, Kety S (eds) The transmission of schizophrenia. Pergamon Press, London New York
Murphy HBM, Raman AC (1971) The chronicity of schizophrenia in indigenous tropical peoples: Results of a 12-year follow-up survey. Br J Psychiatry 118: 489–497
National Schizophrenia Fellowship (1974) Living with schizophrenia: by the relatives. National Schizophrenia Fellowship, 29 Victoria Road, Surbiton, Surrey KT6 4JT, London
Newman O (1974) Defensible space. Architectural Press, London
Ngui PW (1969) The Koro epidemic in Singapore. Aust NZ J Psychiatry 3: 263–266
Ødegård, Ø (1932) Emigration and insanity: A study of mental disease among Norwegian born population in Minnesota. Acta Psychiatr Neurol Scand [Suppl] 4
Orley J, Wing JK (1979) Psychiatric disorders in two African villages. Arch Gen Psychiatry 36: 513–520
Pasamanick B (1961) A survey of mental disease in an urban population. Arch Gen Psychiatry 45: 151–155
Pledge HT (1939) Science since 1500. H. M. S. O., London
Popper KR (1945) The open society and its enemies. Routledge, London
Popper KR (1960) The poverty of historicism. 2nd edn. Routledge, London
Popper KR (1972) Conjectures and refutations: The growth of scientific knowledge, 4th edn revised. Routledge, London
Power MJ, Benn RT, Morris JN (1972) Neighbourhood, school and juveniles before the courts. Br J Criminol 12: 111–132
Primsose EJR (1962) Psychological illness: A community study. Tavistock, London

Pritchard DG (1963) Education of the handicapped 1760–1960. Routledge, London
Radzinowicz L, King J (1977) The growth of crime. Hamish Hamilton, London
Rapoport RN (1960) Community as doctor. Tavistock, London
Reddaway P (1972) Uncensored Russia: The human rights movement in the Soviet Union. Cape, London
Report of the Committee of Inquiry Into Whittingham Hospital (1972) Cmnd. 4861. H. M. S. O., London
Report of the Committee on Mentally Abnormal Offenders (1975) Cmnd 6244. H. M. S. O., London
Report of the Committee of Inquiry Into St. Augustine's Hospital (1976). S. E. Thames Regional Health Authority, London
Riesman D, Glazer N, Denney R (1950) The lonely crowd. Yale University Press, New Haven
Robins LN (1970) Follow-up studies investigating childhood disorders. In: Hare EH, Wing JK (eds) Psychiatric epidemiology. Oxford University Press, London
Robins LN (1973) Evaluation of psychiatric services for children in the United States. In: Wing JK, Häfner H (eds) Roots of evaluation: The epidemiological basis for planning psychiatric services. Oxford University Press, London
Rosenhan DL (1973) On being sane in insane places. Science 179: 250–258
Rosenthal D, Kety SS (1968) The transmission of schizophrenia. Pergamon Press, London
Roth M (1976) Schizophrenia and the theories of Thomas Szasz. Br J Psychiatry 129: 317–326
Rüdin E (1916) Studien über Vererbung und Entstehung geistiger Störungen. I. Zur Vererbung und Neuentstehung der Dementia praecox. Monograph Neurol Psychiat. Springer, Berlin
Rutter M, Madge N (1975) Cycles of disadvantage. Heinemann, London
Rutter M, Quinton D (1977) Psychiatric disorder: ecological factors and concepts of causation. In: McGurk H (ed) Ecological factors in human development. North Holland, Amsterdam
Sainsbury P (1955) Suicide in London: An ecological study. Chapman & Hall, London
Santillana G de (1958) The crime of Galileo. Heinemann, London
Sartorius N, Jablensky A, Strömgren A (1978) Validity of diagnostic concepts across cultures. In: Wynne LC, Cromwell RL, Matthyse S (eds) The nature of schizophrenia. Wiley, New York
Scharfetter C, Moerbt H, Wing JK (1976) Diagnosis of functional psy-

choses: comparison of clinical and computerized classifications. Arch Psychiatr Nervenkr 222: 61–67
Scheff TJ (1963) The role of the mentally ill and the dynamics of mental disorder: A research framework, Sociometry 26: 436–453
Scheff TJ (1966) Being mentally ill. Aldine, Chicago
Schneider K (1962) Klinische Psychopathologie. 6. Aufl. Thieme, Stuttgart
Schulsinger H (1976) A ten-year follow-up of children of schizophrenic mothers. Acta Psychiatr Scand 53: 371–386
Schumann H, Lenckner T (1972) Psychiatrische Probleme des Privatrechts. In: Göppinger H, Witter H (Hrsg) Handbuch der forensischen Psychiatrie. Springer, Heidelberg Berlin New York
Shepherd M, Cooper B, Brown AC, Kalton GW (1966) Psychiatric illness in general practice. Oxford University Press, London
Shields J (1975) Some recent developments in psychiatric genetics. Arch Psychiatr Neurol Sci 220: 347–360
Simpson GM, Angus JWS (1970) Drug-induced extrapyramidal disorders. Acta Psychiatr Scand [Suppl] 212: 17–19
Slater E (1961) Hysteria 311. J Ment Sci 107: 359
Slater E, Roth M (1969) Clinical psychiatry, 3rd edn. Cassell, London
Slovenko R (1973) Psychiatry and law. Little, Brown, Boston
Snow J (1965) On cholera. A reprint of two papers. Hafner, New York London
Snyder S (1974) Drugs, madness and the brain. Hart-Davis, MacGibbon, London
Special Report (1969) The first U. S. mission on mental health to the USSR. Public Health Service Publication No 1893. U. S. Department of Health, Education and Welfare, Washington D. C.
Srole L, Langner TS, Michael ST, Opler MK, Rennie TAC (1962) Mental Health in the metropolis: The midtown Manhattan study. McGraw-Hill, New York
Starkey ML (1949) The devil in Massachusetts. Knopf, New York
Stock N (1970) The life of Ezra Pound. Routledge, London
Streib GF (1975) Changing perspectives on retirement: role crises or role continuities. In: Wirt RD, Winokur G, Roff M (eds) Life history research in psychopathology. University of Minnesota Press, Minneapolis
Szasz T (1961) The myth of mental illness. Hoeber-Harper, New York
Szasz T (1971) The manufacture of madness. Routledge, London
Szasz T (1972) Introduction to Ennis B, Prisoners of Psychiatry. Harcourt Brace Jovanovich, New York
Szasz T (1976) Schizophrenia: the sacred symbol of psychiatry. Br J Psychiatry 129: 308–316

Taylor S, Chave S (1964) Mental health and environment. Longmans, London

Tidmarsh D, Wood S (1972) Psychiatric aspects of destitution. In: Wing JK, Hailey AM (eds) Evaluating a community psychiatric service. Oxford University Press, London

Tuckett D (ed) (1976) An introduction to medical sociology. Tavistock, London

Vaughn CE, Leff JP (1976) The influence of family and social factors on the course of psychiatric illness. Br J Psychiatry 129: 125–137

Venables PH, Wing JK (1962) Level of arousal and the subclassification of schizophrenia. Arch Gen Psychiatry 7: 114–119

Wallwork E (1972) Durkheim: Morality and milieu. Harvard University Press, Cambridge/Mass.

Walsh D (1971) Patients in Irish psychiatric hospitals in 1963: A comparison with England and Wales. Br J Psychiatry 118: 617–620

Watt NF, Lubensky AW (1976) Childhood roots of schizophrenia. J Consult Clin Psychol 44: 363–375

Weissmann MM, Paykel ES (1974) The depressed woman. University of Chicago Press, Chicago

West DJ (1973) Who becomes delinquent? Heinemann, London

West R (1965) The meaning of treason. Penguin, Harmondsworth

Williams A, Anderson R (1975) Efficiency in the social services. Blackwell & Robertson, London

Wing JK (1957) Family care systems in Norway and Holland. Lancet II: 884

Wing JK (1966) Social and psychological changes in a rehabilitation unit. Soc Psychiatry 1: 21–28

Wing JK (1974) Housing environments and mental health. In: Parry HB (ed) Population and its problems. Oxford University Press, London

Wing JK (1974) Psychiatry in the Soviet Union. Br Med J I: 433–436

Wing JK (1974) Letter in reply to Morosov. Br Med J III: 408

Wing JK (ed) (1975) Schizophrenia from within. National Schizophrenia Fellowship, 29 Victoria Road, Surbition, Surrey KT6 4JT, London

Wing JK (1975) Impairments in schizophrenia: A rational basis for social treatment. In: Wirt RD, Winokur G, Roff M (eds) Life history research in psychopathology, vol 4. University of Minnesota Press, Minneapolis

Wing JK (1976) A technique for comparing psychiatric morbidity in inpatient and out-patient series with that found in general population samples. Psychol Med 6: 665–671

Wing JK (ed) (1976) Classification of psychiatric disorders. Psychiatric Annals, vols 6 and 7

Wing JK (1978) Schizophrenia: Towards a new synthesis. Academic Press, London New York

Wing JK, Bennett DH, Denham J (1964) The industrial rehabilitation of long-stay schizophrenic patients. Medical Research Council memo, No 42. H. M. S. O., London
Wing JK, Brown GW (1970) Institutionalism and schizophrenia. Cambridge University Press, London
Wing JK, Cooper JE, Sartorius N (1974) The description and Classification of psychiatric symptoms: An instruction Manual for the PSE and CATEGO system. Cambridge University Press, London
Wing JK, Freudenberg RK (1961) The response of severely ill chronic schizophrenic patients to social stimulation. Am J Psychiatry 118: 311
Wing JK, Hailey AM (eds) (1972) Evaluating a community psychiatric service: The Camberwell Register, 1964–1971. Oxford University Press, London
Wing JK, Bebbington P, Robins LN (eds) (1981) What is a case? The problem of definition in psychiatric community surveys. Grant McIntyre, London
Wing L (1971) Autistic children: A guide for parents. Constable, London; Brunner Maizel, New York
Wing L (ed) (1976) Early childhood autism, 2nd edn. Pergamon Press, London New York
Wing L, Wing JK, Hailey AM, Bahn AK, Smith HE, Baldwin JA (1967) The use of psychiatric services in three urban areas: An international case register study. Soc Psychiatry 2: 158–167
Winkler WT (1975) Das psychiatrische Krankenhaus; organisatorische und bauliche Planung. In: Kisker KP et al. (Hrsg) Psychiatrie der Gegenwart, Bd 3, 2. Aufl. Springer, Berlin Heidelberg New York
Wood SM (1976) Camberwell Reception Centre: A consideration of the need for health and social services of homeless single men. J Soc Pol 5: 389–399
World Health Organization (1973) The international pilot study of schizophrenia. W. H. O., Geneva
World Health Organization (1974) Glossary of mental disorders and guide to their classification W. H. O., Geneva
Wynne LC (1968) Methodologic and conceptual issues in the study of schizophrenics and their families. In: Rosenthal D, Kety SS (eds) The Transmission of schizophrenia. Pergamon Press, London New York
Wynne LC (1971) Family research on the pathogenesis of schizophrenia. In: Doncet P, Laurin C (eds) Problems of psychosis. Excerpta Medica International Congress Series, No. 194
Ziferstein I (1968) Speaking prose without knowing it. Int J Psychiatry 6: 366–370
Zusman J, Bertsch EF (1975) The future role of the state hospital. Lexington Books, Farnborough

10 Sachverzeichnis

Abstrahieren 44
Abwehrmechanismen 138
Abweichler 4
affektive Psychosen 59, 62, 63, 78, 95, 106
- Sperrung 111
- Verflachung 111
Agoraphobie 70, 72
Alkohol 57, 131, 262, 274
Alkoholiker 42, 220
Alkoholismus 67, 103, 104, 160, 223, 247
Alkoholpsychosen 135
Ambulanz 213, 219, 220
Ambulanzsystem 215
Ambulanzzentrum 222
Amintransmitter 132
Amitriptylin 135
Amphetamine 57, 131
Amphetaminpsychosen 132, 135
Angst 59, 69
Angstgefühl 61
Angstneurosen 59, 68
Angstzustände 93, 94, 106
Anonyme Alkoholiker 242
Antidepressiva 63, 64, 96
antipsychiatrisch 252
antisozial 207
Antrieb 48, 139
Antriebsverlust 121
apathisch 60
Asthma 69
asymmetrisch 172
Aufmerksamkeit 59, 65, 138

Autismus 25, 44, 46, 56, 111, 213, 274

Barbituratkoma 40
Basalganglien 132
Bearbeitung 48
Beeinträchtigung
- primäre 29, 30, 31, 41, 42, 181
- sekundäre 30, 31, 181
- tertiäre 29, 30, 31, 41, 42, 181
Behinderte 42
Behinderung 144
beschützende Gemeinschaft 146
Bewußtlosigkeit 269
Biochemie 131
bipolar 60, 62, 63
Bleuler 111, 134, 206
Blinde 241, 253
Blindheit 158, 159, 216
Borderline-Schizophrenie 120, 131, 174, 188
Bromide 131
Bromismus 274

CATEGO-System 114, 118, 152
Cholera 19
Colitis ulcerosa 69
Comte 6, 7, 8, 10

Dämmerzustände 269
Darwin 82
Defektologen 220
Defektzustände 168
Delirium 34, 258
- tremens 56

Dementia praecox 97, 98, 110
Demenz 56, 110, 130, 155, 218, 222, 230, 238
Denkstörungen 111
Depersonalisation 72
Depotneuroleptika 143
Depression 57, 59, 60, 61, 65, 66, 115, 247
Deprofessionalisierung 243
Derealisation 72
Desensibilisierung 71
Desorganisationstheorie 157, 158
Desorientiertheit 58, 274
Devianz 181, 273
Deviation 272
Diagnose 49
Dissidenten 183, 206, 207
Dopamin 63
Dopamindefizit 132
Dopaminrezeptoren 135, 136
Double bind-Falle 173
Double bind-Interaktionen 173
Double binds 173, 176
Double bind-Theorie 172
Down-Syndrom 46, 56, 245
Drogen 104
Drogenabhängige 42, 152
Drogenabhängigkeit 103
Drogensucht 158
Drogenszene 104
Durkheim 9, 10, 67

Elektrokrampftherapie 40
endogene Psychosen 56, 57, 58, 97, 267, 269
Enquête 234
Enzephalitis 56
Epidemiologie 124
Epilepsie 112, 130, 159, 220, 232
Epileptiker 254
epileptischer Anfall 57
Erbfaktoren 129
Etikett 169, 273

Etikettierung 163, 170
Etikettierungstheorie 161
Euphorie 60, 116
Exorzismus 16
Extraversion 53, 79
Eysenck 78

Fieberdelirien 269
Fluglärm 100
Fluphenazin 241
Folie à deux 90, 91
Freiheit 260, 271
Freud 48, 82
Funktionsbeeinträchtigung 56

Gaumenspalten 158, 159
Gedächtnisstörungen 56, 274
Gedächtnisverlust 58
Gedankenausbreitung 115
Gedankeneingebung 115, 116
Gedankenentzug 115
Gedankenlautwerden 113, 138
Gedankenübertragung 142
Gefährdung 271
Geisteskrankheit 1, 3, 91
genetische Disposition 105
– Studien 129, 130
Geschäftsfähigkeit 269
Geschäftsunfähigkeit 269
Gesprächstherapie 220
Gesundheit 32, 36
Größenwahn 60
Gruppenautorität 206, 224
Gruppenpsychotherapie 220

Halluzinationen 60, 72, 111, 115, 121, 127
Haloperidol 200
Hebephrenie 110, 116
Hegel 5, 6, 8
Hierarchie 58
Hippokrates 79
Hirntumor 56, 57, 117, 131

Historizismus 6, 8, 47
homöostatischer Prozess 65
Hospitalismus 29, 30, 144, 145, 146, 147, 161, 168, 169, 171, 215, 227
Hospitalismusschäden 226, 229
Hypnose 80, 81, 116, 142
Hypochondrie 72
Hypomanie 60
Hypothalamus 133
Hysterie 54, 55, 59, 79, 80, 89, 90, 91, 265

ICD 51, 52
Inkohärenz 121
Institution 166, 167
Insulinkoma 40
Integration 48
Intoxikation 112
Introversion 53, 54, 79
Inzidenzrate 96
IPSS 114, 117, 119, 130, 165

Janet 78
Jaspers 90
Jung 48, 78, 134

Kanner 25
Kannibalismus 83
Katalepsie 81, 82
kataton 138
katatone Symptome 119
Katatonie 110
Kategorialdiagnose 54
Kernneurosen 254
Kernsymptome 58, 124
Kernsyndrom 57, 58, 137
Kierkegaard 68
Klassifikation 27, 95
Klassifikationsregeln 58
Klassifizierung 55
Klienten 238
Körpergeruch 18

kognitive Leistungen 141, 279
Komplexe 48
Koro 70
Kraepelin 134
Krankheitskonzept 23, 24, 26, 49
Krankheitstheorien 59, 61, 66, 272
Kretschmer 78
Kriminalität 103, 104, 105, 158, 162, 170
Kriminelle 230
kustodiale Ära 213, 233
– Psychiatrie 228

Labellingtheoretiker 170, 175
Labellingtheorie 161, 162, 163, 170, 171
Laing 175
Langzeitbetreuung 251
Langzeitpatienten 145, 215, 216, 221, 253
Leib-Seele-Problem 33
Lidz 171 ff.
Limbisches System 133, 135, 136
Lithium 120, 135
Lithiumsalze 64
Lysergsäurediäthylamid (LSD) 131

Magnetismus 80, 82
Manhattan-Studie 93, 102
Manie 57, 59, 60, 63, 115, 120, 135, 258
manisch-depressiv 60, 62, 119
– depressive Psychose 267
– Erkrankung 260
– Phasen 64
Marx 82
Marxismus 2, 6
Meditation 40
Medizinmann 50
Melancholie 60
Menschenrechte 267

Meskalin 131
Mesmerismus 80
Minderwertigkeitsideen 60
Minussymptome 121, 137, 142
Mongoloidismus 56
Monoamine 63
Monoaminmangel 63
monopolar 60
Morbus Parkinson 130
Münchhausen-Syndrom 108
multidimensionaler Raum 54
multiple Persönlichkeit 81, 82
Mutismus 81
Mystifikation 176

Nachsorge 230, 234
Nachsorgeklinik 196
Nachtkliniken 234, 253
Narrheit 2
Neuroleptika 142, 143
Neurose 51, 52, 53, 55, 56, 78, 97, 100, 101, 120, 222
Neurotizismus 53, 79
Nichtigkeit der Willenserklärung 269
Nonkonformismus 37
Nonkonformität 3, 37
Noradrenalin 63
Normalität 37

osmidrosis axillae 18

Paranoia 191
paranoid 274
paranoide Psychosen 119, 191
– Reaktion 119
Paraphrenie 111
Parasuizid 68
Parkinsonismus 132
Parkinson'sche Krankheit 49, 132
pathoplastisch 140
Persönlichkeitsrecht 271

Persönlichkeitsstörungen 74, 78, 79
Phänomenologie 117
Phantasiegefährten 164
Phenothiazine 132, 134, 188, 215
Phobien 71, 72
Picksche Erkrankung 56
pink spot 132
Popper 8, 34
Positivismus 5, 7, 8
Prävalenzrate 96
Present State Examination 113
primäre Abweichung 158, 159
– Beeinträchtigung 121, 138
Primärversorgende 242
PSE 113, 114
Pseudopatienten 108, 109
Psychoanalyse 2, 39, 46, 48, 73, 155, 171, 172, 179, 214, 224, 225
Psychoanalytiker 274
Psychodynamik 42
Psychopath 42
Psychopathen 75, 76, 77
Psychopathie 54, 269, 274
Psychopharmaka 134
Psychose 2, 3, 51, 52, 53, 54, 55, 56, 61, 207, 222, 236, 244, 254, 263, 273
psychosomatische Erkrankungen 69
Psychotherapie 47, 81, 220, 226, 250

Querulantenwahn 191

Radikalismus 160
Reform 212
Reformbewegung 233
Rehabilitation 39, 41, 139, 143, 149, 181, 214, 219, 220, 221, 235, 253, 254, 255
Rehabilitationseinheit 145, 219, 226, 227

Rehabilitationseinrichtung 234
Reserpin 63
Residualsymptome 254
retikuläres System 135
Revisionsstelle 258
Rückfallgefahr 216
Rückfallprävention 40, 168
Rückfallrisiko 141

Sachverständiger 263, 268
Scheff 163
schizoaffektive Psychose 57
schizophrene Reaktion 108
Schizophrenia simplex 130, 160, 189
Schizophrenie 2, 36, 51, 52, 54, 57, 58, 59, 69, 72, 78, 93, 95, 96, 98, 108, 109, 111, 112, 115, 118, 119, 123, 124, 127, 128, 132, 138, 140, 144, 148, 151, 152, 153, 155, 160, 165, 168, 169, 171, 172, 173, 181, 183, 184, 190, 191, 204, 216, 232, 238, 241, 245, 254, 258, 267, 273
Schizophrenieetikettierung 170
Schizophrenierate 125
Schizophreniesymptome 92
schizophrenogen 140, 171, 173
Schneider 78
Schuldfähigkeit 262, 265
Schuldgefühle 61
Schuldideen 60
Schwachsinn 216, 220, 241, 254, 269
Sedativa 96
sekundäre Abweichung 158
– Beeinträchtigung 143, 144, 145, 168
Selbstkontrolle 149, 237
Selbstwertgefühl 61
Somnambulismus 81, 82
Sozialarbeiter 216, 217, 239, 242, 250, 256, 259
sozialer Rückzug 148

Sozialmedizin 180
Soziologie, medizinische 180
Soziopathen 75
Spastik 159
Spastiker 241
Speicher 44
Spiritismus 80
Sprachtherapeuten 220
Stigmatisationsprozeß 162
Stimmenhören 113, 138
Stimulationen 139, 140
Streßfaktoren 102
Stupor 138
stuporös 60
Substantia nigra 132, 133
Suggestion 80, 81
Suizid 9, 60, 67
Suizidale 67
Suizidrate 67
Suizidversuch 67, 103
Symptome 1. Ranges 112, 117, 137
Szasz 177

Tabula rasa 25
Tagesklinik 141, 151, 216, 219, 220, 234, 235, 253
Tageszentren 146, 251
Taubheit 46
Temporallappenepilepsie 117, 131
Temporallappenerkrankung 57
tertiäre Beeinträchtigung 147
Therapeutische Gemeinschaft 42, 167, 214
Tranquilizer 96, 242
Transmittersubstanzen 63
Trauerarbeit 65
Tribunalsystem 258

Überflutungstechniken 73
Übergangseinrichtungen 215
Übergangsheim 234

Sachverzeichnis

Überstimulation 141, 152
überwertige Idee 119
unipolar 62, 63
Unterbringungsgesetz 270, 271
Unterstimulation 141, 142, 152

Verantwortlichkeit 184, 257, 267
Verfolgungsideen 112
Verfolgungswahn 115, 123
Verlusterleben 65
Vigilanz 138

Wahn 112
Wahnbildungen 111, 122
Wahngedanken 149
wahnhaft 112
Wahnideen 123, 155, 241, 269
Wahninhalte 111, 121, 149
Wahnsinn 2
Wahnwahrnehmungen 112, 113

Wahnzustand 52
Weltgesundheitsorganisation 32
WHO 165
WIAG-Syndrom 147
Wohngemeinschaften 218
Wohnheime 146
WPA 183

Zurechnungsfähigkeit 262, 267
Zwang 72
Zwangseinweisung 223, 259, 265, 267, 270
Zwangsjacke 211
Zwangsmaßnahmen 211
Zwangsneurosen 59, 68, 265
Zwangszustände 106
Zwillingsuntersuchungen 129
zyklothym 60
Zyklothymie 63

C. Müller

Psychiatrische Institutionen

Ihre Möglichkeiten und Grenzen

1981. XI, 246 Seiten. DM 29,80
ISBN 3-540-10438-0

Inhaltsübersicht: Einleitung. – Geschichte. – Zur heutigen Bestimmung der Institutionen. – Aufgabenbereiche und ihr Einfluß auf die Struktur der Institutionen. – Standardversorgungsgebiet. – Modell einer umfassenden regionalen Organisation. – Leitung der psychiatrischen Organisation im Standardversorgungsgebiet. – Form und Funktion der einzelnen Institutionen. – Universitätsinstitute. – Institutionen für besondere Patientengruppen. – Behandlungsteam. – Lehre, Ausbildung, Fortbildung. – Forschung. – Dokumentation, Fallregister. – Verwaltung. – Trägerschaft. – Zusammenfassung und Ausblick. – Literatur. – Sachverzeichnis.

Mit dieser Bestandsaufnahme der heutigen Psychiatrie und der Darstellung ihrer Möglichkeiten liefert der Autor einen wichtigen Beitrag zur Kontroverse um Psychiatrie und psychiatrische Versorgung.
Allgemeinverständlich werden hier u. a. die gängigen diagnostischen Verfahren beschrieben, die Behandlungsmaßnahmen und Therapieformen, der formale Aufbau der vielen unterschiedlichen Institutionen und ihr Funktionieren sowie die Aufgabe und Funktion der dort Beschäftigten, die aus den verschiedensten Berufsgruppen stammen: Ärzte, Psychologen, Seelsorger, Pflegepersonal, Sozialarbeiter, Therapeuten, Verwaltungsfachleute.
Diese sachliche und kompetente Analyse kann durchaus als eine Antwort auf verschiedene antipsychiatrische Ansätze verstanden werden, da sie sich mit dem Machbaren auseinandersetzt und die Informationen bietet, auf deren Grundlagen man erst über Alternativen in diesem Bereich entwickeln sollte.

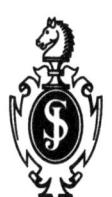

Springer-Verlag
Berlin
Heidelberg
New York

K. Ernst

Praktische Klinikpsychiatrie

für Ärzte und Pflegepersonal
Unter Mitarbeit von C. Ernst
1981. XVIII, 232 Seiten.
DM 29,80
Mengenpreis: Ab 20 Exemplaren 20% Nachlaß pro Exemplar.
ISBN 3-540-10783-5

Inhaltsübersicht:
Einleitung: Einstellung zum Beruf. – Verpaßte Prioritäten und verpaßte Diagnosen. – Aufnahme und Entlassung. – Station, Team, pflegerisches Gespräch. – Zentrale Dienste, Patientenarbeit, Aktivitätsgruppen. – Formen des psychiatrischen Gesprächs. – Regeln der psychiatrischen Gesprächsführung. – Körperliche Behandlungsverfahren. – Teilzeitliche und ambulante Behandlung an der psychiatrischen Klinik. – Information und Diskretion. – Menschliche Grundsituationen in der Institution. – Nachwort. – Literatur. – Kurzlexikon der Fach- und Fremdwörter. – Sachverzeichnis.

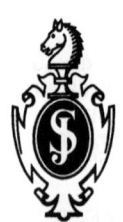

Springer-Verlag
Berlin
Heidelberg
New York

Der Umgang mit Psychischkranken stellt hohe Anforderungen an Ärzte und Pflegepersonal sowie alle therapeutisch tätigen Mitarbeiter psychiatrischer Kliniken. Die **Praktische Klinikpsychiatrie** bietet diesem Personenkreis Empfehlungen für die tägliche Arbeit. Im Zentrum stehen dabei die Darstellung ärztlicher und pflegerischer Problemsituationen und die Formulierung konkreter Vorschläge, mit deren Hilfe der Leser solche Situationen vermeiden oder meistern kann. Ziel des Buches ist es, die häufigsten und folgenreichsten Fehler im Umgang mit Psychischkranken darzustellen und zu zeigen, wie den Patienten adäquater begegnet werden kann. Dank seiner allgemeinverständlichen Sprache und des angefügten Kurzlexikons der Fach- und Fremdwörter ist es auch für den medizinisch-psychiatrischen Laien leicht lesbar.

MIX
Papier aus verantwortungsvollen Quellen
Paper from responsible sources
FSC® C105338

If you have any concerns about our products,
you can contact us on
ProductSafety@springernature.com

In case Publisher is established outside the EU,
the EU authorized representative is:
**Springer Nature Customer Service Center GmbH
Europaplatz 3, 69115 Heidelberg, Germany**

Printed by Libri Plureos GmbH
in Hamburg, Germany